AF402485

TRAITÉ PRATIQUE

D'ANTISEPSIE

APPLIQUÉE

A LA THÉRAPEUTIQUE ET A L'HYGIÈNE

TRAITÉ PRATIQUE

D'ANTISEPSIE

APPLIQUÉE

A LA THÉRAPEUTIQUE ET A L'HYGIÈNE

(MÉDECINE — CHIRURGIE — OBSTÉTRIQUE)

PAR LES DOCTEURS

LE GENDRE	BARETTE	LEPAGE
Chef de clinique adjoint des maladies des enfants à la Faculté.	Chef de clinique chirurgicale à la Faculté.	Ancien interne des hôpitaux et de la Maternité de Lariboisière.

PREMIÈRE PARTIE

PRÉLIMINAIRES — GÉNÉRALITÉS

DEUXIÈME PARTIE

ANTISEPSIE MÉDICALE

Par le Docteur Paul Le Gendre

PARIS

G. STEINHEIL, LIBRAIRE-ÉDITEUR

2, RUE CASIMIR-DELAVIGNE, 2.

—

1888

AVANT-PROPOS

Bien peu de médecins contestent encore l'utilité des études bactériologiques. La plupart admettent que la connaissance des microbes, de leur morphologie, de leur biologie, des procédés de recherche et des méthodes de coloration qui les mettent en évidence dans l'air, l'eau et le sol, dans les humeurs et les tissus du corps, constitue vraiment une science aussi indispensable à l'exercice de l'art médical que les autres sciences dites auxiliaires ou mieux fondamentales (physique, zoologie, botanique et chimie).

On ne peut plus nier le secours que la microbiologie apporte à l'examen clinique pour l'établissement du diagnostic, et par conséquent du pronostic ; la lumière qu'elle projette sur l'étiologie et par suite sur la prophylaxie et l'hygiène. On proclame même bien volontiers les admirables résultats de la transformation qu'elle a amenée dans la thérapeutique *chirurgicale et obstétricale*, et il ne se trouverait plus personne pour protester contre l'affirmation suivante :

« A l'heure où je parle, un accoucheur, un chirurgien qui croit à l'antisepsie et la pratique, sait que la suppuration, l'érysipèle, la septicémie, etc., etc., n'apparaissent que là où leurs germes ont été ensemencés. Il n'accuse plus le fil trop serré de la suture ou le hasard, mais le coccus ou le vibrion spécifique qu'il connaît, qu'il redoute et qu'il écarte de la blessure avec un soin jaloux. Et sa main, guidée par la connaissance d'un fait précis de microbiologie, est devenue, en même temps, plus hardie et plus sûre (1) ». (*J. Grancher.*)

(1) La microbiologie dans ses rapports avec l'hygiène et la thérapeutique (*Société de médecine publique et d'hygiène professionnelle*, 1888).

Mais bon nombre de praticiens se déclarent encore incrédules à l'endroit des bénéfices que la thérapeutique *médicale* peut tirer de la connaissance des microbes.

Notre conviction est tout opposée. Puisque chaque découverte effectuée par les bactériologistes nous fait apercevoir plus nombreuses les maladies causées par les microbes, c'est à la lutte contre ceux-ci que le médecin doit consacrer ses efforts. « Un médecin qui sait que la fièvre typhoïde et la tuberculose sont le produit des bacilles typhiques et tuberculeux cesse de croire au fatalisme, à la spontanéité morbide, à l'auto-typhisation, à la diathèse sine materia. Ces mots, qui nous donnaient il y a quelques années l'illusion de la science, nous ne les comprenons plus aujourd'hui, et, au lieu de demander à l'empirisme le remède des maladies contagieuses, nous le cherchons, soit dans la destruction des germes pathogènes, soit dans le confert de l'immunité à l'organisme humain » (1).

S'il est vrai, comme le disait déjà M. le professeur Grancher dans la leçon d'ouverture de sa clinique en 1885, que toutes les maladies doivent être un jour expliquées soit par un microbe, soit par une formule chimique, et que la nosographie ne doive plus comprendre dans l'avenir que deux catégories de maladies, les infections et les diathèses, l'antisepsie doit devenir l'un des deux pivots de la thérapeutique.

A l'entendre dans l'acceptation la plus large, l'Antisepsie est l'ensemble de tous les moyens auxquels le médecin peut recourir pour protéger l'organisme contre l'action nuisible des parasites végétaux microscopiques connus depuis Sédillot sous le nom de microbes.

Nous ne disons pas seulement contre les microbes pathogènes, car la démonstration de leur spécificité pathogène n'a été encore faite que pour un petit nombre de microbes. Mais nous sommes en droit de soupçonner par analogie que, dans la foule de ceux qui nous environ-

(1) GRANCHER. *Loc. cit.*

nent, il en est beaucoup d'autres capables d'exercer sur nous une influence nuisible ; dans l'impuissance où nous demeurons encore le plus souvent de distinguer nos ennemis des indifférents, nous sommes réduits jusqu'à nouvel ordre à tourner nos moyens de défense contre tous les microbes en général.

Le sens que nous attribuons au terme *antisepsie* n'est peut-être pas strictement d'accord avec l'étymologie grecque : σπσις veut dire putréfaction, et ce n'est pas seulement contre les agents de la putréfaction que nous entreprenons la lutte. *Antimicrobisme* serait plus exact : ce mot n'a pas prévalu, pas plus que celui d'*antibiotiques*, proposé par M. Hallopeau pour désigner les substances que nous appelons antiseptiques. Or, en matière de dénomination, il faut s'incliner devant l'usage. Les chirurgiens, qui nous ont ouvert la voie, ont créé la méthode antiseptique, nous l'appliquons à la médecine; leur empruntant la chose, nous devons conserver le mot.

Quelques personnes diront peut-être que la publication d'un traité d'antisepsie est prématurée, — au moins pour ce qui est de l'antisepsie médicale, — parce que cette méthode vient à peine de naître, que sa légitimité même est encore discutée, et que, de l'aveu de ses partisans, elle est jusqu'ici plus riche d'espérances et d'essais que de résultats positifs.

Pour l'antisepsie chirurgicale et obstétricale, nous répondrons hardiment que, dès maintenant, on en peut formuler les règles avec une précision suffisante, d'après l'enseignement des chirurgiens et des accoucheurs les plus éminents des deux mondes.

Quant à la partie consacrée à l'antisepsie médicale, si le lecteur s'y trouve trop souvent rebuté par l'exposé de faits douteux ou contradictoires, il y rencontrera aussi l'affirmation formelle de conquêtes thérapeutiques, réalisées par quelques maîtres qui ont courageusement ouvert cette voie, et l'indication de la méthode à suivre pour en réaliser de nouvelles.

Cette méthode, l'honneur d'en avoir posé les règles fondamentales revient sans conteste à M. le professeur C. Bouchard, qui déjà, en 1881, les indiquait dans son cours sur les maladies infectieuses et qui les a définitivement formulées au congrès de Copenhague avec une magistrale concision.

M. le professeur Cornil, quand il publia en collaboration avec M. Babès la première édition de son livre sur *Les Bactéries*, écrivit en tête de la préface : « Il est assurément périlleux de publier, comme nous le faisons aujourd'hui, un livre comprenant tout l'ensemble de nos connaissances en bactériologie médicale. » Il ajoutait cependant plus loin : « Ce livre sera utile à tous ceux qui veulent se tenir au courant de ce qu'on connaît aujourd'hui sur cette question, et il leur épargnera de bien longues recherches souvent infructueuses ».

Sans avoir la prétention de comparer notre modeste entreprise à l'œuvre si importante de MM. Cornil et Babès, ce qu'ils ont dit de leur publication sur la bactériologie peut s'appliquer à notre *Traité d'antisepsie*. Le péril qu'ils redoutaient est pour nous sans doute plus grand encore ; l'utilité qu'ils affirmaient, notre espérance est de l'atteindre.

Voici le plan que nous avons adopté.

Dans une première partie, préliminaire, nous exposons, aussi brièvement que possible et en termes généraux, l'ensemble de nos connaissances actuelles sur les microbes, leur importance pathogénique et la façon dont l'organisme se défend contre eux. Nous établissons la légitimité d'une prophylaxie et d'une thérapeutique antiseptiques.

Dans le deuxième chapitre nous faisons un inventaire détaillé des moyens dont nous disposons pour réaliser l'antisepsie et nous passons en revue tous les agents réputés antiseptiques, en indiquant leurs propriétés chimiques et physiologiques, leurs modes d'administration. Sans essayer de dissimuler les incertitudes et les obscurités qui règnent encore sur ce sujet, nous indiquons pourtant avec fermeté les principales données qui devront guider dans l'avenir les personnes désireuses de faire progresser l'antisepsie.

La rédaction de ces deux premiers chapitres a été assumée par celui d'entre nous qui s'était chargé de l'antisepsie médicale. Il eût sans doute abandonné une si lourde tâche, s'il n'avait pas été soutenu par les encouragements de ce maître dont le nom doit servir de ralliement à ceux qui « s'intéressent aux choses de la médecine ». Le spectacle du labeur persévérant avec lequel M. le professeur Bouchard poursuit, à l'hôpital et dans le laboratoire, l'application à la thérapeutique des progrès de la bactériologie et de la chimie, est pour ses élèves un aiguillon incomparable.

L'antisepsie chirurgicale a été traitée par celui qui, attaché comme chef de clinique à M. le professeur Trélat, s'est initié sous les auspices de ce maître éminent au maniement des procédés de la chirurgie antiseptique.

L'antisepsie obstétricale devait fournir à un ancien interne de M. le docteur Pinard l'occasion de mettre en lumière tous les bénéfices que l'application rigoureuse de l'antisepsie a procurés à l'art des accouchements.

Si le sujet même des chapitres préliminaires nous imposait le ton des généralités, dans les trois parties consacrées à la médecine, à la chirurgie, à l'obstétrique nous avons eu la préoccupation constante de répondre aux besoins de la *pratique* et d'en garder le style.

Nous terminons par le vœu que notre excellent ami, M. G. Steinheil, puisse autant se louer d'avoir accepté de publier notre livre, que nous sommes heureux de l'avoir eu pour éditeur.

P. Le Gendre. Barette. G. Lepage.

PRÉLIMINAIRES

CHAPITRE PREMIER

APERÇU SUR LES MICROBES ET LEUR ROLE DANS LA PRODUCTION DES MALADIES.

§ I

SOMMAIRE. — Définition. — Étymologie. — Synonymies. — Insuffisance et variabilité des caractères morphologiques des microbes. — Types principaux. — Polymorphisme expérimental. — Importance de leurs caractères biologiques et surtout de leur mode de reproduction. — Microbes indifférents, utiles, pathogènes.
Portes d'entrée des microbes. — Leurs affinités pour tel ou tel milieu organique. — Influence de la composition chimique du milieu sur le développement, la reproduction et les propriétés des microbes. — Procédés par lesquels les microbes pathogènes amènent la maladie. — Poisons fabriqués par les microbes. — Comment les cellules de l'organisme se défendent contre les microbes. — Théorie des phagocytes. — Transport des agents infectieux par les leucocytes. — Infection à distance. — Enkystement, sommeil et réveil des germes. — Application de ces données à l'antisepsie.

L'introduction indispensable à un livre sur l'antisepsie est un résumé de nos connaissances sur le rôle que jouent les agents septiques dans la production des maladies.

Mais ce résumé doit être d'une concision sévère et procéder presque par aphorismes sous peine de constituer lui-même un autre livre. Cet autre livre, nous nous serions bien gardés de l'écrire ; il n'eût certes pas valu ceux que des maîtres ont fait sur le sujet. Après Duclaux, comment, sans le plagier, parler du microbe et de la maladie ?

Qui pourrait mieux qu'il ne l'a fait animer cette admirable histoire des Ferments, dominée par la grande figure de Pasteur, et montrer aussi clairement comment la connaissance des lois de la Fermentation est venue éclairer d'une lumière inespérée les lois de la Santé, de la Maladie et de l'Hygiène ?

Notre dessein, plus modeste, est d'extraire des traités de bactériologie un certain nombre de propositions dans la discussion desquelles nous n'entrerons pas, renvoyant pour plus ample informé le lecteur incrédule à ces livres qui le convaincront sans doute. Ces propositions seront les fondements solides de notre livre à nous.

Nul n'ignore aujourd'hui qu'il existe une flore invisible à nos yeux sans le secours d'instruments grossissants, et que les végétaux qui la composent jouent, malgré leur infinie petitesse, un rôle plus important dans la nature que les plus grands arbres des forêts.

Car « en quelque temps et en quelque lieu que se décompose la matière organique, qu'il s'agisse de la destruction d'un brin d'herbe ou d'un chêne, d'un ciron ou d'une baleine, l'œuvre s'accomplit presque exclusivement par ces infiniment petits. Ils sont les grands, presque les uniques agents de l'hygiène du globe ; ils en font disparaître plus rapidement que les chiens de Constantinople ou les fauves du désert les cadavres de tout ce qui a eu vie. Ils protègent les vivants contre les morts. Ils font même plus. S'il y a encore des vivants, si, depuis les centaines de siècles que ce monde est habité, la vie s'y poursuit, toujours également facile et abondante, c'est encore à eux qu'on le doit. » (Duclaux).

C'est eux qui font sans cesse rentrer dans le monde minéral la matière que la vie accumule dans le monde organique. Sans eux les plantes ne pourraient germer, puisqu'elles ne peuvent utiliser les matières organiques du sol, s'ils ne les ont modifiées. Le terreau stérilisé devient impropre à la culture.

Ces infiniment petits végétaux sont de la famille des champignons. Les botanistes leur ont donné le nom général de *schizomycètes* ou *schizophytes* (de σχίζειν, fendre) — soit, disent les uns, parce que la plupart se reproduisent par scissiparité, — soit, disent d'autres, parce qu'en leur qualité de ferments ils désagrègent les corps dans lesquels ils se trouvent. On les désigne encore sous un grand nombre d'appellations dont chacune répond à quelque point de vue particulier.

Ces *micro-organismes* sont des *ferments* ou des *parasites*, des *germes* de vie ou de destruction.

Beaucoup ont l'apparence de bâtonnets ; aussi le terme de *bactéries*, qui strictement ne devrait s'appliquer qu'aux espèces ayant cette forme, a-t-il été adopté pour les désigner tous par Cornil et Babès.

Mais le nom de *microbes*, proposé par Sédillot, approuvé par Littré, est celui qui a conquis la faveur des médecins et du public. Microbe veut dire petit être vivant, et non être à courte vie, éphémère, comme le croient certaines personnes.

Partout où il y a des substances organiques constituées, des micro-organismes se trouvent pour les décomposer et s'en nourrir. On les rencontre donc partout dans la nature ; dans l'eau stagnante ou circulante, dans l'air qui les transporte, dans le sol, sur et dans les corps des animaux et de l'homme. C'est à ces derniers points de vue que les micro-organismes nous intéressent, nous médecins.

Parmi les espèces si nombreuses de microbes qui arrivent au contact de notre corps, et qui y pénètrent par les voies normalement ouvertes ou par des voies accidentelles, il en est d'*indifférentes*; c'est le plus grand nombre probablement.

Il en est d'*utiles*, puisqu'elles interviennent dans les fonctions de la digestion et peut-être dans d'autres.

Il en est de *nuisibles*, parce qu'elles sont capables de provoquer dans nos tissus et nos humeurs des troubles plus ou moins graves, plus ou moins durables, c'est-à-dire des maladies. Ces dernières espèces de microbes sont dites *pathogènes*: toutes les autres sont confondues sous la rubrique générale de *non pathogènes*. Il y a des microbes qui sont indifférents pour telle espèce animale et deviennent pathogènes pour telle autre.

Il faut bien savoir que la description morphologique des microbes n'a pas une aussi grande importance que l'ont cru les premiers observateurs ; car nos grossissements même les plus forts sont loin de nous fournir des caractères différentiels objectifs suffisants pour rendre compte des différences si profondes entre leurs diverses actions dans la nature.

D'ailleurs il est de plus en plus certain que ces êtres changent de forme à diverses époques de leur vie et suivant les milieux de culture où on les met.

Rien n'est plus démonstratif à cet égard que les expériences entreprises par MM. Guignard et Charrin dans le laboratoire de M. Bouchard, expériences au sujet desquelles ils ont bien voulu nous communiquer la note suivante :

« La connaissance des variations de forme que peut présenter, suivant les milieux, un microbe déterminé, a un intérêt pratique incontestable, puisque la recherche et la distinction des microbes, pathogènes ou non, sont basées avant tout, dans la plupart des cas, sur les caractères morphologiques. S'il est vrai que, dans les conditions où on les rencontre ordinairement dans l'organisme, la variabilité de leur forme est relativement restreinte, il n'en est pas moins important de connaître les limites dans lesquelles elle peut exister sous l'influence des milieux.

Le microbe de la pyocyanine, que nous avons voulu étudier d'abord à ce point de vue, a l'avantage de produire normalement une matière colorante dont la présence ou l'absence, suivant les conditions de l'expérience, permet en même temps d'apprécier les modifications d'ordre physiologique que peut offrir un microbe chromogène. Résumés en quelques lignes, les résultats les plus saillants de nos recherches sont les suivants.

Dans les milieux naturels, dans les liquides tels que le bouillon de viande, sur la gélatine ou l'agar, à la température la plus favorable à son développement, le microbe a la forme d'un bacille court ; sa multiplication très active s'accompagne de la production de la pyocyanine. Si l'on additionne le bouillon de substances antiseptiques, telles que le naphtol, le thymol, l'acide salicylique, etc., à des doses variables pour chacun de ces corps, le bacille prend, tout en conservant son épaisseur, une forme beaucoup plus allongée ; on obtient des filaments droits ou flexueux, dont l'apparition peut être déterminée à coup sûr. Avec l'acide borique, la longueur des bacilles ou filaments est également très variable ; mais on produit aussi d'autres formes ; un certain nombre de bacilles se montrent courbés en croissant, à extrémités plus ou moins rapprochées l'une de l'autre ; en se tordant autour de leur axe, ils prennent la forme de vibrions et même de spirales à tours très serrés. Dans certaines conditions expérimentales, on peut, au contraire, obtenir des bâtonnets très courts et même des micrococques. Il est possible, également, de préciser les conditions dans lesquelles la fonction chromogène est suspendue.

Ce simple aperçu suffit à montrer, ce qui n'avait pas encore été fait, dans quelles larges limites peut se mouvoir le *polymorphisme* d'un microbe donné. Mais il importe de faire remarquer que l'une quelconque des formes mentionnées, placée dans un milieu ordinaire de culture, reproduit constamment et du premier coup la forme habituelle, c'est-à-dire le bacille court. Il n'en est pas moins intéressant de savoir jusqu'à quel point s'exerce l'influence des changements de milieu ; bien que réalisé dans des conditions spéciales, ce polymorphisme expérimental, obtenu chez une espèce donnée, permet de prévoir des résultats analogues pour d'autres microbes ; il laisse entrevoir les indications qui pourront en résulter, ainsi que l'intérêt de l'étude morphologique pour établir la caractéristique des espèces et, par suite, le groupement encore si artificiel des bactéries. »

Pour ces diverses raisons, la forme des microbes étant donc encore insuffisante pour en déterminer les espèces, c'est dans la réaction de certains d'entre eux vis-à-vis des matières colorantes, c'est dans l'ensemble de leurs caractères biologiques, notamment l'aspect de leurs colonies dans les cultures sur milieux différents, c'est dans la réaction pathologique des animaux auxquels on les inocule, qu'il faut chercher les vraies caractéristiques des microbes.

Néanmoins, afin de faciliter leur description, on s'est accordé en général pour les rapporter à trois types morphologiques principaux : forme arrondie *microcoques* ; — forme allongée, *bâtonnets* ; — forme spiralée, *spirilles*.

Beaucoup de personnes emploient comme synonymes bacille et bactérium, c'est une erreur. D'après les botanistes les plus autorisés qui ont étudié les microbes, il faut réserver le mot de bacille pour un bâtonnet dont le plus grand diamètre excède le double du plus petit ; les bâtonnets plus courts et plus trapus appartiennent au genre bactérium.

C'est parce que, parmi les représentants de la forme allongée, il en est de longs et de courts, que Cohn avait admis 4 groupes : 1° *Sphéro-bactéries* ou Cocci ; 2° *Micro-bactéries*, bactéries en bâtonnets courts ; 3° *Desmo-bactéries*, bâtonnets longs, bacilles ; 4° *Spiro-bactéries* ou bactéries spiralées,

Ajoutons qu' « on donne le nom de zooglœes à des accumulations de bactéries, agrégées les unes aux autres, le plus souvent entourées alors d'une gangue de gélatine » (Cornil et Babès).

Plus importantes que les différences de forme, sont les distinctions basées sur le mode de reproduction. De Bary a divisé les schyzomycètes à ce point de vue en deux groupes : 1° les *Endosporés*, dans lesquels une spore se forme dans les cellules ; 2° les *Arthrosporés*, dans lesquels une partie tout entière se détache et devient le point de départ d'une nouvelle colonie.

Nous disons que ces distinctions sont importantes. L'expérience a montré que les bactéries à sporulation non endogène peuvent être détruites par la chaleur à 60° et par des agents chimiques en solutions peu concentrées ; ainsi celles du choléra, de la morve.

Pour détruire les bactéries à sporulation endogène, il est nécessaire de faire agir la chaleur à une température bien plus élevée et pendant un temps plus long. Pour stériliser la bactéridie du charbon, le bacille de la tuberculose, il faut les soumettre à une chaleur sèche de 150° pendant une heure et demie ou à la vapeur d'eau à 100° sous pression ; si l'on emploie des antiseptiques chimiques, il faut qu'ils soient en solutions concentrées.

Pathogènes ou indifférents, les microbes nous environnent, nous assiègent et nous pénètrent. Tous les objets que nous touchons en sont couverts ; parmi ceux que l'air charrie, les uns se déposent à la surface de notre peau, les autres sont introduits dans nos voies respiratoires ; d'autres affluent dans notre tube digestif avec les boissons et les aliments.

Tant qu'ils ne sont en contact qu'avec la peau ou les muqueuses, ils se trouvent encore à proprement parler en dehors de notre organisme. Les couches cellulaires de l'épiderme et des épithéliums de revêtement forment une barrière vivante entre eux et le milieu intérieur. Mais qu'une éraillure, une fissure se produise sur les surfaces protectrices, l'effraction s'opère, et les microbes se trouvent immédiatement répandus dans le riche réseau lymphatique ou sanguin de la peau et des muqueuses.

Dès lors l'ennemi est dans la place ; les envahisseurs iront, chacun suivant ses aptitudes ou ses affinités, coloniser dans certains tissus ou dans certains organes. La bactéridie charbonneuse se cantonne dans le sang, le bacille de la fièvre typhoïde dans les tissus lymphatiques, le virus de la rage dans les centres nerveux, etc.

La connaissance des portes d'entrée des microbes pathogènes est le fondement de la prophylaxie antiseptique ; celle de leurs affinités pour tel ou tel milieu organique est l'une des bases de la thérapeutique antiseptique.

La raison de ces affinités réside uniquement, suivant toute probabilité, dans la composition chimique de ce milieu, composition qui le rend capable de fournir au microbe envahisseur les éléments de sa nutrition. Suivant que le microbe a besoin ou non de consommer de l'oxygène, c'est-à-dire, suivant qu'il est *aérobie* ou *anaérobie*, suivant qu'il est avide de telles ou telles substances minérales ou organiques, suivant que son développement requiert un milieu acide, neutre ou alcalin, ou d'autres conditions, température, richesse en eau, etc, — il se fixera dans tel ou tel tissu, dans tel ou tel organe, dans telle ou telle humeur, qui par une combinaison particulière d'éléments chimiques, par une réunion de circonstances physiques, répondra à ses besoins plus ou moins nombreux.

C'est ici le lieu de rappeler les expériences si ingénieuses de M. Raulin, citées partout avec les éloges qu'elles méritent.

L'aspergillus niger, sur lequel ont porté ces recherches, est une mucédinée, il est vrai, et non un schizomycète ; mais l'étude des conditions de son développement fait par comparaison comprendre l'influence que les plus faibles modifications dans la composition chimique du milieu exercent sur le développement des organismes inférieurs.« Pour obtenir le maximum de croissance de cet aspergillus, Raulin a déterminé par une série de tâtonnements, qu'il ne faut pas moins de douze substances, eau, sucre candi, acide tartrique, nitrate et phosphate d'ammoniaque, carbonate de potasse et de magnésie, sulfate d'ammoniaque, de zinc et de fer, silicate de potasse et oxygène, toutes dans des proportions constantes. Il faut en outre une température de 35° et un air humide convenablement renouvelé. En retranchant l'un de ces éléments chimiques du liquide, le sulfate de zinc par exemple, qui n'y entre cependant que pour une quantité infinitésimale, la plante s'appauvrit et meurt. De même, en ajoutant des doses extrêmement faibles de liquides toxiques, on la tue. Ainsi il suffit de mettre $\frac{1}{1.000.000}$ de nitrate d'argent dans le liquide pour que la végétation s'arrête brusquement. La végétation ne peut pas même commencer dans un vase d'argent. $\frac{1}{500.000}$ de sublimé ou $\frac{1}{8.000}$ de bichlorure de platine ou $\frac{1}{240}$ de sulfate de cuivre produisent le même résultat ». (Cornil et Babès).

Nous aurons à invoquer plusieurs fois cette expérience ; elle prouve qu'il peut suffire de changer bien peu la composition du milieu organique pour empêcher tel agent infectieux de s'y développer, et c'est là ce que peut réaliser dans certaines circonstances la thérapeutique antiseptique.

Mais il y a mieux. Sans entraver même le développement du micro-organisme, de faibles changements dans la composition chimique du milieu peuvent empêcher le microbe d'accomplir sa fonction principale.

Un exemple très frappant de ce fait nous est fourni par les belles recherches de M. Charrin sur le microbe du pus bleu. Ce micro-organisme, découvert par M. Gessard, est chromogène ; il fabrique normalement une belle matière colorante d'un bleu verdâtre, la pyocyanine, qui teint les milieux de culture. Or M. Charrin a prouvé que, par suite de certaines modifications chimiques de ces milieux, le microbe, tout en continuant à vivre, cesse de fabriquer la matière colorante. Ces modifications peuvent résulter soit d'un simple appauvrissement du bouillon en matériaux nutritifs, soit de l'addition au bouillon de substances qui appartiennent toutes à la classe des antiseptiques (sublimé, naphtol, thymol).

M. Charrin a montré dans ses études expérimentales si ingénieuses sur la maladie déterminée chez le lapin par l'inoculation du microbe de Gessard, que la matière colorante fabriquée par ce microbe joue un rôle dans les accidents morbides.

Si nous faisons application de cette donnée aux microbes des maladies humaines qui sont pathogènes par les poisons solubles qu'ils sécrètent, nous entrevoyons de quelle importance il peut être de réussir, par l'action de certains médicaments, à suspendre seulement la fonction sécrétoire de ces microbes, sans même les tuer, sans même entraver leur reproduction.

Il est assez fréquent de voir une maladie infectieuse venir compliquer une autre maladie infectieuse. Pour expliquer le mécanisme de ces infections successives, on peut admettre que la première espèce de microbes a préparé le terrain à la seconde, soit en détruisant dans les tissus quelque substance qui aurait été nuisible à celle-ci, soit en fabricant certains produits de décomposition qui leur sont favorables. Ainsi les aérobies qui se développent dans un liquide en absorbent l'oxygène, et, formant un voile à la surface, empêchent une nouvelle quantité d'oxygène d'y pénétrer ; ils préparent ainsi le terrain aux anaérobies

Quand les microbes ont envahi l'organisme, par quels procédés deviennent-ils nuisibles? Nous le savons pour quelques-uns, nous le soupçonnons pour les autres.

Certains microbes pathogènes, une fois en circulation dans le sang, menacent l'intégrité de l'organisme par une action mécanique, tant leur multiplication est rapide; entravant le cours du sang, ils empêchent les globules rouges d'aller s'oxygéner dans le poumon. Ils peuvent agir aussi par une action chimique en prenant pour leur propre consommation l'oxygène du sang. C'est ainsi, dit-on, que les choses doivent se passer dans certains cas de charbon.

Des amas de microbes peuvent se faire en des points plus ou moins nombreux du réseau capillaire sanguin et produire par thrombose des infractus destinés à suppurer ou à se gangrener.

D'autres microbes peuvent produire directement une vulnération de certaines cellules, modifier leur constitution chimique, en faisant par exemple coaguler leur albumine. Les cellules ainsi altérées se mortifient (nécrose de coagulation, de Cohnheim). C'est souvent dans les organes d'émonction, que les micro-organismes produisent, en s'éliminant, des désordres de ce genre (néphrites infectieuses).

Un processus pathogénique qui doit jouer souvent un rôle important, est l'intoxication de l'organisme par les produits chimiques résultant soit de la désassimilation des microbes eux-mêmes, soit de la destruction des tissus organiques altérés par la présence des microbes.

La décomposition du contenu intestinal par les microbes qui en sont les hôtes habituels donne toujours naissance à des substances minérales ou organiques, qui, résorbées sans cesse, sont détruites par le foie, oxydées dans le sang ou éliminées par les émonctoires. M. Bouchard a montré qu'on retrouve dans l'urine un grand nombre de poisons qui se fabriquent dans l'intestin. Quand les fermentations intestinales augmentent, ces poisons formés en excès ne sont plus assez vite éliminés ou détruits ; l'intoxication est réalisée.

Parmi les poisons organiques, auxquels peuvent donner directement ou indirectement naissance les microbes en détruisant par fermentation les matières albuminoïdes, un intérêt particulier s'attache aux bases alcaloïdiques, leucomaïnes et ptomaïnes, dont nous devons la connaissance à A. Gautier et Selmi, Brouardel et Boutmy, Bouchard, Brieger.

Il est probable que certains microbes fabriquent des alcaloïdes spéciaux ; le bacille-virgule du choléra, qui n'a guère été trouvé en dehors de l'intestin, infecte vraisemblablement l'organisme par un poison chimique soluble qu'il sécrète, peut-être la ptomaïne isolée par Pouchet ; du moins M. Bouchard a-t-il prouvé expérimentalement que l'injection intra veineuse à des lapins d'urine de cholériques produisait chez ces animaux des symptômes d'une frappante analogie avec ceux du choléra, diarrhée spéciale, crampes, refroidissement, anurie.

Nous venons d'indiquer à grands traits par quels procédés les microbes rendent l'organisme malade. Nous devons en revanche montrer comment celui-ci se défend contre eux.

Toutes les fois que les agents infectieux se trouvent en contact avec des cellules organiques vivantes, celles-ci déploient une activité spéciale pour repousser les envahisseurs.

Les unes réagissent contre l'agent infectieux irritant en formant autour de lui une sorte de barrière, pour l'enkyster et l'empêcher d'aller plus avant ; ainsi font souvent les cellules fixes du tissu conjonctif.

D'autres sont remarquables par la propriété qu'elles ont de s'assimiler des microbes pour les détruire, de les digérer ; le nom de Metschnikoff est attaché à l'étude de ce curieux phénomène (théorie des phagocytes).

« Certains animaux unicellulaires, tels que les amibes,

dit A. B. Marfan, dans un excellent résumé des idées de Metschnikoff (1), se nourissent de bactéries; bien souvent de petites monades arrivent en peu de minutes, à introduire dans leur corps des filaments de leptothrix dix fois plus longs qu'elles-mêmes. Le mécanisme de cette absorption est le suivant : la cellule amiboïde pousse des prolongements (prolongements amiboïdes, pseudo-podes) qui englobent la bactérie, la digèrent et la dévorent.

Mais cette digestion intra-cellulaire n'est pas seulement un moyen de nutrition, elle devient, particulièrement chez les animaux supérieurs, le plus puissant moyen de défense que l'organisme puisse opposer aux microbes qui peuvent pénétrer dans les tissus. Les cellules qui possèdent la propriété de digérer les microbes sont désignées par M. Metschnikoff sous le nom de *phagocytes*. Dans les organismes un peu élevés de l'échelle animale, les cellules phagocytes sont de deux espèces. Un premier groupe renferme les leucocytes ou cellules migratrices, petits éléments à noyau lobé ou multiple qui sont dispersés dans tous les tissus, mais qui sont plus spécialement concentrés dans les systèmes lymphatique et sanguin, d'où ils émergent en cas de besoin dans chaque partie du corps envahie : ce sont les *phagocytes microphages*. Mais les leucocytes ne sont pas les seuls phagocytes de l'organisme : il faut placer dans un second groupe les cellules fixes du tissu conjonctif, les cellules endothéliales du poumon, les cellules de la rate, de la moëlle des os et en général tous les éléments à noyau gros et unique, capable d'englober des corps solides : ce sont les *phagocytes macrophages.*

En résumé, la réaction phagocytaire est une loi générale : quand un corps étranger, vivant ou non, pénètre dans l'organisme, il y a aussitôt rassemblement des phagocytes. Si le corps étranger est assez petit pour être englobé par des cel-

(1) *Bulletin médical*, 1887.

lules isolées, on le retrouve dans l'intérieur des phagocytes : si le corps étranger est volumineux, une ceinture de phagocytes va l'entourer et se transformer peu à peu en une enveloppe conjonctive isolante. Ainsi s'expliquerait cette leucocytose locale qui caractérise l'inflammation dite éliminatrice ; ainsi s'expliquerait aussi l'hypertrophie des organes lymphoïdes dans les infections : car ces organes ne sont en somme que des amas de phagocytes. »

Si les cellules de l'organisme sont assez vivaces pour triompher des microbes, c'est-à-dire, si ceux-ci ne pénètrent pas d'emblée en trop grand nombre ou ne pullulent pas trop rapidement, la défaite des microbes est la guérison de la maladie.

Mais les globules blancs, en se chargeant de microbes, ne font pas toujours une besogne utile ; transportant avec eux l'agent infectieux qu'ils ont englobé, ils le charrient dans les vaisseaux jusqu'en certains points où, par suite de dispositions anatomiques spéciales, le ralentissement de la circulation les oblige à stagner, ganglions lymphatiques, rate, capillaires des os ou des centres nerveux. Il se peut encore que la rupture accidentelle d'un vaisseau où sont charriés des microbes leur permette de se répandre dans le tissu ambiant.

Dans l'endroit où ils sont arrêtés, les microbes, s'ils trouvent des éléments favorables à leur nutrition, profitent de ce temps d'arrêt pour pulluler, former une colonie, un foyer infectieux secondaire ; tel est le mécanisme de l'infection à distance qu'on observe dans la tuberculose, la pyohémie.

Il peut encore arriver que les cellules fixes du point où s'est formée la colonie microbienne réussissent à l'arrêter dans son développement et à la tenir en respect pendant un temps plus ou moins long. Puis, un beau jour, si les circonstances redeviennent favorables aux microbes, ceux-ci reprennent le dessus. La tuberculose fournit l'exemple le plus frappant de ces assoupissements plus ou moins durables des germes infectieux, suivis de désastreux réveils.

Si nous ne nous trompons, la connaissance de tous ces faits est indispensable à l'étude des ressources que la méthode antiseptique peut utiliser pour aider les éléments de l'organisme à triompher dans la lutte pour la vie contre les agents septiques.

Quand un tiers secourable intervient dans une lutte entre deux adversaires, il lui suffit souvent, pour assurer la victoire à l'un, d'entraver quelque temps les mouvements de l'autre. Pour faire œuvre utile, il n'est pas nécessaire, comme on l'a dit à tort, que les médicaments antiseptiques tuent tous les germes infectieux en lutte avec les cellules organiques ; il suffit qu'ils réussissent à entraver leur pullulation. Les cellules du corps, si elles n'ont pas affaire à des assaillants trop nombreux et se multipliant sans cesse, suffiront à leur tâche défensive, et même bientôt, si elles n'ont pas succombé au premier choc, reprenant l'offensive, elles étoufferont leurs ennemis.

Or, l'expérience nous a appris que, s'il est souvent impossible d'employer, sans nuire à la vie des cellules organiques, des substances capables de tuer les microbes, nous pouvons disposer souvent de substances et de moyens capables d'entraver la multiplication de ceux-ci ou tout au moins de les priver de leurs propriétés nocives. Cette seule considération suffirait à rendre légitime et logique l'emploi des méthodes antiseptiques.

<h2 style="text-align:center">§ II</h2>

Sommaire. — L'antisepsie peut être prophylactique ou thérapeutique, générale ou spéciale. — Moyens dont dispose l'antisepsie prophylactique. — La propreté minutieuse, l'asepsie : l'importance des soins de propreté proclamée par les législateurs théocratiques.

Procédés mécaniques, physiques et chimiques pour réaliser l'asepsie, lavage, filtration, flambage, étuves. — Substances antiseptiques ou désinfectantes. — Augmentation de la résistance vitale comme moyen de prophylaxie antiseptique. — Des troubles nutritifs comme prédisposition à contracter les maladies microbiennes. — Virus et vaccins. Antisepsie thérapeutique. — Indications à remplir : détruire les agents septiques à la surface de l'organisme, les poursuivre dans les cavités et les parenchymes, même dans le milieu intérieur. Il n'est pas nécessaire de les détruire, il suffit d'entraver leur multiplication ou même de les priver de leurs propriétés nocives. La quantité des germes influe sur la gravité des maladies virulentes. — Stimulation imprimée à l'activité défensive des cellules organiques par la lutte contre les microbes. — Antagonisme des microbes. Bactériothérapie. — Moyens d'accroître la résistance de l'organisme et de créer certaines immunités morbides en changeant la voie d'introduction des microbes.

La méthode antiseptique, comme toute méthode médicale, doit satisfaire à deux indications : prévenir les maladies causées par les agents septiques, les guérir quand elles se sont déclarées. L'antisepsie peut donc être *prophylactique* ou *thérapeutique*.

Prophylactique ou thérapeutique, l'antisepsie doit être envisagée à deux points de vue. Étant le plus souvent dans l'impossibilité de distinguer, parmi les microbes qui nous entourent ou vivent sur nous, ceux qui sont nuisibles, nous sommes réduits, disions-nous dans l'avant-propos, à organiser contre les infiniment petits en général un système de défense permanent. C'est là l'antisepsie prophylactique *générale*.

Lorsque nous savons quel ennemi particulier nous avons à écarter de nous, nous devons approprier nos moyens de défense à ce que nous connaissons de ses caractères, c'est-à-dire des moyens d'attaque dont il peut disposer. C'est alors de l'antisepsie prophylactique *spéciale*.

Deux exemples préciseront notre pensée.

Quand nous voulons stériliser un objet que nous supposons porteur d'agents septiques, sans savoir quels ils sont, nous le laissons séjourner quelque temps dans un milieu liquide ou gazeux à une température à laquelle nous savons que tout microbe périt ou perd ses propriétés nuisibles.

Quand nous voulons préserver un enfant du muguet, sachant que ce parasite pénètre par la voie buccale et requiert pour son développement un milieu acide, nous lavons la bouche avec un liquide alcalin.

Ces mêmes distinctions sont applicables à la thérapeutique antiseptique. Quand nous avons à traiter sur une surface accessible des lésions que nous supposons être causées par un agent septique, nous lavons la surface malade avec un agent réputé antiseptique. Nous le prenons parmi ceux qui nous paraissent les plus énergiques, ou bien nous en associons plusieurs. Car les expériences de M. Bouchard et de M. Lépine ont démontré que les pouvoirs antiseptiques de diverses substances associées s'additionnent.

Si au contraire, sans même avoir vu l'agent septique qui cause la maladie, nous savons par empirisme qu'il succombe au contact de tel agent antiseptique, nous faisons de la thérapeutique antiseptique spéciale, ordinairement appelée médication *spécifique*.

Ces distinctions nous semblent utiles. D'une part, elles sont nécessaires pour l'exposition didactique ; elles nous fournissent des divisions et subdivisions logiques pour encadrer ce que nous avons à dire. D'autre part, elles ont l'avantage de bien préciser la limite de nos connaissances. L'idéal de l'antisepsie serait l'antisepsie spéciale ; mais, par malheur, jusqu'ici le nombre des maladies auxquelles elle s'adresse est bien restreint. Faisons l'antisepsie générale faute de mieux jusqu'à nouvel ordre. Mais n'ignorons pas que, comme tout système de défense trop compliqué et trop vague, elle laisse souvent passer l'ennemi invisible.

De quels moyens dispose l'antisepsie prophylactique ?

L'antisepsie prophylactique générale requiert d'abord la propreté la plus rigoureuse.

Les nettoyages fréquents et minutieux de tous les objets qui nous entourent et de nos appartements, comme les soins apportés au lavage de notre corps et à l'irrigation fréquente de ses orifices et de ses cavités accessibles, ne sont pas seulement commandés par les nécessités de l'entretien, l'esthétique et les convenances, ils sont la base de l'hygiène et la meilleure sauvegarde contre beaucoup de maladies. La propreté n'a pas pour but unique d'écarter de nous les microbes ; elle atteint surtout ce résultat de ne pas fournir d'aliments à leur activité. Les détritus organiques, résidus de la vie sociale ou produits d'excrétion du corps de l'homme et des animaux, sont un fumier où se sèment les germes flottants dans l'air, pour s'y cultiver à l'aise.

Les historiens de l'hygiène ont justement rappelé combien avaient été prévoyants et bien inspirés les premiers législateurs des sociétés théocratiques, lorsqu'ils avaient prescrit au nom de la puissance divine la propreté du corps, de la maison et de la cité ! — Quand un homme doit se livrer à la défécation, disait la loi mosaïque, qu'il sorte du camp, creuse un trou avec un bâton pointu, y dépose ses excréments et les recouvre ensuite de terre. Moïse avait compris que les matières fécales, si elles séjournaient dans le camp à la surface du sol, seraient la cause de maladies pestilentielles. — L'hygiène des organes génitaux était l'objet de prescriptions minutieuses. L'homme doit toujours se purifier par le bain après qu'il a eu commerce charnel avec la femme ; il doit s'écarter d'elle pendant la période menstruelle ; il ne peut s'en approcher de nouveau qu'après un temps déterminé, et quand elle s'est purifiée.

Revenons à l'antisepsie et aux microbes.

La prophylaxie peut employer des procédés mécaniques, physiques et chimiques pour réaliser l'asepsie et l'antisepsie.

On peut enlever mécaniquement des microbes par le lavage simple des objets et des surfaces du corps. Mais, comme l'eau est souvent elle-même chargée de germes, on peut, soit l'en dépouiller par le procédé mécanique de la filtration, soit la stériliser par le procédé physique du chauffage.

Le seul filtre capable d'arrêter les microbes est celui dont la texture est très serrée. Les bougies de porcelaine de Chamberland ou d'autres filtres à pores aussi étroits remplissent seuls cette indication.

L'eau bouillie à 100 degrés pendant quelques minutes, et maintenue en vase clos, répond aux nécessités de l'ascpsie.

La chaleur est encore employée en prophylaxie soit au moyen d'étuves à vapeur sous pression, soit dans le procédé du flambage pour les objets solides non combustibles.

Puis il existe des substances auxquelles l'expérience a permis d'attribuer la propriété de tuer ou de stériliser les germes, et qu'on emploie à des degrés divers de dilution. Ce sont les agents chimiques antiseptiques ou désinfectants, à l'étude desquels sera consacré un chapitre spécial.

Quand on cherche à protéger l'organisme contre un agent septique ou parasitaire particulier (qu'on l'appelle encore virus ou germe, qu'on l'ait ou non isolé ou cultivé), on peut préventivement faire agir sur l'organisme une substance à laquelle on a reconnu le pouvoir de neutraliser ce parasite : l'alcalinisation des liquides buccaux pour prévenir le muguet, que nous citions tout à l'heure, l'administration préventive de quinine à des individus qui vont s'aventurer dans un milieu palustre sont des procédés d'antisepsie prophylactique excellents.

Par malheur, nous connaissons peu de maladies dont on puisse empêcher ainsi l'invasion par l'administration préventive de médicaments spéciaux. Mais ce que nous savons, c'est que tous les moyens capables de maintenir l'organisme en parfaite santé, d'augmenter la résistance vitale, d'élever le taux de la nutrition sont les meilleurs moyens prophylactiques contre la plupart des maladies infectieuses.

M. Bouchard a développé avec insistance dans son enseignement cette notion du rôle capital que joue l'opportunité morbide dans l'éclosion des maladies microbiennes. « L'homme sain, disait-il encore dans son dernier livre, n'est pas hospitalier pour le microbe. Presque constamment envahi par les agents infectieux, il réagit contre eux et dans cette lutte garde généralement le dessus... Il n'en est pas de même quand sa vitalité est amoindrie : alors ses moyens de défense diminuent. De même qu'on voit se couvrir de joncs des terrains où quelques circonstances insolites s'opposent à l'écoulement naturel des eaux, de même certains microbes peuvent envahir l'organisme humain dont la santé fléchit, quand, par le fait d'un trouble de la nutrition, la constitution chimique de l'organisme s'est modifiée ».

N'est-ce pas dans un trouble nutritif, imposant à leurs humeurs et à leurs tissus une constitution chimique particulièrement favorable à la culture du microsporon furfur et du streptocoque de Fehleisen, qu'il convient de chercher l'explication de la fréquence du pityriasis versicolor chez les arthritiques et de l'érysipèle chez les scrofuleux ? — Dès lors, ne sera-ce pas faire de la prophylaxie indirectement antiseptique que de modifier, par les moyens multiples dont disposent l'hygiène et la thérapeutique, la constitution des individus atteints de troubles nutritifs ?.

Il est une classe de procédés ressortissant à l'antisepsie prophylactique spéciale et dont les résultats sont aussi admirables que difficiles à interpréter. Ce sont ceux qui consistent à rendre l'organisme réfractaire à l'action de certaines maladies infectieuses déterminées en y introduisant des vaccins ou des virus atténués. On a réussi à atténuer les virus par des procédés très variés, par la chaleur, l'oxy-

gène, par la culture des microbes dans des milieux pauvres
en matériaux nutritifs, par le passage successif dans des
organismes animaux d'espèces différentes, etc. Ce n'est pas
ici le lieu de parler plus longuement de ces procédés dont
la découverte a été due d'abord à l'empirisme, mais dont
l'étude entreprise méthodiquement à notre époque promet
d'être si féconde en résultats heureux.

Les procédés que peut mettre en œuvre la thérapeutique
antiseptique varient, nous l'avons dit déjà, suivant la porte
d'entrée de l'agent septique, la partie de l'organisme dans
laquelle il a trouvé son milieu de culture et les voies par lesquelles on sait que l'organisme peut s'en débarrasser. D'une
façon générale, on peut dire qu'il faut d'abord, si les agents
septiques sont encore accessibles, les détruire, les empêcher
de pulluler, de pénétrer plus avant, eux ou les produits toxiques qu'ils peuvent fabriquer.

Si l'on cherche à se représenter par quels procédés les
substances antiseptiques s'opposent à l'action nocive des
microbes, on se heurte à une complexité de phénomènes
très grande.

Les antiseptiques, dit Duclaux, procèdent soit par oxydation, amenant plus ou moins rapidement la mort définitive
de la cellule ; soit par coagulation du protoplasma et production d'un composé insoluble où la vie ne peut reparaître.
quand elle y reparaît, qu'après élimination lente du corps
coagulant ; soit enfin par suite d'une action paralysante
« qui gêne le développement et la multiplication des cellules
tant qu'elle dure, mais ne les tue que par des doses exagérées,
où commencent alors des phénomènes de coagulation, et ne
les empêche pas d'ordinaire d'aller peupler un nouveau
milieu, lorsqu'on emprunte la semence à un milieu antisep-
tisé où elles sont inertes ».

M. Hayem fait remarquer que, dans les résultats obtenus
par l'emploi d'un antiseptique, il y a lieu de tenir compte de

plusieurs éléments : 1° son action sur les tissus. (Il peut coaguler leur albumine, soustraire leur eau comme par une sorte de tannage faire contracter les artérioles, arrêter les mouvements amiboïdes des globules blancs et entraver l'envahissement des microbes dans ces tissus ainsi modifiés). — 2° son action sur les germes eux-mêmes ; — 3° son action sur les produits secondaires issus de la vie des microbes, diastases, alcaloïdes fabriqués par eux.

La médication antiseptique topique est la plus efficace et prend de jour en jour plus d'extension. On l'a faite d'abord sur la peau, sur les muqueuses accessibles, dans les orifices des cavités naturelles ; au fur et à mesure des succès qu'on en obtenait, on est devenu plus hardi : on s'est mis à poursuivre les microbes sur des surfaces muqueuses cachées, dans le tissu cellulaire sous-cutané, dans des cavités séreuses, et même dans certains parenchymes viscéraux. Il a fallu, pour atteindre ces résultats, s'ingénier à trouver les moyens de faire pénétrer dans ces profondeurs les médicaments antiseptiques à l'état solide, liquide ou gazeux.

Enfin, quand l'agent septique est en circulation dans le sang et les humeurs de tout l'organisme, on s'est proposé de faire circuler aussi dans ces milieux liquides des substances antiseptiques capables, sinon de tuer les agents septiques, du moins d'empêcher leur pullulation. Contrairement à l'opinion ancienne, il est certain que la quantité des germes influe sur la gravité des maladies virulentes.

Nous exposerons quand il en sera temps la question si débattue de la possibilité de faire l'antisepsie du milieu intérieur. Pour le moment nous nous contenterons de dire que les traitements spécifiques de la syphilis et de la malaria déposent victorieusement en faveur de cette possibilité. On peut encore administrer certains médicaments dans le but non pas d'agir directement contre les microbes, mais d'exercer sur les cellules de l'organisme malade une influence antidotique de celle qu'avaient produite sur elles les microbes ou les poisons sécrétés par eux.

Peut-être est-il légitime de comparer à l'antagonisme de certains médicaments et des poisons sécrétés par certains microbes, l'antagonisme de certains microbes entre eux, qui a servi de base à des tentatives de thérapeutique antiseptique ingénieuses. La nouveauté du sujet nous engage à lui consacrer quelques détails.

Des recherches curieuses, notamment celles de Garré (de Bâle) ont été faites sur l'antagonisme de diverses espèces de bactéries. Garré a constaté souvent, en essayant de cultiver côte à côte des microbes d'espèces différentes dans des milieux de culture qui leur sont également propices, que certaines de ces espèces se gênent réciproquement : on peut citer par exemple l'antagonisme entre le bacillus putridus fluorescens de Flugge, qui se développe dans les eaux corrompues et les puits et ne paraît pas avoir de propriétés pathogènes, et diverses autres bactéries, notamment le staphylococcus pyogenes aureus, entre le bacille typhique et le pneumocoque de Friedlænder.

La méthode qu'on peut appeler *bactériothérapie* a pour fondement la connaissance de ces faits. On sait que Fehleisen a le premier prouvé la nature pathogène du streptocoque de l'érysipèle, en reproduisant la dermite érysipélateuse par injections de culture de ce microbe. Or, ces injections de streptocoque érysipélatodes dans des tissus atteints de lupus ont pu, paraît-il, produire la guérison.

Cantani a affirmé la possibilité de guérir la phthisie en faisant inhaler aux malades le bacterium termo ; le fait n'est certes pas démontré encore ; on a pu penser que, s'il se confirmait, la guérison serait la conséquence d'une lutte entre le bacterium termo et le bacille tuberculeux, suivie de la défaite de ce dernier.

Il semble résulter des observations d'Emmerich qu'en inoculant un animal avec des bactéridies du charbon et des coccus de l'érysipèle, tantôt simultanément, tantôt à courts intervalles, on obtient une prolongation de la vie de cet animal au-delà du terme auquel la bactéridie charbonneuse produit d'ordinaire la mort ; Emmerich aurait même réussi à neutraliser si complétement les bactéridies du charbon, que l'animal inoculé a guéri. Or, le charbon étant invariablement fatal, il était fort important de vérifier rigoureusement la réalité du fait. C'est ce qu'a entrepris Paulowsky sur le conseil de Wirchow ; non seulement il a essayé l'influence neutralisante du streptocoque de l'érysipèle, mais il a expérimenté de la même manière avec le bacillus prodigiosus, le staphylococcus aureus et le diplocoque pneumonique de Friedlænder. Ses expériences ont consisté le plus souvent en injections simultanées des cultures ou sous la peau ou directement dans les veines ; quelquefois pourtant on laissait un court intervalle entre l'injection primitive avec le virus charbonneux et l'injection de la culture neutralisante.

Paulowsky ne tire de ses expériences aucune conclusion favorable à la possibilité de guérir le charbon par l'inoculation d'autres bactéries. Il a trouvé que le charbon local guérit par les injections hypodermiques de microorganismes faites directement dans l'aire lésée ou alentour, et qu'à ce point de vue le diplocoque pneumonique est le plus puissant antagoniste de la bactéridie charbonneuse. Au second rang, comme efficacité, vient le staphylococcus aureus, qui agirait en détruisant les bactéridies par l'intense suppuration qu'il provoque.

L'injection du bacillus prodigiosus, micro-organisme non pathogène, a suffi aussi quelquefois à annuler les effets du virus charbonneux, surtout quand on en faisait deux injections, et qu'on provoquait une suppuration locale. Le dernier comme efficacité serait justement le streptocoque de l'érysipèle, dont s'était servi Emmerich.

Au point.de vue du traitement du charbon généralisé, les résultats des injections intraveineuses des microbes en question n'ont pas été aussi satisfaisants. Les effets les plus favorables ont été observés avec le diplocoque pneumonique quand on l'injectait simultanément avec la bactéridie charbonneuse. Même quand l'injection de ce diplocoque suivait à court intervalle celle de la bactéridie, la vie de l'animal se prolongeait plus longtemps qu'elle ne le peut faire dans les cas où le virus charbonneux est inoculé seul. L'injection intraveineuse de staphylococcus aureus n'a eu aucune efficacité ; les animaux ainsi traités sont morts soit du charbon, soit de pyohémie, suivant que prédominait l'un ou l'autre des micro-organismes pathogènes injectés. Enfin les injections simultanées du coccus de l'érysipèle et du bacillus prodigiosus n'ont pas empêché les animaux de succomber au charbon, bien que leur existence ait semblé prolongée.

En dépit de la variabilité de ces résultats, il semble qu'on en puisse conclure à la possibilité de guérir le charbon par cette méthode, si on vient à la perfectionner Mais comment convient-il d'interpréter l'action de cette méthode ?

La raison de ses bons effets réside peut-être moins dans l'action directement antagoniste d'un microbe à l'égard d'un autre que dans l'influence exercée sur les cellules de l'animal en expérience par l'introduction d'un nouveau micro-organisme. Paulowsky, dans le corps d'un lapin mort quatre jours après l'injection intraveineuse des bactéridies du charbon et du bacillus prodigiosus, a trouvé ces microbes plus ou moins altérés dans la substance des gros corpuscules spléniques, et aussi dans les cellules du poumon, du foie et des reins. En général, chez les animaux qui ne mouraient pas avant le quatrième jour à dater de leur inoculation, on voyait moins de microbes en dehors des cellules que dans leur intérieur ; tandis que les premiers conservaient leurs caractères naturels, les seconds étaient toujours plus ou moins désagrégés. Plus les animaux survivaient longtemps, plus cet état de choses se montrait avec évidence, si bien que les cellules finissaient par être farcies de microbes à diverses phases de la désintégration. — Ces faits sont considérés par Paulowsky comme confirmatifs de la doctrine de Metschnikoff sur les phagocytes, qui dans la rate sont représentés par des « macrophages » et dans d'autres organes par les leucocytes émigrés. On expliquerait donc l'effet antidotique des injections microbiennes , en admettant que les phagocytes sont excités, entraînés, pour ainsi dire à une résistance progressivement plus énergique par leur triomphe sur les premiers microbes injectés ; on peut penser aussi qu'ils se multiplient, de manière à pouvoir mieux s'opposer à l'intrusion des bactéridies du charbon et enfin en triompher.

Zagari, qui a repris aussi les expériences d'Emmerich et obtenu les mêmes résultats que lui, propose une autre explication du mode par lequel l'injection du streptocoque de l'érysipèle peut entraver l'évolution de la bactéridie charbonneuse. Il rappelle que Pasteur n'a réussi à donner le charbon aux poules qu'en les refroidissant ; il suppose qu'inversement le microbe de l'érysipèle entrave la vitalité de la bactéridie du charbon, en élevant la température de l'animal en expérience.

Ce sont là sans doute des hypothèses et rien de plus, mais les faits qui leur ont donné naissance méritaient d'être signalés.

La possibilité d'augmenter par des procédés tout différents la résistance de l'organisme à l'action des microbes a été remarquablement mise en lumière dans la communication suivante faite par M. Charrin à l'Académie des sciences le 24 octobre 1887.

« On sait que la pyocyanine, substance chimique cristallisable, à réactions précises bien étudiées par Fordos, est produite par un micro-organisme, dont la fonction chromogène a été nettement établie par Gessard.....

Il est possible, contrairement à certaines assertions, de rendre cet organisme pathogène pour les animaux. J'ai maintes fois vérifié ce fait; d'autres ont bien voulu le contrôler et l'ont reconnu exact. L'état réfractaire est chose exceptionnelle.

Rappelons seulement que la survie est variable et en rapport avec la virulence et la quantité de culture inoculée par voie intra-veineuse; que le microbe peut se retrouver vivant dans les humeurs et les tissus, et que les produits solubles des cultures, injectés dans les veines, sont capables, par eux-mêmes ou les modifications qu'ils subissent ou provoquent, de causer des accidents, etc., etc.

Ceci étant antérieurement établi, si, au lieu d'injecter la culture dans les veines, on l'injecte sous la peau du flanc à des doses ne dépassant guère un demi à un centimètre cube, presque constamment, à part quelques troubles fort légers, l'inoculation reste absolument sans influence, au moins en apparence. Si on répète sur des lapins ces inoculations sous-cutanées six, huit, dix fois et plus, en injectant, par exemple, tous les trois ou quatre jours, un centimètre cube ou un peu moins, sous la peau du flanc, en des points différents et avec les précautions antiseptiques, on reconnaît que, à la suite de cette pratique, les lapins ont acquis une résistance spéciale. Lorsque, en effet, on les inocule alors par voie intra-veineuse en même temps que les lapins témoins, avec la même dose de la même culture virulente (un demi à trois quarts de centimètre cube), des lapins témoins succombent le plus souvent en deux à cinq jours, tandis que les lapins préalablement inoculés sous la peau meurent au bout de quarante à soixante jours; parfois même ils résistent complètement.

Or, il y a deux choses dans les doses inoculées par voie sous-cutanée : le bacille et les substances chimiques. Débarrassons-nous du bacille par la filtration et la chaleur à 115°; assurons-nous par la culture que le liquide obtenu est stérile et injectons ce liquide sous la peau par doses fractionnées de 6 à 8 centimètres cubes renouvelées tous les trois à cinq jours, six, huit, dix fois, technique qui, d'ailleurs, n'a rien d'immuable. Pendant ces injections et peu après, les lapins paraissent bien portants.

Si alors nous inoculons les animaux préparés de la sorte et des animaux témoins par voie intra-veineuse, et avec la même dose virulente , les animaux témoins , comme précédemment, mourront en général de deux à cinq jours après, tandis que les animaux qui auront reçu la matière soluble auront une survie, dont la moyenne a été, pour onze expériences, de cinquante-et-un jours. Ils succombent tardivement avec des accidents fréquemment paralytiques, et leurs tissus ne renferment pas le bacille.

Il semble qu'il y ait là une intoxication, plutôt qu'une infection avortée ; mais de nouvelles expériences sont nécessaires pour résoudre ce côté de la question.

Ce que l'on peut dire, en s'en tenant uniquement aux faits, c'est que, dans les conditions indiquées, il est possible d'augmenter la résistance du lapin à un microbe déterminé, de rendre cette résistance plus ou moins complète et durable, soit en inoculant préalablement le microbe par une autre voie, soit en injectant préalablement, et d'une certaine façon, les produits solubles des cultures du microbe dont il s'agit ».

La possibilité de donner l'immunité contre une maladie virulente en introduisant le virus par une voie spéciale est

depuis assez longtemps connue pour la péripneumonie contagieuse des bêtes à cornes. La sérosité virulente, prise dans
les espaces périlobulaires du poumon d'un animal infecté,
tue lorsqu'on l'inocule sous la peau du flanc ; son inoculation
sous la queue, en un point où le tissu cellulaire est plus
dense et la température plus basse, ne détermine qu'une
petite tumeur locale et une réaction générale insignifiante et
cependant confère l'immunité.

L'introduction du virus directement dans la trachée ne
cause aucun symptôme, aucune fièvre et cependant préserve
aussi l'animal contre la contagion.

CHAPITRE II.

DES ANTISEPTIQUES EN GÉNÉRAL.

§ I

Sommaire. — Définition. — Antiseptiques, désinfectants, neutralisants, antivirulents, antizymotiques. — Difficultés qui entourent l'étude des agents antiseptiques. — Contradictions entre les observateurs et les expérimentateurs. — Causes d'erreur à éviter.

Ayant exprimé dans l'avant-propos notre intention d'employer le terme d'antisepsie dans le sens le plus général et comme synonyme d'antimicrobisme, nous devons rejeter les distinctions établies par des auteurs cependant très-recommandables entre les substances antiseptiques, désinfectantes et neutralisantes ou antivirulentes.

Ainsi M. Vallin, dans son traité si développé sur la désinfection, auquel nous devrons faire beaucoup d'emprunts, n'appelle antiseptiques que les substances qui empêchent la décomposition d'une matière susceptible de se putréfier et adopte l'épithète de neutralisants pour ceux qui détruisent, rendent inertes les virus et les miasmes.

Sans parler des miasmes, mot dont la signification est aujourd'hui assez difficile à préciser, il nous semble que le soin apporté par l'auteur à séparer les agents des putréfactions et les virus a de moins en moins sa raison d'être, puisque les progrès de la microbiologie rendent de plus en plus subtile la différence entre les maladies putrides, les infectieuses et les virulentes.

M. Hayem, qui dans son cours sur les Grandes Médications a consacré plusieurs leçons à la médication désinfectante, s'exprime ainsi : « En hygiène, la partie qui s'occupe de la destruction ou, tout au moins, de la stérilisation des agents pathogènes, porte divers noms et en général celui de désinfection. Je sais que ce mot a un sens plus large encore et qu'il s'applique également à la simple neutralisation des odeurs. Mais, en thérapeutique le mot infection a une signification mieux définie qu'en hygiène, et c'est pourquoi je n'hésite pas à désigner la médication corrélative par l'expression de médication désinfectante. Elle nous paraît préférable, à cause de la plus grande élasticité du terme, à celle d'antiseptique, qui semble viser exclusivement les moyens capables de s'opposer à un seul genre d'infection, celui des septicémies. »

Fidèle à cette manière de voir, M. Hayem appelle donc désinfectants thérapeutiques les médicaments que nous appelons antiseptiques, puisqu'il les définit « des substances chimiques qui peuvent modifier avantageusement le processus infectieux », et il considère le terme désinfectant comme synonyme d'antivirulent, neutralisant, antizymotique.

Pour nous, nous avons préféré le mot antiseptique et, nous ralliant à la définition de MM. Cornil et Babès, nous dirons donc que « *les nombreux agents chimiques qui ont une influence très marquée pour ralentir ou arrêter complètement la pullulation et la vie des micro-organismes sont appelés antiseptiques ou désinfectants.* »

L'étude des agents antiseptiques est à l'heure actuelle pleine de difficultés. Si l'on compare les renseignements que contiennent sur ce sujet les livres les plus consciencieusement faits, on est frappé des contradictions qui existent entre les observateurs et les expérimentateurs. La raison de ces contradictions réside dans la différence des points de vue auxquels se sont placés la plupart de ceux qui ont étudié l'action des antiseptiques.

Les uns, cliniciens purs, chirurgiens ou médecins, ont essayé, presque au hasard de leurs lectures ou des conseils des chimistes, un grand nombre d'antiseptiques, sans tenir un compte suffisant de la différence des cas qu'ils observaient et surtout sans connaître les agents infectieux contre lesquels ils dirigeaient leurs médicaments antiseptiques.

Les autres, expérimentateurs de laboratoire, ont procédé plus méthodiquement et après avoir fixé les conditions de leurs expériences ; mais ces conditions ont été des plus dissemblables suivant les expérimentateurs. Tandis que les chirurgiens constataient surtout l'effet produit par les antiseptiques sur la suppuration locale ou certaines complications fréquentes des plaies (érysipèle, gangrène, pyohémie), les expérimentateurs se préoccupaient d'arrêter la fermentation de certaines infusions végétales ou la putréfaction des substances animales, en les additionnant de substances antiseptiques.

Un progrès considérable, mais récent, a consisté de leur part à étudier l'action de chaque antiseptique sur une seule espèce de ferments ou d'agents infectieux. Mais malheureusement les résultats obtenus par eux à l'égard d'une seule espèce ont été généralisés aussitôt par les praticiens. Naturellement les résultats obtenus par ceux-ci n'ont pas toujours correspondu à ce qu'ils avaient espéré ; il devait en être ainsi puisqu'on appliquait à l'ensemble des microbes, ou en tout cas à d'autres espèces, des conclusions qui n'étaient vraies que pour une seule.

D'ailleurs, les microbes dont nous connaissons bien la morphologie, les formes évolutives et les propriétés biologiques, sont encore peu nombreux, et sont ceux-là seulement sur lesquels l'action des antiseptiques peut être essayée d'une manière instructive. Il y a notamment deux causes d'erreur que peu d'expérimentateurs ont évitées : l'une est la résistance infiniment plus grande des spores d'un microbe en compa- raison de celle de ce microbe à l'état adulte ; l'autre est la variation dans la résistance d'un même microbe à un même antiseptique suivant la composition chimique du milieu où le microbe a été semé.

L'énumération des procédés mis en usage jusqu'ici pour fixer la valeur comparée des antiseptiques sera donc pour le lecteur modérément édifiante. Nous la ferons cependant, en nous efforçant de faire ressortir les résultats qui paraissent le plus exacts. Mais il ne faut pas se dissimuler que presque toutes les affirmations que nous trouvons dans les livres les plus récents devront être contrôlées ; ce sera l'œuvre des générations médicales qui viennent. La besogne sera longue, mais elle sera fructueuse. Les progrès dans la connaissance de la valeur des antiseptiques seront parallèles aux progrès réalisés en microbiologie. Il faut donc travailler patiemment dans ces deux voies.

§ II

Sommaire. — Valeur comparative des antiseptiques. — Pringle, 1750. Expériences d'Angus Smith (1869), de Petit, de O'Nial (1872), de Gosselin et Bergeron (1879-81) — de Bucholtz (1875-76), Kühn, Haberkorn (1879), Jalan de la Croix (1881), Koch (1881), Warrikoff (1883) — Marcus et Pinet (1882) — Miquel (1883) — Sternberg (1883) — Sattler (1883) — Ratimoff (1884) — Chamberland.

Les études dont nous allons parler remontent loin dans le passé.

Pringle, dès 1750, établissait une classification des médicaments antiputrides, en mélangeant avec certaines substances putrescibles des liquides médicamenteux et en notant ceux qui retardent et empêchent la putréfaction.

Mais les premières expériences dignes d'intérêt ayant eu pour but de fixer la valeur des antiseptiques sont celles d'*Angus Smith*, d'Edimbourg (1869).

Expériences d'**Angus Smith**.

Il plaçait dans une série de flacons, contenant des substances gazeuses ou volatiles, des morceaux de viande suspendus par des fils aux bouchons paraffinés de ces flacons et les conservait à une température de 15 à 20° centigrades ; ou bien, dans des flacons contenant des morceaux de viande fraîche, égaux en poids et en volume, il versait un même nombre de gouttes de diverses substances volatiles.

Parmi les substances gazeuses, qui au bout de 28 jours avaient encore empêché la putréfaction de la viande, citons le chlore, l'iode, les acides chlorhydrique, nitreux, sulfureux, l'éther. Mais l'auteur n'a pas pris soin de dire quelles proportions de ces substances avaient été nécessaires pour obtenir ce résultat.

Les substances volatiles avaient été classées par lui dans l'ordre suivant, d'après leur pouvoir conservateur :

1° Acide crésylique (solution alcoolique saturée) ; éther amylique.

2° Acide phénique (solution alcoolique) ; créosote.

3° Huile essentielle de moutarde.

4° Huile essentielle d'amandes amères.

5° Acide acétique pur ; acide pyroligneux ; essence de pommes de pin.

6° Huile de genévrier ; aniline ; essence de menthe ; huile essentielle de rhue.

7° Térébenthine ; essences de lavande, de valériane, de cumin, de romarin, etc. ; eau phosphorée.

8° Essences de cannelle, de thym, de peau d'oranges, de

bergamotte, de citron, d'anis ; naphtaline ; nitro-benzine ; camphre ; gomme d'assa fatida ; pétrole pur du Canada.

Les résultats de ces premières tentatives imparfaites pour établir la valeur comparative des antiseptiques ont été contredits en plusieurs points ; on verra notamment à la fin de ce chapitre que les essences, étudiées de nouveau tout récemment par M. Chamberland, possèdent un pouvoir antiseptique bien supérieur à celui que leur avait accordé Angus Smith.

Petit, en 1872, jugeait le pouvoir antifermentescible de diverses substances d'après la quantité d'acide carbonique dégagé par des mélanges fermentescibles, additionnés de quantités déterminées de ces substances.

Expériences de O'Nial.

On peut citer les expériences de *O'Nial*, faites en 1872 à Dublin et à l'École de Netley, comme les premières où on ait pris la date d'apparition des micro-organismes dans les liquides putrescibles (infusion de bœuf frais dans l'eau distillée) additionnés de diverses substances antiseptiques comme criterium de la valeur de celles-ci. O'Nial écarta, après quelques expériences préliminaires, les huit substances suivantes comme n'ayant que peu ou pas de pouvoir antiseptique : thymol, xylol, chlorure de chaux, chlorate de soude, chlorate de potasse, sulfate de zinc, chlorure de magnésium, bisulfite de chaux.

Puis il étudia les huit autres suivantes qui parurent pouvoir être rangées ainsi par ordre de pouvoir antiseptique croissant, d'ailleurs dans des limites assez étroites : chloralum, chlorure d'aluminium, chlorure de zinc, permanganate de potasse, sulfate de cuivre, bisulfite de soude, acide phénique, bichromate de potasse.

Expériences de Gosselin et Bergeron.

Gosselin et *A. Bergeron* (1879-1881) ont cherché à établir au point de vue de la pratique chirurgicale la valeur de quelques antiseptiques en solution plus ou moins concentrée, en ajoutant 6 gouttes de la solution à des tubes de sang frais ou de sérum et en notant la date du début de la putréfaction dans chacun d'eux.

Les liquides antiseptiques qu'ils ont d'abord employés se sont trouvés rangés ainsi d'après leur pouvoir antiseptique croissant :

> Acide phénique au 100e. — Acide phénique au 50e. —
> Eau-de-vie camphrée. — Alcool à 63°. — Alcool camphré. — Acide phénique au 20e.

Plus tard ils ont expérimenté avec le chloral, le sulfate de zinc, le tannin, le baume du commandeur, la teinture d'iode, les solutions alcooliques d'essence de gaultheria ou de wintergreen (salicylate de méthyle).

Expériences de Ch. Richet.

Ch. Richet a cherché la quantité de divers métaux purs nécessaire pour stériliser un litre d'un liquide composé de 900 gr. d'eau de mer, 100 gr. d'urine neutralisée et 1 gr. de peptone. Il a calculé comparativement les quantités nécessaires par litre pour tuer les poissons de mer.

	Quantité de métal par litre de liquide			Quantité de métal par litre de liquide	
	entravant le développem[t] des bactéries	tuant les poissons		entravant le développem[t] des bactéries	tuant les poissons
Mercure........	0 gr. 0055	0 gr. 00029	Manganèse ...	7 gr . 7	0 gr. 3
Zinc	0 — 026	0 — 0084	Ammonium...	18 — 7	0 — 064
Cuivre........	0 — 062	0 — 0033	Calcium......	30 — 0	2 — 4
Fer..........	0 — 24	0 — 011	Sodium	43 — 0	24 — 0
Baryum.......	3 — 35	0 — 78	Potassium....	58 — 0	0 — 1

Il résulterait de ce tableau que les bactéries sont plus résistantes et que certains métaux sont plus toxiques pour les cellules animales que pour les cellules végétales. Mais ce n'est pas une loi générale et l'on peut citer des exemples contraires.

Expériences de l'école de Dorpat.
(Bucholtz — Kühn — Haberkorn — Jalan de la Croix)

Bucholtz, à Dorpat (1875-76), serra de près la question en indiquant la nécessité d'étudier l'action des antiseptiques sur les bactéries placées dans des liquides de culture différents, car elles résistent d'une façon très inégale à un même agent antiseptique suivant la composition chimique du milieu où on les cultive. Le liquide dans lequel Bucholtz cultivait, et qu'on désigne sous son nom en Allemagne, ne diffère qu'à peine de celui de Pasteur ; il se compose de :

Sucre candi, 10 grammes ;   Phosphate de chaux 0,50 ;
Tartrate d'ammoniaque, 1 ;   Eau distillée, 100.

Puis *Kühn* fit agir les antiseptiques sur les bactéries cultivées dans des infusions de pois, de blanc d'œuf, de seigle ergoté ; *Haberkorn*, sur celles qui se développent dans l'urine alcaline (1879).

Enfin, en 1881, *Nicolaï Jalan de la Croix*, ayant repris les expériences de ses prédécesseurs de l'école de Dorpat, sous la direction de Draggendorff, a publié une série de tableaux, d'où on peut tirer les trois conclusions suivantes :

1° Les bactéries nées dans des liquides différents n'ont pas la même résistance à un même antiseptique ;

2° Les bactéries résistent mieux à l'action des antiseptiques dans leur milieu d'origine que dans un milieu de culture différent.

3° Les corpuscules germes ou spores sont plus difficilement stérilisés dans le liquide d'origine des bactéries qui les ont produits que dans le liquide de transplantation où ces bactéries adultes ont été détruites par les antiseptiques.

Nous reproduisons pages 39, 40 et 41 les tableaux de Jalan de la Croix, pour qu'on puisse les consulter au besoin. Mais *Duclaux* les a résumés, sous une forme plus facile à comprendre, dans le tableau ci-dessous, que nous empruntons au livre de Cornil et Babès.

Ici « les chiffres des substances désinfectantes représentent 1/100.000 du volume du liquide » qu'on cherche à désinfecter, « c'est-à-dire le nombre de milligrammes employé pour empêcher le développement des bactéries, pour l'arrêter, en un mot, pour stériliser un litre de jus de viande rempli de bactéries ».

ANTISEPTIQUES CORPS PURS.	DOSES		DOSES		DOSES	
	qui empêchent	qui n'empêchent pas	qui arrêtent	qui n'arrêtent pas	qui stérilisent	qui ne stérilisent pas
Sublimé corrosif	40	20	170	154	80	66
Chlore	33	24	44	33	2.320	2.170
Chlorure de chaux à 98°....	90	76	268	224	5.880	3.875
Acide sulfureux	155	117	500	200	5.265	3.660
Acide sulfurique	170	120	500	300	8.020	4.900
Bromures..................	155	126	392	250	2.975	1.820
Iodure	200	150	646	500	2.440	1.910
Acétate d'alumine..........	235	184	2.350	1.200	15.020	10.870
Essence de moutarde.......	300	175	1.690	1.220	35.700	25.000
Acide benzoïque	350	250	2.440	1.960	8.265	4.760
Borosalicylate de soude.....	350	264	15.890	9.090	33.330	20.000
Acide picrique............	500	330	1.000	700	6.660	5.000
Thymol	145	450	9.175	4.715	50.000	27.780
Acide salicylique..........	1.000	893	18.660	12.820		28.570
Hypermanganate de potasse.	1.000	700	6.660	5.000	6.660	5.000
Acide phénique	1.500	1.000	45.550	23.810	376.000	250.000
Chloroforme	11.110	8.930	8.930	7.460		1.250.000
Borax....................	15.140	12.990	20.830	14.500		83.350
Alcool	47.620	28.570	227.300	166.600		847.000
Essence d'Eucalyptus	71.400	50.000	8.900	4.800		171.500

TABLEAU DE JALAN DE LA CROIX

Indiquant la résistance différente des bactéries et de leurs spores.

	Les bactéries vivantes, en plein développement, nées dans l'infusion de graines de tabac, puis transportées dans le liquide de culture de Bucholtz-Pasteur, additionné des proportions suivantes de désinfectant		Doses qui stérilisent sans retour les germes des bactéries du tabac, transportées dans le liquide de Bucholtz	
	meurent	résistent	stérilisent	ne stérilisent pas
Chlore gazeux............	»	»	1 sur 27.777	1 sur 33.333
Iode métallique..........	»	»	— 5.714	— 6.410
Brome...................	»	»	— 3.333	— 5.000
Acide sulfureux..........	»	»	— 666	— 1.104
Sublimé corrosif.........	1 sur 20.000	»	*	»
Benzoate de soude........	— 2.000	1 sur 2.119	»	»
Thymol..................	— 2.000 ?	— 4.000	— 200	— 1.000
Acide benzoïque..........	— 1.000	— 1.250	— 250	— 340
Créosote	— 1.000 ?	— 2.000 ?	— 100	— 200
Acide salicylique.........	— 932	— 1.863	— 362	— 675
Eucalyptol	— 666	— 1.000	»	»
Acide phénique..........	— 500	— 1.000	— 25 ?	— 50 ?
Salicylate de soude........	— 217	— 433	»	»
Acide sulfurique..........	— 152	— 202	— 161	— 208
Acide borique............	— 133	— 200	»	»
Sulfate de cuivre.........	— 133	— 250	»	»
Acide chlorhydrique.......	— 75	— 100	»	»
Chlorhydrate de quinine...	— 50	— 63	»	»
Sulfate de zinc...........	50	— 67	»	»
Alcool	1 sur 50 ?	1 sur 31 ?	1 sur 4,5	1 sur 4,78

TABLEAU DES DOSES D'ANTISEPTIQUE NÉCESSAIRES POUR STÉRILISER

ANTISEPTIQUE : (Proportions calculées en poids du corps chimiquement pur)	I. A — Dose en poids qui empêche le développement, dans du bouillon *neuf*, des bactéries qui y sont directement portées par quelques gouttes de bouillon infecté		I. B — Dose qui stérilise les *germes* des bactéries directement portées dans le bouillon		II. A. — Dose qui tue les bactéries déjà en plein développement dans le bouillon	
	empêche	n'empêche pas	stérilise	ne stérilise pas	tue	ne tue pas
Sublimé	1:25250	1:50250	1:10250	1:12750	1: 5805	1: 6500
Chlore	1:30208	1:37649	1: 4911	1: 6824	1:22768	1:30208
Chlorure de chaux (à 986 de chlore)	1:11135	1:13092	1: 488	1: 678	1: 3720	1: 4460
Acide sulfureux	1: 6448	1: 8515	1: 135	1: 223	1: 2009	1: 4985
Acide sulfurique	1: 5734	1: 8020	1: 205	1: 306	1: 2020	1: 3353
Brome	1: 6308	1: 7844	1: 769	1: 1912	1: 2550	1: 4050
Iode métallique	1: 5020	1: 6687	»	1: 2010	1: 1548	1: 2010
Acétate d'alumine	1: 4268	1: 5435	1: 59	1: 80	1: 427	1: 835
Essence de moutarde	1: 3353	1: 5734	1: 220	1: 306	1: 591	1: 820
Acide benzoïque	1: 2867	1: 4020	1: 50	1: 77	1: 410	1: 510
Borosalicylate de soude	1: 2860	1: 3777	1: 303	1: 394	1: 72	1: 110
Acide picrique	1: 2005	1: 3041	1: 706	1: 841	1: 1001	1: 1433
Thymol	1: 1340	1: 2229	1: 109	1: 212	1: 109	1: 212
Acide salicylique	1: 1003	1: 1121	1: 343	1: 454	1: 60	1: 78
Hypermanganate de potasse	1: 1001	1: 1433	1: 100	1: 150	1: 150	1: 200
Acide phénique	1: 669	1: 1002	1: 22	1: 42	1: 22	1: 42
Chloroforme	1: 90	1: 112	»	1: 0,8	1: 112	1: 134
Borate de soude	1: 62	1: 77	»	1: 14	1: 48	1: 69
Alcool	1: 21	1: 35	1: 4,4	1: 8	1: 4,4	1: 6
Eucalyptol	1: 14	1: 20	»	1: 2,03	1: 116	1: 205

Voici la signification des quatre séries de résultats qui figurent au tableau :

I. Dose minimum de substance antiseptique capable d'empêcher du bouillon ou jus de viande vierge, de se remplir de bactéries, quand on l'ensemence avec deux gouttes de bouillon chargé de bactéries bien développées.

II. Dose nécessaire pour tuer ou immobiliser dans du bouillon les bactéries qui y sont très vivantes et en plein développement.

III. Dose nécessaire pour empêcher le développement quasi-spontané *dans du bouillon cuit*, des germes de bactéries contenus dans l'air.

T TUER LES BACTÉRIES ET LEURS GERMES DANS DES MILIEUX DIFFÉRENTS

II.		III.				IV.			
B		A		B		A		B	
Dose qui stérilise les *germes* des bactéries ainsi immobilisées.		Dose qui empêche le développement spontané des bactéries dans le jus de viande *cuit* abandonné à l'air libre		Dose qui stérilise les *germes* des bactéries développées spontanément dans le bouillon *cuit*		Dose qui empêche le développement spontané des bactéries dans le jus de viande *cru* abandonné à l'air libre		Dose qui stérilise les *germes* des bactéries développées spontanément dans le jus de viande *cru*	
stérilise	ne stérilise pas	empêche	n'empêche pas	stérilise	ne stérilise pas	empêche	n'empêche pas	stérilise	ne stérilise pas
1:12500	1: 5250	1:10250	1:12750	1: 6500	1:10250	1: 7168	1: 8358	1: 2525	1: 3358
1: 431	1: 460	1:28881	1:34589	1: 1008	1: 1027	1:15606	1:23182	1: 1061	1: 1364
1: 170	1: 258	1: 3148	1: 4716	1: 109	1: 134	1: 286	1: 519	1: 153	1: 286
1: 190	1: 273	1: 8515	1:12649	1: 325	1: 422	1:12649	1:16782	1: 135	1: 233
1: 116	1: 205	1: 5734	1: 8020	1: 306	1: 420	1: 3353	1: 5734	1: 72	1: 116
1: 336	1: 550	1:13931	1:20875	1: 493	1: 603	1: 5597	1: 8375	1: 875	1: 336
1: 410	1: 510	1:10020	1:20020	1: 510	1: 724	1: 2010	1: 2867	1: 843	1: 919
1: 64	1: 92	1: 4268	1: 4778	1: 937	1: 1244	1: 6310	1: 7535	1: 478	1: 584
1: 28	1: 40	1: 3353	1: 5734	1: 77?	1: 108?	1: 3353	1: 7534	1: 40?	1: 60?
1: 121	1: 210	1: 2877	1: 4020	1: 50	1: 77	1: 1439	1: 2010	1: 77	1: 121
1: 30	1: 50	1: 1343	1: 1694	1: 35	1: 50	1: 2860	1: 3777	1: 35	1: 50
1: 150	1: 200	1: 2005	1: 3041	1: 200	1: 300	1: 2005	1: 3041	1: 100	1: 117
1: 20	1: 36	1: 1340	1: 2229	1: 109	1: 212	1: 1340	1: 2229	1: 20	1: 36
»	1: 35	1: 3003	1: 6004	1: 603	1: 1003	1: 1121	1: 1677	1: 343	1: 450
1: 150	1: 200	1: 2005	1: 3041	1: 101	1: 150	1: 300	1: 403	1: 35	1: 50
1: 2,66	1: 4	1: 402	1: 502	1: 22	1: 42	1: 502	1: 669	»	1: 10
»	1: 0,8	»	»	»	»	1: 103	1: 134	»	1: 1,22
»	1: 12	1: 30	1: 43	»	1: 14	1: 107	1: 161	»	1: 37
»	1: 1,18	1: 11	1: 21	1: 1,77	1: 2,03	1: 21	1: 30	»	1: 1,42
»	1: 5,83	1: 20	1: 29		1: 14	1: 205	1: 308	»	1: 30

IV. Dose nécessaire pour empêcher le même développement spontané *dans du bouillon cru*.

Chaque série de résultats se compose de deux parties désignées par les lettres A et B : A indique la dose qui tue les *bacries proprement dites*, ou les empêche de continuer à se développer, quand on les transporte dans un liquide nouveau 'on veut infecter. B indique la dose qui a détruit la vitalité des spores persistantes, des corpuscules-germes, en lesquels se sont d'ordinaire une bactérie qui disparaît.

Ces résultats sont certainement intéressants à un point de vue général. Mais MM. *Cornil et Babès* en ont fait très judicieusement à la fois le commentaire et la critique.

« Ces expériences, disent-ils, ne résolvent assurément qu'une portion très limitée du problème de la stérilisation des bacilles, car le mode d'action des désinfectants varie suivant la disposition et le siège des parties à stériliser.

Tel agent excellent, le meilleur de tous, comme le sublimé, agira très bien en lotion et ne peut être donné à l'intérieur qu'à de très faibles doses.

Tel autre agent, comme l'oxygène, tue les bactéries lorsqu'il est mis en contact avec elles sous pression (P. Bert et Regnard) ; mais il est difficile d'en faire l'application à l'homme autrement que sous la forme d'eau oxygénée, qui n'a pas toujours donné les heureux résultats qu'on en attendait.

L'acide sulfureux tue les bactéries qui sont à la surface des objets. Employé en fumigations, il n'a pas d'effet si les parasites sont en couche épaisse ou situés profondément, parce qu'il ne pénètre pas les tissus. Cependant, si l'on met 1/100 de cet acide dans l'air d'une chambre, il suffit pour désinfecter les murs et la surface des objets. Mais les spores ne sont pas détruites par ce procédé.

L'iode, le brome et le chlore ont plus d'action pour empêcher le développement des spores des bactéries. Leurs vapeurs tuent les spores pourvu qu'elles restent environ un jour en contact avec elles. Davaine, qui a fait les premières expériences exactes sur les désinfectants, avait constaté qu'il suffit de 7 milligrammes d'iode pour neutraliser l'action des bactéries du charbon dans un litre de liquide où l'on a mis un centimètre cube de sang charbonneux. Avec le virus septicémique très dilué, Davaine a trouvé que 1/10000 d'iode suffit à la neutralisation complète.

On remarque, dans le tableau précédent, que l'acide phéni-

que et l'alcool se trouvent parmi les désinfectants les moins
efficaces. Un mélange d'une solution concentrée d'acide phénique avec un volume d'alcool, ou l'acide dissous directement dans ce liquide comptent assurément parmi les antiseptiques les plus sûrs. Mais, à mesure qu'on augmente la
dilution de cet acide, ses propriétés actives diminuent. Il peut
immobiliser les germes, mais il ne les tue plus. A la dose de
1 à 5 pour 100, son effet n'est ni sûr ni durable. Son efficacité
en vapeur est presque nulle.

Expériences de Koch.

R. Koch (1881) a fait connaître ses recherches sur la valeur
comparée de certains antiseptiques et la compétence de
cet auteur oblige à attacher une grande importance aux
résultats qu'il a publiés. C'est sur les bactéridies du charbon et les spores que le professeur allemand a essayé les
antiseptiques.

Le sublimé à 1/20.000 tue les spores des bacilles du charbon en dix minutes.

En solution à 1/300.000, il arrête déjà leur accroissement.

L'acide phénique à 1/100 tue les bacilles du charbon.

La solution à 1/400 empêche le développement des spores.

L'iode en solution à 1/500 et le brôme à 1/500 empêchent
le développement des bacilles. Leurs vapeurs tuent les spores en 48 heures.

L'acide chlorhydrique tue les bacilles à 1/700.

L'acide acétique arrête leur développement à 1/250.

L'alcool éthylique en petite quantité, l'huile de menthe,
l'essence de moutarde tuent les bacilles. Une solution d'huile
de menthe à 1/300.000 empêche leur développement. Les
vapeurs de ces corps tuent si bien les bacilles et leurs spores
qu'une goutte d'essence de moutarde mise dans le fond
d'une cloche qui recouvre une culture de choléra, en empêche

le développement et tue même les germes cholériques après
48 heures (Babès).

Warrikoff (Dorpat, 1883) a fourni des renseignements qui
diffèrent assez de ceux de Koch à certains égards. D'après lui,

Le sublimé tue les bacilles à la dose de   1/2000
L'iode tue les bacilles du charbon... à   1/56000
L'acide chlorhydrique.............. à   1/600
L'acide acétique............... ..... à   1/400
L'acide phénique.................. même dose
L'acide arsénieux   )
Le pétrole   }   ne tuent pas les bacilles

Expériences de Marcus et Pinet (1).

	S'oppose au développement des bactéries de la putréfaction à 0/0	Arrête leur prolifération à 0/0
Chlore......................	0,03	0,04
Sublimé....................	0,04	0,50
Permanganate de potasse......	0,10	1,50
Acide salicylique............	0,13	0,26
Benzoate de soude...........	0,18	5,00
Créosote....................	0,25	1,50
Salicylate de soude..........	0,40	2,00
Chlorhydrate de quinine......	0,45	4,50
Acide phénique..............	0,50	4,25
— sulfurique............	0,60	0,65
— borique.............	0,75	3,50
Chloral.....................	1,00	5,00
Acide chlorhydrique..........	1,35	5,00
Alcool......	2,50	25,50
Résol	5,00	sans action.

(1) Société de biologie, 1882,

Expériences de Miquel.

P. Miquel, dans sa thèse sur les organismes vivants de l'atmosphère (1883), sans se préoccuper du pouvoir antiseptique des agents sur tel ou tel microbe, a recherché la plus petite quantité de substance nécessaire pour empêcher la putréfaction d'un litre de bouillon de bœuf neutralisé exposé aux germes naturels de l'air.

Voici le tableau qu'il a dressé.

1° *Substances éminemment antiseptiques.*

Biiodure de mercure	0 gr. 025
Iodure d'argent	0 gr. 030
Eau oxygénée	0 gr. 05
Bichlorure de mercure	0 gr. 07
Nitrate d'argent	0 gr. 08

2° *Substances très fortement antiseptiques.*

Acide osmique	0 gr. 15
Acide chromique	0 gr. 20
Chlore	0 gr. 25
Iode	0 gr. 25
Chlorure d'or	0 gr. 25
Bichlorure de platine	0 gr. 30
Acide cyanhydrique	0 gr. 40
Iodure de cadmium	0 gr. 50
Brôme	0 gr. 60
Iodoforme	0 gr. 70
Chlorure cuprique	0 gr. 70
Chloroforme	0 gr. 80
Sulfate de cuivre	0 gr. 90

3° *Substances fortement antiseptiques.*

Acide salicylique	1 gr. 00
Acide benzoïque	1 gr. 10
Cyanure de potassium	1 gr. 20
Bichromate de potasse	1 gr. 20
Acide picrique	1 gr. 30
Gaz ammoniac	1 gr. 40
Chlorure de zinc	1 gr. 90
Acide thymique	2 gr. 00
Sulfate de nickel	2 gr. 50
Essence de mirbane	2 gr. 60

Acide sulfurique — azotique — chlorhydrique — phosphorique	2 à 3 gr.
Essence d'amandes amères	3 gr. 00
Acide phénique	3 gr. 20
Permanganate de potasse	3 gr. 50
Alun	4 gr. 50
Tannin	4 gr. 80
Acide oxalique — tartrique — citrique	3 à 5 gr.
Sulfhydrate alcalin	5 gr.

4° *Substances modérément antiseptiques.*

Bromhydrate de quinine	5 gr. 50
Acide arsénieux	6 gr. 00
Sulfate de strychnine	7 gr. 00
Acide borique	7 gr. 50
Chloral	9 gr. 30
Salicylate de soude	10 gr. 00
Sulfate de protoxyde de fer	11 gr. 00
Soude caustique	18 gr. 00

5° *Substances faiblement antiseptiques.*

Ether sulfurique	22 gr.
Chlorure de calcium	40 gr.
Borax	70 gr.
Chlorhydrate de morphine	75 gr.
Chlorure de baryum	95 gr.
Alcool éthylique	95 gr.

6° *Substances très faiblement antiseptiques.*

Chlorhydrate d'ammoniaque	115 gr.
Iodure de potassium	140 gr.
Chlorure de sodium	165 gr.
Glycérine	225 gr.
Bromure de potassium	240 gr.
Sulfate d'ammoniaque	250 gr.
Hyposulfite de soude	275 gr.

« Lorsqu'on jette un coup d'œil général sur l'ensemble de tous ces chiffres, dit M. Dujardin Beaumetz, on peut en tirer quelques conclusions assez importantes ; c'est d'abord le rang très élevé d'asepsie qu'occupent dans cette échelle les métaux nobles, tels que le mercure, le platine, l'argent et l'or.

Dans un rang secondaire, il faudrait placer les métaux communs, tels que le cuivre, le fer, etc. Dans un troisième rang, les métaux alcalins terreux et, en quatrième lieu, les métaux alcalins.

On a voulu aussi établir un certain rapprochement entre le poids atomique des métaux et métalloïdes et leur pouvoir antiseptique : plus le poids atomique serait élevé, plus le pouvoir antiseptique serait considérable. Cela est vrai si l'on compare le mercure, le platine, l'iodure de potassium, mais ne l'est plus si l'on considère des corps tels que le chlore, le brôme et l'iode ; ainsi, par exemple, le brôme, qui a un poids atomique trois fois plus considérable que le chlore, a un pouvoir aseptique trois fois moins considérable que le premier.

Il en est de même lorsqu'on examine des corps organiques d'une même série. Par exemple, prenons les alcools par fermentation ; j'ai démontré expérimentalement (1) que leur toxicité suivait d'une façon proportionnelle leur formule atomique. Plus cette dernière est élevée, plus grand est leur pouvoir toxique ; il en est de même pour l'asepsie, et le tableau suivant permettra d'établir cette différence :

Alcool	éthylique	$C^2 H^6 O$	Degré d'asepsie	95
—	propylique	$C^3 H^8 O$	—	60
—	butylique	$C^4 H^{10} O$	—	35
—	amylique	$C^5 H^{12} O$	—	14

En résumé donc, sauf des exceptions, on peut dire que, dans une même série, plus le poids atomique sera élevé ou plus la formule atomique sera élevée, plus le pouvoir aseptique sera considérable. »

Miquel a étudié aussi l'action des vapeurs antiseptiques. Les substances suivantes n'ont pu, après 15 à 20 jours

(1) Dujardin-Beaumetz et Audigé, *Recherches expérimentales sur la puissance toxique des alcools*, Paris, 1879.

d'action, détruire la vitalité des bactéries exposées aux vapeurs suivantes : vapeurs de chloroforme, d'acide phénique cristallisé, de chlorure de chaux, de camphre, d'éther azoteux, de sulfure de carbone, d'acide cyanhydrique, gaz acide sulfureux, gaz ammoniac.

Au contraire, en un laps de temps variant de quelques heures à quelques jours, les vapeurs d'iode, de brôme, de chlore, d'acide chlorhydrique et d'acide hypoazotique ont irrévocablement détruit tous les germes.

Expériences de Sternberg (1).

Les expériences de *Sternberg* ont porté sur les microbes suivants, purifiés par une série de cultures : microcoques du pus, cherchés dans du pus blennorrhagique et dans du pus d'abcès profond, — micrococcus de la septicémie que produit chez le lapin l'injection sous-cutanée de salive humaine, — le bacterium termo, obtenu par putréfaction du thé de bœuf à l'air libre.

Des tables numériques dans lesquelles Sternberg a exposé les résultats de ses expériences, on peut extraire les conclusions suivantes.

Comme pouvoir germicide absolu, les substances les plus actives seraient le sublimé à 1/20.000, le permanganate de potasse à 1/883, l'iode à 1/500, la créosote à 1/200, l'acide phénique à 1/100, l'acide salicylique à 1/25, le chloral à 1/5.

Le sulfate de fer, l'acide borique, l'hyposulfite de soude seraient à peu près impuissants comme germicides.

En général, le pouvoir ou l'impuissance de ces divers agents seraient à peu près constants pour les divers microbes expérimentés ; cependant il y aurait des exceptions, puis-

(1) *Americ. J. of med. Sc.* p. 321, analysé par Chauffard in *Revue Hayem* 1883.

que l'acide phénique, qui est actif à 0,5 p. 100 sur le vibrion
septique, ne peut rien à cette dose sur le microbe du pus.

On peut affirmer en tout cas que le sublimé à 1/500, et l'iode
à 1/200 sont des germicides d'une efficacité absolue.

Mais du coefficient germicide d'une substance on ne peut
déduire son efficacité en thérapeutique.

D'une part, il n'est pas nécessaire, pour prévenir le développement des germes, de doses aussi élevées que pour les
tuer ; à titre préventif il suffit d'une dose d'iode huit fois
moindre, d'une dose d'acide phénique quatre fois moindre.

D'autre part, des substances qui n'ont qu'un pouvoir germicide insignifiant peuvent devenir très utiles en thérapeutique, soit à cause de leur efficacité contre tel agent pathogène particulier, soit à cause de la commodité de leur emploi,
de leur toxicité presque nulle pour l'homme, soit à cause de la
modicité de leur prix : ainsi le sulfate de fer, l'acide borique,
le borax.

En outre, pour qu'un médicament puisse agir comme antiseptique général, il ne faut pas que son élimination soit
trop rapide ; autrement on en devrait administrer des doses
trop considérables et on risquerait alors de produire l'intoxication. L'iode, l'acide phénique, l'alcool sont des types de
substances à élimination rapide et par suite difficiles à
manier. Le sublimé est, au contraire, un type de médicament s'accumulant dans l'économie et jouissant d'un pouvoir antiseptique très grand à des doses peu élevées ; Sternberg voit dans ces propriétés la raison de son efficacité dans
la syphilis, la fièvre typhoïde, la dysenterie, la diphthérie.
(Cette efficacité est malheureusement encore contestable, au
moins dans la diphthérie).

Sternberg insiste encore sur la résistance des spores à
l'action des antiseptiques, résistance beaucoup plus considérable que celle des bactéries pleinement développées.
Pour toutes les raisons énumérées précédemment, on ne

peut espérer trouver un antiseptique général dont soient justiciables toutes les maladies parasitaires.

Expériences de Sattler (1).

Sattler, ayant fait des cultures de bactéries dans diverses solutions de médicaments antiseptiques, a constaté les résultats suivants.

L'eau chlorée est le meilleur ; elle fait périr les microbes des cultures en une minute.

Le sublimé, en solution à 1/1000, agit de même ; à 1/5000, il met deux minutes.

La résorcine, l'acide salicylique concentré, l'acide phénique à 2 ou 2 1/2 pour 100 les tuent en trois minutes.

L'acide borique, le thymol, l'eau oxygénée n'ont encore agi que faiblement au bout de cinq minutes.

L'iodoforme est encore moins actif.

Dans un travail publié sur les antiseptiques en 1884, dans le *Bulletin général de thérapeutique*, se trouvent des indications relatives à la valeur variable de divers antiseptiques suivant les milieux dans lesquels ils ont à exercer leur action microbicide : bouillon de veau, sang, chair musculaire.

	Dans le bouillon de veau	Dans le sang	Dans la chair
L'acide phénique prévient tout développement de microbes en solution à....................	$\dfrac{1}{400}$	$\dfrac{1}{250}$	$\dfrac{1}{160}$
Le sublimé.......................	$\dfrac{1}{13.300}$		$\dfrac{1}{500}$
L'azotate d'argent....................	$\dfrac{1}{10.000}$		$\dfrac{1}{225}$
L'iode...........................	$\dfrac{1}{8.000}$		$\dfrac{1}{225}$

L'auteur pense que ces différences tiennent à la richesse

(1) *Berlin. Klin Woch.* 1883.

variable de ces milieux en albumine ; celle-ci forme avec certains antiseptiques des composés insolubles qui ne peuvent plus exercer si facilement leur pouvoir microbicide.

Peut-être aussi ces différences tiennent-elles à ce que tel ou tel milieu nutritif convient plus particulèrement aux microbes et leur fournit les moyens de résister à l'action de la substance microbicide. C'est surtout, pensons nous, à cette dernière explication qu'il faut s'attacher. De là l'indication de cultiver toujours dans le milieu qui lui est le plus favorable le microbe sur lequel on veut expérimenter le pouvoir des antiseptiques.

Expériences de Ratimoff (1).

M. *Ratimoff* a présenté, à l'Académie des sciences, le compte-rendu d'expériences intéressantes. Comparant l'action de plusieurs agents chimiques parasiticides, d'abord sur les microbes communs répandus dans l'air, puis sur deux sortes de microbes définis, la bactéridie charbonneuse et le microbe de la septicémie aiguë, il est arrivé aux résultats qui suivent.

Le sublimé, à la dose de 1/800.000, le thymol à 1/35.000, le sulfate de cuivre à 1/23.500, l'iode à 1/8.000, sont les substances qui empêchent le plus sûrement le développement du virus charbonneux. On peut, ainsi, s'expliquer l'efficacité de l'iode en solution très diluée dans le traitement de la pustule maligne.

Quant au microbe de la septicémie, il ne peut résister à l'action des agents suivants : sublimé à 1/66.700, azotate d'argent à 1/50.000, sulfate de cuivre à 1/2.000, acide salicylique à 1/1.000. Toujours l'acide phénique a présenté des propriétés parasiticides bien inférieures. M. Ratimoff a clairement démontré que les divers microbes résistent diffé-

(1) B. Ratimoff. Note lue à l'Académie des Sciences. Juin 1884.

remment aux antiseptiques, et aussi, que ces dernières substances peuvent empêcher le développement des microbes, sans qu'il soit besoin qu'on les emploie à dose suffisante pour les tuer.

Expériences de Chamberland (1).

M. *Chamberland* a fait de fort intéressantes recherches sur les propriétés antiseptiques des *essences* (1). Cette question lui a paru d'une grande importance au point de vue des conséquences à en tirer pour la désinfection des appartements, des navires, des écuries, etc.

« Sans doute, dit-il, on connaît déjà nombre de substances qui par leur contact direct tuent les microbes et empêchent leur développement, mais il me parait bien difficile, surtout dans un appartement, de mettre tous les objets souillés au contact de ces substances antiseptiques. Il y a de grandes probabilités pour que dans la pratique quelques parties échappent à la désinfection. De même, quand il s'agit de faire agir les antiseptiques sur des plaies ou sur des parties de l'organisme qu'on suppose habitées par des microbes pathogènes, en employant des substances qui ne répandent pas de vapeurs, on peut toujours craindre qu'une petite portion quelconque, une anfractuosité de la plaie ou de la surface à modifier n'ait pas été touchée et que là les microbes ne commencent leur œuvre de destruction et de propagation. »

Dans une première série d'expériences, M. Chamberland a fait agir les vapeurs d'un grand nombre d'essences sur la bactéridie charbonneuse. D'une série d'expériences que nous ne pouvons rapporter ici, il résulte que les vapeurs d'essence de cannelle de Ceylan ont seules tué les germes de la bactéridie, et que l'essence de vespétro est celle qui agit le plus énergiquement sur la bactérie à l'état filamenteux. Les autres

(1) *Annales de l'Institut Pasteur*, 1887.

essences dont les vapeurs agissent le plus énergiquement
sont la cannelle de Chine, l'angélique, l'origan, le géranium
de France et le géranium d'Algérie.

M. Chamberland a mis ensuite les essences, en solutions
plus ou moins concentrées, directement au contact de la
bactérie ou de ses germes, en étudiant comparativement l'action des solutions des médicaments antiseptiques les plus
usités, acide borique, phénique, bichlorure de mercure, sulfate de cuivre.

Les essences qui agissent le plus efficacement en solution
sont celles d'origan, de santal citrin, de cannelle de Ceylan,
de cannelle de Chine, l'essence surfine de girofles, de genièvre
surfin, d'artemisia annua. Elles ont un pouvoir antiseptique
égal à celui du sulfate de cuivre, mais plus faible que celui
du bichlorure de mercure.

M. Chamberland rappelle le rôle important que les Égyp-
tiens faisaient jouer aux parfums et surtout aux essences de cannelle pour l'embaumement des momies. Ces essences avaient
évidemment pour but de s'opposer à la putréfaction des corps.

Les essences doivent être employées à l'état frais. Lorsqu'elles ont été au contact de l'air pendant un certain temps,
elles s'oxydent et perdent une partie de leurs propriétés.
C'est là, au point de vue de la pratique médicale et chirurgicale, un grave inconvénient, sans parler du prix élevé de
la plupart de ces essences.

Dans les expériences qu'il a faites pour comparer l'action
antiseptique de différents sels et de l'acide thymique sur la
bactéridie, Chamberland a vu que les agents les plus actifs
sont le bichlorure de mercure, le bichlorure de mercure et
d'ammoniaque, le nitrate d'argent fondu, qui stérilisent à
1/80,000.

Puis viennent l'acide thymique, le persulfate de fer, le sulfate de quinine.

M. Chamberland a ensuite comparé le pouvoir antiseptique d'un certain nombre de substances relativement à l'ensemble des organismes, en les faisant agir sur de la terre de jardin (si riche en organismes microscopiques de toutes sortes) délayée dans l'eau.

Il résulte de ses expériences que les antiseptiques les plus énergiques pour l'ensemble des organismes sont le sublimé et l'acide thymique.

D'autres sels, comme le sulfate et l'acétate de cuivre, le bichromate de potasse sont aussi très actifs, mais laissent pousser des moisissures.

Puis viennent par ordre décroissant : la cannelle de Chine, le persulfate de fer, l'acide phénique, le sulfate de zinc, l'alun, le sulfate de quinine.

L'acide borique, l'hyposulfite de soude, le salicylate de soude, l'arséniate de potasse, le bisulfite de soude, le chlorure d'alumine, le chlorure de chaux sont relativement de mauvais antiseptiques.

§ III

Comme nous le disions plus haut, l'analyse de tous ces

travaux, si intéressante qu'elle soit, est encore peu instructive pour le lecteur ; les contradictions entre les divers expérimentateurs sont nombreuses.

Ce que peut contenir aujourd'hui de plus utile un livre comme le nôtre, c'est l'indication des règles qui doivent présider à la recherche des antiseptiques les meilleurs.

En 1883, M. Duclaux, faisant la critique des expériences de J. de la Croix avait déjà, comme le rappelle M. Kossiakoff, un de ses élèves, (1) posé les règles qu'il est nécessaire d'observer quand on veut rechercher la valeur d'un antiseptique. En regard de la dose active de cet antiseptique il faut noter : le microbe sur lequel on opère ; la nature du liquide de culture, surtout son état d'acidité ou d'alcalinité ; la température ambiante, la quantité de semence et sa nature, c'est-à-dire si elle est faite d'adultes ou de spores ; enfin la durée de l'expérience ; car des germes qu'on a pu croire détruits par un antiseptique, au moment où on cesse l'expérience en la jugeant concluante, peuvent n'avoir été que retardés dans leur évolution, et, si on eût continué l'observation, eussent repris leur développement dans le bouillon qu'on avait cru stérile.

Ces règles, M. *Bouchard* les a exposées d'une façon non moins nette dans ses publications sur ce sujet, en les envisageant au point de vue des applications à la thérapeutique.

Avant d'appliquer à la médecine humaine un antiseptique, il faut d'abord, par des recherches de laboratoire faites sur les animaux, fixer le degré de toxicité de ce corps.

On peut y arriver en faisant ingérer quotidiennement à un animal, pendant un temps suffisamment long, des doses croissantes du corps à expérimenter ; on note les troubles qui surviennent, la dose à laquelle survient l'amaigrissement, celle qui amène la mort. Mais il ne faut pas oublier que cette méthode est passible de plusieurs causes d'erreur.

(1) *Annales de l'Institut Pasteur*, 1887 n° 10.

On ne sait pas exactement si la totalité de la dose ingérée est absorbée ; une partie peut être expulsée par les garde-robes. — Le foie peut en arrêter, neutraliser ou détruire une partie, ainsi que nous l'ont appris Schiff, Heeger et surtout G.-H. Roger, l'un des élèves les plus distingués de M. Bouchard, dans une thèse remarquable (1). — Enfin, l'absorption pour certains corps étant lente et leur élimination rapide, il n'y a jamais à un moment donné qu'une dose trop faible dans la circulation pour déterminer des phénomènes appréciables.

L'introducton par voie gastrique, tout infidèle qu'elle soit, est cependant la seule qu'on puisse utiliser pour expérimenter la toxicité des substances insolubles. Elle a permis à MM. Bouchard et Charrin d'essayer la toxicité de l'iodoforme, de la naphtaline, du méthylnaphtol, du naphtol, de faire connaître la formation de la cataracte chez le lapin consécutivement à l'ingestion prolongée de hautes doses de naphtaline.

Pour les raisons que nous venons de dire, M. Bouchard a adopté un autre procédé beaucoup plus rigoureux pour déterminer le degré de toxicité des divers médicaments antiseptiques, ou, pour prendre l'expression qu'il préfère, leur équivalent thérapeutique. *On doit entendre avec lui par équivalent thérapeutique d'un médicament la quantité comptée par kilogramme du poids de l'animal qui, injectée dans le sang, ne détermine pas de phénomènes toxiques, mais au delà de laquelle l'intoxication se produirait.*

C'est par la méthode des injections intra-veineuses et sur les lapins, par une veine de l'oreille, que M. Bouchard a obtenu les résultats qu'il a publiés jusqu'ici et qu'il continue à poursuivre cette étude.

Il avait commencé par déterminer au préalable les équivalents thérapeutiques des liquides dissolvants.

(1) *Action du foie sur les poisons.* G. Steinheil, 1887.

Voici ces équivalents :

1° *Eau distillée* : on peut en injecter jusqu'à 90^{cc} par kilogr. sans accidents sérieux ; 120^{cc} tuent l'animal.

2° *Alcool* : on peut injecter jusqu'à 0^{cc}, 6 d'alcool absolu. par kilogr. A mesure qu'on y ajoute de l'eau, on peut injecter plus d'alcool. La dilution la plus favorable est celle dans laquelle 20 volumes d'alcool absolu sont dissous dans 80 volumes d'eau. Avec cette solution on a un début de somnolence à 1^{cc},45 d'alcool par kilogr. ; au-delà de 3^{cc}, la mort est à craindre.

3° *Glycérine* : la solution aqueuse doit contenir moins de 50 pour 100 de glycérine ; à 5^{cc}, par kilogr., l'animal a de la trémulation. A 14^{cc}, il meurt et la rigidité cadavérique est précoce.

Expériences de M. Bouchard.

En opérant ainsi, M. Bouchard a fixé les équivalents thérapeutiques des substances suivantes.

Acide phénique	5 centigrammes par kilogr.		
Créosote	5	—	—
Acide salicylique	40	—	—
Aniline	1	—	—
Fuchsine	4	—	—
Sulfate de quinine	5	—	—
Résorcine	4	—	—
Kairine	8	—	—

Il a noté que le borate de soude détermine des secousses chez l'animal en expérience à partir de 94 centigr. par kilogr. et que, quand on a injecté 2^{gr}, 80 par kilogr., l'animal est pris d'une polyurie si abondante qu'il en meurt ultérieurement.

Le biiodure de mercure, qui à la dose de 8 milligr. semble inoffensif sur le moment, tue dans la suite. Son équivalent thérapeutique peut-être fixé à 0,0025.

Après la publication de ces premiers résultats, M. Bouchard a continué, avec la collaboration de M. Tapret, la détermination expérimentale de la dose à laquelle les divers agents solubles de la matière médicale, injectés dans une veine périphérique, amènent la mort d'un kilogramme de matière vivante. Ces messieurs ont reconnu que, pour obtenir des résultats constants, ils devaient opérer avec des substances assez diluées, et dans tous les essais faits avec un médicament se servir toujours d'une solution au même titre injectée avec la même vitesse.

Beaucoup des substances inscrites dans la liste suivante n'ont pas encore été essayées comme antiseptiques. Nous croyons cependant rendre service au lecteur en l'insérant ici. On y trouvera des renseignements précieux, au point de vue des doses auxquelles il convient d'employer ces agents thérapeutiques ; on y verra aussi un modèle à suivre pour l'avenir quand on voudra essayer avec assurance un agent antiseptique nouveau.

SUBSTANCE ESSAYÉE	TITRE de la solution	DOSE MORTELLE pour 1 kilogr.
Potasse	2/1000	0 gr. 125
Chlorure de potassium	1/180	0 gr. 18
Carbonate de potasse	1/200	0 gr. 19
Bicarbonate de potasse	1/100	0 gr. 08
Tartrate de potasse	1/200	0 gr. 24
Nitrate de potasse	1/200	0 gr. 17
Chlorate de potasse	1/100	0 gr. 16
Bichromate de potasse	1/200	0 gr. 09
Bromure de potassium	1/100	0 gr. 25
Soude	5/1000	0 gr. 39
Arséniate de soude	5/1000	0 gr. 225
Azotite de soude	2/100	0 gr. 89
Azotate de soude	4/100	2 gr. 30
Sulfite de soude	1/6	2 gr. 03
Hyposulfite de soude	15/100	3 gr. 90
Oxalate de soude	1/200	0 gr. 10
Pyrophosphate de soude	2/24	2 gr. 25
Hypophosphite de soude	1/100	2 gr. »
Phosphate de soude	1/15	3 gr. 03

Sulfovinate de soude	1/6	4 gr. 20
Lactate de soude	1/6	3 gr. 01
Citrate de soude	5/100	0 gr. 70
Tartrate de soude	5/100	0 gr. 95
Chlorate de soude	1/20	0 gr. 40
Bromure de sodium	1/10	5 gr. 50
Salicylate de soude	4/100	0 gr. 90
Carbonate de soude	1/25	3 gr. »
Bicarbonate de soude	4/100	1 gr. 75
Cholate de soude	2/100	0 gr. 540
Choléate de soude	2/100	0 gr. 46
Tartrate de potasse et de soude	5/150	0 gr. 64
Tartrate de fer et de potasse	5/150	0 gr. 38
Tartrate de fer et d'ammoniaque	5/150	0 gr. 49
Pyrophosphate de fer citro-ammoniacal	1/100	0 gr. 36
Chlorure de fer et d'ammonium	2/100	0 gr. 50
Citrate de lithine	1/100	0 gr. 254
Carbonate d'ammoniaque	1/100	0 gr. 24
Acétate d'ammoniaque	1/100	0 gr. 28
Sulfate d'ammoniaque	2/100	0 gr. 38
Valérianate d'ammoniaque	1/100	0 gr. 67
Bromure d'ammonium	2/100	0 gr. 85
Chlorhydrate d'ammoniaque	1/100	0 gr. 38
Azotate d'ammoniaque	1/100	0 gr. 35
Citrate de fer	2/100	1 gr. 51
Tartrate de fer	2/100	1 gr. 34
Iodure de fer	5/400	0 gr. 88
Perchlorure de fer	3/240	0 gr. 57
Lactate de fer	2/100	1 gr. 60
Sulfate de fer desséché	1/1000	gr. 29

A la suite de la publication de ce tableau, M. Bouchard a insisté sur la toxicité bien plus grande des sels de potasse comparativement aux sels de soude, renseignement encore trop peu connu des praticiens.

Il est d'autant plus important de connaître avec précision la toxicité d'un antiseptique que, pour obtenir l'effet utile qu'il comporte, il est indispensable de l'employer à dose suffisante ; il y a, pour chaque agent antiseptique, une limite assez étroite en deçà de laquelle aucun effet n'est produit.

Pour connaître cette limite, il faut expérimenter sur une quantité déterminée d'une substance fermentescible, bouillon, infusion végétale ou milieu solide d'une composition connue, dans laquelle ou sème une quantité déterminée d'une culture pure d'un micro-organisme déterminé ; puis on ajoute des quantités connues, mais progressivement croissantes ou décroissantes, de la substance dont on veut connaître le pouvoir antiseptique. On met à l'étuve à 37° et on note quelle quantité il faut de l'agent antiseptique pour empêcher le développement du micro-organisme ensemencé dans le milieu de culture. C'est *l'équivalent antiseptique.*

Ajoutons que, pour être dans des conditions expérimentales parfaites, il faudrait encore que le micro-organisme eût été ensemencé dans le milieu de culture qui lui convient le mieux et favorise au maximum son développement; nos connaissances sur la composition des milieux de culture les plus favorables aux différents microbes sont encore peu avancées malheureusement. Pour la tuberculose, par exemple, jusqu'au moment où M. Roux a fait connaître que le bacille de Koch ne pousse bien que dans la gélatine ou la gélose glycérinée, les recherches sur l'action des antiseptiques contre cette maladie ne pouvaient être conduites avec certitude. — A tout le moins faut-il toujours opérer avec un même milieu de culture pour un même micro-organisme, avec ballon témoin ne contenant pas de substance antiseptique, si l'on veut avoir la certitude que c'est bien l'antiseptique en question, et à telle dose, qui a empêché le développement du micro-organisme.

Il faut encore signaler une condition expérimentale, sur laquelle M. Kossiakoff attirait récemment l'attention, c'est la propriété que possèdent les microbes de s'accommoder aux milieux antiseptiques. Des expériences qu'il a faites, ce savant conclut que « les organismes inférieurs soumis à l'action d'un antiseptique à doses graduellement croissantes acquièrent la faculté de vivre et de se développer dans des solutions de ces antiseptiques, qui, agissant sur ces organismes non acclimatés, en empêchent le développement. » (1)

Pour faire à la thérapeutique l'application rigoureuse des notions expérimentales acquises de la manière que nous venons de dire, il faudrait raisonner ainsi. La substance injectée d'un seul coup par voie intraveineuse tue un kilogramme d'animal à la dose de 5 centigr. Etant donné un homme de 65 kilogr., je ne dois jamais faire pénétrer d'un seul coup dans sa circulation une dose de 0,05×65. D'autre part, l'expérimentation m'a démontré que, pour empêcher le développement des micro-organismes dans 1000 gr. de bouillon, il fallait au minimum 0 gr., 02 de la substance ; pour espérer réaliser une action antiseptique, sans risquer de causer d'accidents toxiques, je dois donc faire absorber au malade une dose de la substance antiseptique intermédiaire à 0,02×65 et à 0,05×65.

Mais ce raisonnement ne serait légitime que pour l'emploi de médicaments antiseptiques solubles par injection intraveineuse, qui n'a guère été réalisée sur l'homme que par Oré, de Bordeaux (injection intraveineuse de chloral dans le tétanos), et par M. Bouchard une fois à notre connaissance chez un rabique (injection intraveineuse d'iode et de biiodure de mercure).

En réalité, la voie d'introduction intraveineuse n'étant guère utilisable jusqu'à nouvel ordre, quand on veut faire l'antisepsie du milieu intérieur, on est obligé de recourir à l'une des voies gastrique, hypodermique ou pulmonaire. Or, quel que soit le procédé adopté, le problème vient toujours se compliquer d'un certain nombre de données qui en rendent la solution difficile.

Quand on introduit dans le tube digestif une substance dissoute, on ne sait pas toujours ce qu'elle va devenir par suite des réactions chimiques au contact des sécrétions physiolo-

(1) *Annales de l'Institut Pasteur*, 1887 n° 10

giques ; une partie peut être précipitée, et échapper ainsi à l'absorption, une autre peut être arrêtée par le foie ou détruite ; enfin, si l'absorption est lente et l'élimination rapide par le rein et les autres émonctoires, muqueuse respiratoire, peau, il n'y aura jamais à la fois dans le sang et les humeurs qu'une quantité d'antiseptique très faible, insuffisante pour réaliser l'antisepsie.

La voie hypodermique favorise l'absorption beaucoup mieux, du moins pour certaines substances ; mais cependant il en est qui restent assez longtemps au point d'injection. Cette lenteur d'absorption a été même utilisée dans certaines méthodes thérapeutiques ; injections de calomel dans la syphilis, (Scarenzio, Smyrnoff).

La voie pulmonaire ne se prête guère qu'à l'absorption des antiseptiques gazeux et l'élimination en est très rapide.

En résumé, on voit que les conditions du fonctionnement physiologique sont assez complexes pour rendre le problème de l'action des antiseptiques sur le milieu intérieur difficile à résoudre jusqu'à nouvel ordre.

Ce que nous savons le mieux faire, c'est l'antisepsie des surfaces. Ici, on va le voir, nous pouvons simplifier les données du problème.

Pour faire l'antisepsie des surfaces, on doit rechercher des substances insolubles ou très peu solubles dans l'eau et par conséquent dans les produits de sécrétion des surfaces à antisepsier. En effet, le médicament insoluble reste là où on l'a déposé et y exerce son pouvoir antiseptique d'une façon continue, aussi longtemps qu'il n'a pas été mécaniquement enlevé. S'il était soluble, il serait rapidement absorbé, n'agirait plus comme antiseptique local et par contre pourrait aller exercer sur le milieu intérieur, sur le système nerveux, bref sur l'ensemble de l'organisme, ses propriétés toxiques.

Un antiseptique insoluble destiné à modifier une surface

infectée, d'ordinaire anfractueuse, doit pouvoir être mis en contact avec tous les points de cette surface pour détruire ou arrêter dans leur développement les microbes. Si un seul point de la surface échappe à l'action de l'antiseptique, l'œuvre d'antisepsie sera vraiment un travail de Pénélope ; les agents infectieux non atteints par l'antiseptique continueront à pulluler et à infecter le restant de la surface.

Cette nécessité d'atteindre tous les points de la surface qu'on veut rendre aseptique, conduit à n'employer que des antiseptiques réduits à un état de division moléculaire aussi complète que possible. On y arrive, soit par une porphyrisation minutieuse, soit à l'aide de certains procédés chimiques. On peut par exemple précipiter par addition d'eau la substance antiseptique préalablement dissoute dans l'alcool ou l'éther. On fait ensuite évaporer l'eau qui a servi à la précipitation et on obtient une substance à l'état de poudre extrémement ténue. On a pu agir ainsi avec l'iodoforme, la naphtaline, le naphtol. C'est ainsi que M. Bouchard a préparé le charbon iodoformé dont il s'est servi longtemps pour faire l'antisepsie de la surface intestinale.

M. Bouchard a fait connaître les résultats d'expériences qu'il avait entreprises sur l'action de certains antiseptiques insolubles, tels que le méthylnaphtol, le naphtol β, la naphtaline, l'iodoforme.

Il a choisi comme microbe d'essai, un bacille chromogène, celui du pus bleu que Gessard a décrit et qui donne naissance à une matière colorante d'un bleu verdâtre, la pyocyanine. Les études si intéressantes que M. Charrin a faites dans le laboratoire de M. Bouchard sur la maladie que ce microbe cause à certains animaux, désignaient ce microbe pour l'épreuve de la valeur des antiseptiques, puisque, grâce à la matière colorante qu'il fabrique, on est averti aussitôt qu'il se développe dans un milieu de culture.

M. Bouchard a reconnu que, pour empêcher toute trace de développement de cet organisme dans du bouillon stérilisé, il faut par litre :

> 1 gr. 62 de méthylnaphtol ;
> 1 gr. 62 d'iodoforme ;
> 0 gr. 81 de naphtol ;
> 1 gr. 62 de naphtaline.

« Les doses indiquées, ajoute M. Bouchard, sont les mêmes pour le naphtol, l'iodoforme et la naphtaline, mais je n'indique là que les doses qui empêchent tout développement, alors même qu'on observe les cultures pendant huit jours. Dès le second ou le troisième jour, à l'état normal, le microbe de la pyocyanine révèle son développement dans les bouillons par l'apparition de la coloration caractéristique que l'on sait.

« Malgré l'identité des doses que j'indique, on peut, en suivant jour par jour les intensités, variables d'ailleurs, de coloration des bouillons qui sont contenus dans des ballons dans lesquels on a déposé et le microbe en question et les antiseptiques ci-dessus à des doses inférieures à celles qui empêchent tout développement, on peut, dis-je, en suivant ces colorations, reconnaître des différences dans le pouvoir antiseptique des corps employés.

« J'ai également fait ingérer ces antiseptiques insolubles à des lapins. J'ai obtenu des résultats peu constants.

« Je crois cependant avoir établi que l'on pouvait donner à un lapin 1 gr., 38 et 1 gr.,56 de méthylnaphtol par kilog. en une fois sans l'incommoder.

« Pour l'iodoforme, il faut descendre à des doses très faibles, à 0,10 centigr., à 0,08 centigr., à 0,03 centigr. par kilogramme pour ne pas avoir d'accident.

« En faisant avaler pendant quinze jours de 0,47 à 0,60 centigrammes de naphtaline par jour et par kilogr. à un lapin, j'ai observé un amaigrissement progressif et rapide.

Dans une autre série d'expériences j'ai pu faire ingérer 0gr.48, puis 1gr.60 à 1gr.72 de naphtaline par jour et par kilog. sans produire d'amaigrissement bien sensible.

« Le naphtol donné en une fois à la dose de 1gr.66 par kilog. ne produit pas d'accident. — Si on administre cette substance à la dose 1 gr. à 1 gr. 30 par kilog. et par jour, pendant seize jours, on produit de l'amaigrissement et la mort. — A là dose de 0 gr. 55 par kilogr. et par jour, l'animal va bien au bout de huit jours. »

Une autre série d'expériences faites par M. Bouchard en collaboration avec M. Charrin a montré que l'administration prolongée de la naphtaline à doses élevées provoque chez le lapin l'apparition de la cataracte.

On trouvera dans le paragraphe suivant, à propos du naphtol, les dernières recherches de M. Bouchard sur cet important antiseptique, communiquées à l'Académie des Sciences, le 24 octobre 1887.

Lorsqu'on n'a, ni de par l'expérimentation ni de par l'observation clinique, de raison pour adopter dans une maladie donnée un agent antiseptique ayant fait ses preuves d'efficacité contre l'agent septique connu ou soupçonné, quelles considérations doivent guider notre choix parmi les si nombreuses substances auxquelles on a attribué une action antiseptique ? Voici les principales.

L'âge du sujet a quelque importance. L'acide phénique doit être à peu près complètement délaissé chez les tout petits enfants . On ne compte plus les faits de collapsus consécutifs à l'emploi de l'acide phénique chez eux. L'iodoorme même, chez les plus jeunes, n'est pas sans danger.

L'étendue de la surface qu'on veut rendre aseptique est importante à considérer, si l'antiseptique est facilement absorbable et jouit d'un pouvoir toxique assez élevé. Ainsi dans une cavité séreuse très vaste, comme la plèvre ou le péritoine, on risque, en employant l'acide phénique ou le sublimé en solution un peu concentrée, de provoquer des accidents toxiques.

La gravité de la maladie, c'est-à-dire la résistance présumée de l'agent septique au médicament antiseptique, doit faire, sauf contre-indications, choisir celui-ci parmi ceux qui jouissent du pouvoir microbicide le plus étendu, les sels de mercure par exemple.

Enfin le prix doit encore être pris en considération, en chirurgie du moins et dans la pratique hospitalière. Cette question sera traitée de nouveau à propos de l'antisepsie chirurgicale.

Une indication particulière dans le choix des antiseptiques découle de la découverte d'une notion des plus importantes. qui est la suivante : quand on associe plusieurs antiseptiques, leur pouvoir antiseptique s'additionne ; le mélange est plus antiseptique que chacune des substances qui le composent prise en particulier.

Autre notion dont l'importance sera surtout mise en relief dans le chapitre consacré à l'antisepsie du milieu intérieur, le pouvoir toxique du mélange ne s'augmente pas proportionnellement à son pouvoir antiseptique (Bouchard, Lépine).

M. Lépine, se basant sur cette loi, a proposé un mélange des plus puissants antiseptiques suivant la formule que voici.

Sublimé	0 gr. 001	milligr.
Acide phénique	0 gr. 10	centigr.
Acide salicylique	0 gr. 10	—
Acide benzoïque	0 gr. 05	—
Chlorure de chaux	0 gr. 05	—
Brome	0 gr. 01	—
Bromhydrate acide de quinine	0 gr. 20	—
Chloroforme	0 gr. 20	—
Eau	100 grammes.	

M. S.

§ III

Sommaire. — Étude des caractères, propriétés et modes d'emploi des agents antiseptiques.
Alcool, alun, acétate d'alumine, acide acétique, azotate d'argent, acide arsénieux ; acide borique et borate de soude ; acide benzoïque et benzoate de soude, café torréfié, eau de chaux, chloral, chlore, chlorures de chaux, de zinc ; chlorates de potasse, de soude ; acide chlorhydrique, chloroforme, créosote, cuivre ; essences en général, et en particulier : eucalyptol, menthol, thymol, essence de térébentine ; acide fluorhydrique, acide formique ; iode, iodoforme, iodol ; acide lactique, mercure et ses composés, sublimé, biiodure, cyanure ; permanganate de potasse, acide pyrogallique, picrique ; naphtaline, naphtol ; oxygène, eau oxygénée, ozone ; acide phénique ; résorcine ; sels de plomb, acide salicylique et salicylates de soude, de bismuth, quinine ; soufre, acide sulfureux, sulfates, sulfites et sulfures ; sulfobenzoate de soude, etc.
Prix approximatif de quelques substances antiseptiques.

Le nombre des substances chimiques qui ont été essayées comme antiseptiques est considérable. Nous n'avons ni la prétention de n'en pas omettre, ni celle de donner sur chacune des renseignements complets.

Voici les antiseptiques énumérés par Vallin dans son grand ouvrage sur la désinfection : bichlorure de mercure, chlore, chlorure de sodium, chlorure de zinc, chloral, alun, chlorure d'aluminium ou chloralum, acétate d'alumine, acides sulfurique, sulfureux, arsénieux, borique et borates de soude, d'ammoniaque, silicate de soude, acide pyrogallique, vinaigre et acide acétique, acide picrique, phénique, goudron, huiles lourdes de houille, acide pyroligneux, créosote, crésol ou crésylol, naphtaline, térébène, thymol, menthol, acide salicylique, essence de winter-green, eucalyptus, résorcine, acide benzoïque et benzoates, tannin, alcool, chloroforme, éther azoteux ou azotite d'éthyle.

Il cite encore comme n'ayant qu'un pouvoir antiseptique

douteux ou étant d'une application difficile : la fuchsine, l'essence de mirbane, la benzine, l'essence d'amandes amères, le sulfure de carbone, le protochlorure et l'azoture de carbone, la liqueur des Hollandais, l'acide cyanhydrique, la quinine, la chlorure de baryum, la racine de garance, l'infusion de café, etc.

Vallin classe ensuite les antivirulents ou neutralisants dans l'ordre suivant : acides sulfurique, nitrique et chromique, sulfureux, hypoazotique, chlorhydrique, chlore gazeux et chlorure de chaux, de soude, hypochlorite de potasse, iode et brôme, oxygène, eau oxygénée, ozone, permanganate de potasse, acide phénique, suc de feuilles de noyer.

Nous avons dit précédemment (page 31) que nous ne voyions pas la nécessité de conserver les distinctions que M. Vallin avait établies. Mais nous ne saurions rendre un plus juste hommage à l'érudition si remarquable dont il a fait preuve qu'en lui empruntant un grand nombre de détails et de renseignements ; et nous compléterons ceux-ci par l'examen de corps qui n'avaient pas encore été étudiés, quand il a rédigé son livre, autant qu'ils le sont aujourd'hui.

Pour chaque corps, nous indiquerons en général ses principaux caractères physiques et chimiques, notamment sa solubilité, les doses auquel on peut l'employer, quelques formules relatives à son mode d'emploi, les raisons qui militent en faveur de ses propriétés antiseptiques.

Les ouvrages qui nous ont particulièrement servi sont les publications thérapeutiques de notre maître M. *Dujardin-Beaumetz* (Dictionnaire, leçons cliniques, formulaire), le traité de thérapeutique de *Nothnagel et Rossbach* (traduit par J. Alquier), le dictionnaire de chimie de *Wurtz* et de nombreuses monographies que nous citerons au passage.

Alcool éthylique.

Est-il antiseptique parce qu'il coagule l'albumine des tissus et des liquides? Ou bien parce qu'il détruit d'une façon quelconque la vie des micro-organismes et des ferments?

Antiseptique faible en somme. Les vibrions se développent dans une solution alcoolique à 1/30 (Bucholtz). Mais les ferments non figurés sont plus sensibles à son influence; la plupart perdent leur activité dans des solutions alcooliques de 1/3 à 1/10. L'action nuisible de l'alcool en solution concentrée sur la digestion pepsique nous paraît incontestable; la solution à 1/3 ralentit seulement l'action de la diastase; il faut une solution à 1/2 pour agir sur la ptyaline.

D'après Jalan de la Croix, il faut une solution alcoolisée à 5/100 pour empêcher le développement dans du bouillon des bactéries adultes qu'on y transporte; il en faut une à 22/100 pour stériliser les germes des bactéries ainsi détruites; cette même dose est nécessaire pour détruire les bactéries en plein développement dans du bouillon, et il faut 83/100 pour stériliser leurs germes.

Il faut 9/100 pour empêcher les bactéries de se développer dans du bouillon cuit laissé à l'air libre; il n'en faut que 5/100 pour empêcher le développement des bactéries dans un mélange de viande crue et d'eau froide.

Pour stériliser les germes dans les mêmes conditions, il faut 55/100 dans le bouillon cuit, 71/100 dans le bouillon cru.

Les recherches de Gosselin et Bergeron tendent à attribuer à l'alcool un pouvoir antiseptique plus accusé, et expliqueraient mieux les succès obtenus en chirurgie par les pansements à l'alcool (Voir *Antisepsie chirurgicale*).

L'alcool est surtout précieux comme véhicule des antiseptiques. Quand on fait des expériences avec des antiseptiques dissous dans l'alcool, il faut toujours tenir compte de la part qui peut revenir dans le résultat au pouvoir antiseptique propre du véhicule.

Alun
(sulfate double d'alumine et de potasse).

Solubilité : 1 gr. se dissout dans 10 gr. d'eau froide, dans 2 gr. 50 de glycérine ; insoluble dans alcool.

Doses : à l'intérieur 0,10 à 0,50 pro die ; — à l'extérieur, en poudre ou en solution, 1 à 10/150 à 200 ; en pulvérisation, 1 à 5/500.

Coagulant l'albumine, il empêche la putréfaction des substances organiques et supprime l'odeur putride. Débarrassé par la calcination de toute son eau de cristallisation, l'alun calciné absorbe énergiquement l'eau des tissus au contact desquels on le met et peut ainsi entraver la vie de certains micro-organismes.

Acétate d'alumine.

Substance inoffensive, non toxique, qu'on trouve dans le commerce sous l'aspect d'une masse gommeuse (mordant de rouge des indienneurs). — Action antiseptique puissante (Billroth, Burow, Kuhn, Jalan de la Croix). La dose de 1 pour 500 ou 1 pour 1000 donne la certitude de détruire les germes dans les matières suspectes. Recommandé contre les sueurs à odeur fétide.

Acide acétique.

La réputation antiseptique du vinaigre n'est peut-être pas tout à fait justifiée ; un grand nombre de micro-organismes y vivent parfaitement. (On connait la légende des quatre voleurs qui, pendant la peste de Marseille en 1720, grâce à l'usage d'un vinaigre spécial, dépouillaient impunément les corps des pestiférés). Roth a dans ces derniers temps cherché à réhabiliter l'acide acétique comme désinfectant.

On peut employer à l'extérieur une solution à 20/100. On emploie surtout des vinaigres aromatiques, dans lesquels l'acide acétique est mêlé avec des essences aromatiques de lavande, thym, girofle, citron, bergamotte, etc., pour faire des lotions, des pulvérisations ou des fumigations.

Divers *Acétates* sont employés comme antiseptiques : l'acétate basique (sous-acétate) de plomb, (extrait de saturne), — l'acétate de cuivre contre la tuberculose (Luton), etc.

Argent.

L'*azotate d'argent,* soluble dans 1 partie d'eau ; dans q. v. de glycérine ; et alcool, 10, est très employé. A l'intérieur, 0,01 à 0,10 centigr. — A l'extérieur, lavements 0,05 à 0,10 (enfants); 0,25 à 0,30 (adultes). — Injections, collyres, 0,50 à 1 gr. p. 100. Est-ce par l'argent qu'il est antiseptique ? On admet en général qu'il est plutôt efficace par l'acide azotique qu'il met en liberté. M. Behring vient de reprendre avec soin l'étude de la valeur antiseptique des solutions argentiques, qui, lorsqu'elles n'éprouvent pas de décomposition visible, pourraient être placées tout à côté des solutions de sublimé, parait-il.

Acide arsénieux.

Solubilité : 1 p. se dissout dans 80 parties d'eau, 5 parties de glycérine, 141 parties d'alcool.

Doses : à l'intérieur, 2 à 10 milligrammes pro die, en granules de 1 milligramme, ou solution de Boudin, 1/100.

Antiseptique puissant probablement contre certains microbes, puisqu'il a été utilisé avec succès dans plusieurs procédés d'embaumement. Il y a en revanche des micro-organismes qui vivent très bien dans les solutions arsénicales. Est-ce à une action antiseptique ou à son action eutrophique qu'il faut attribuer les résultats avantageux qu'on a tirés de l'arsenic dans le paludisme, dans certaines dermatoses squameuses ou herpétiformes ?

Acide borique.

Solubilité: 1 gr. se dissout dans 25 gr. d'eau (à chaud), 5 de glycérine, 16 d'alcool à 90° (1).

Doses, à l'intérieur, 0,25 à 4 gr. pro die.

La toxicité de l'acide borique n'est guère à craindre. Polli a cité le cas d'un soldat qui en avala impunément par erreur 25 grammes contenus dans un gargarisme. Des chiens ont été soumis pendant longtemps à l'ingestion quotidienne d'acide borique et de borate de soude (de Cyon, Herzen, Panum, Neumann, Ferkel). Capelli en a donné à l'homme 4 grammes par jour pendant 23 jours et 2 grammes, pendant 45 jours. MM. Guyon, G. de Mussy l'ont donné à 2 et 3 grammes à des vieillards pour désinfecter la vessie.

Cependant tout récemment, Johnson, de Stockholm, attribue à l'action de doses élevées d'acide borique et de borax certains phénomènes d'intoxication : céphalalgie, vomissements, légère accélération du pouls et élévation de la température, rougeur de la gorge, catarrhe bronchique et érythème papuleux.

(1) Les divergences les plus étonnantes existent dans les livres relativement à la solubilité des corps. Nous adoptons en général les chiffres indiqués dans le dernier des formulaires parus, celui de MM. Dujardin-Beaumetz et Yvon, les noms de ces auteurs étant la meilleure garantie de l'exactitude de leur publication.

Pour certains corps nous avons vérifié par nous-mêmes la solubilité.

Pour donner un exemple des écarts entre les auteurs, nous dirons que Vallin indique pour la solubilité de l'acide borique, 4 gr. *par litre* à 20° et 2 gr. seulement à 10° ; pour le borate de soude, 1 partie pour 12 d'eau froide. Or, la solubilité généralement admise pour l'acide borique est 3,49 pour 100, soit 30 pour 1000. La solution *saturée* à 40 pour 1000 n'est obtenue qu'en chauffant, et par le refroidissement les cristaux d'acide borique se précipitent.

Borate de soude.

Solubilité : Soluble dans 22 parties d'eau, 2 parties de glycérine ; insoluble dans l'alcool.

Doses : à l'intérieur, 0,50 à 4 et 8 grammes ; — à l'extérieur, 2 à 4 gr. p. 100 en solution.

Jacquez, dès 1856, signalait à l'Institut la propriété antiputride du borax — Dumas, en 1872, a montré qu'une solution de borax peut entraver les fermentations alcoolique, amygdalique, diastasique, sinapique, la digestion de la fibrine par la pepsine. — Polli (1877), dans une série d'expériences sur la bière, l'urine humaine normale, l'urine diabétique, le lait, le mélange d'œuf et d'eau, le sang de bœuf défibriné, la chair musculaire, a prouvé le pouvoir antifermentatif de l'acide borique, du borate de soude. L'acide borique en solution à 1 p. 50 est plus actif que le borax à 1 p. 12. L'acide borique à l'état solide et pulvérulent agit d'une façon plus énergique et plus durable que la même quantité en dissolution. Des expériences de Jalan de la Croix, Schwartz, Kuhn, Wernitz, Neumann, on peut conclure que les solutions d'acide borique à 2/100 et 4/100 sont en général suffisantes pour prévenir le développement de bactéries dans un liquide et les tuer ; — que le borax engourdit les germes tant qu'il est en contact avec eux, mais ne les détruit pas, puisque, transportés dans un milieu de culture favorable, ils reprennent leur activité. (Voir plus loin l'emploi de l'acide borique en chirurgie et en obstétrique).

Acide benzoïque et benzoate de soude.

Acide benzoïque.

Solubilité : 1 partie se dissout dans 400 d'eau ; 2,5 d'alcool; 3 d'éther, 10 de glycérine.

Doses : à l'intérieur 1 à 5 grammes pro die

Benzoate de soude.

Solubilité : très soluble dans l'eau, peu dans l'alcool.

Doses : 0,50 à 12 gr. pro die et même davantage. (Il faut prescrire le benzoate de soude tiré du benjoin ; celui qui provient de l'acide hippurique, du toluol a une saveur nauséeuse).

Toxicité presque nulle : Graham Brown en a donné jusqu'à 15 et 25 grammes, Senator jusqu'à 50 grammes par jour.

L'acide benzoïque aux doses de 1/400 à 1/2600 abolit l'activité des ferments non figurés. Des expériences de Bucholtz, J. de la Croix, on peut déduire qu'une solution à 2/100 s'oppose au développement des bactéries et de leurs germes.

Poudre de café torréfié.

Oppler (1) a signalé la propriété que possède le café torréfié d'entraver le développement des micro-organismes dans les substances putrescibles. Sucksdorff, qui étudiait l'action du café sur les bactéries de l'intestin de l'homme, avança que les infusions de café et de thé, exposées librement à l'air, ne se recouvrent que difficilement de moisissures et que les bactéries ne s'y multiplient qu'avec lenteur.

L. Heim (2) a repris avec beaucoup plus de méthode l'étude de la propriété antiseptique du café ; il s'est servi de fils de soie stérilisés, trempés d'abord dans une culture de microbes déterminés, puis soumis à l'action de l'infusion de café, plongés un instant dans l'eau distillée et enfin semés dans divers milieux de culture. Il a ajouté de l'infusion de café à des cultures de divers microbes en pleine évolution. Il a semé divers microbes dans des milieux gélatinisés, additionnés d'avance d'infusion de café. Le bacille du choléra de Koch est celui dont le café gêne le plus le dé-

(1) *Centralbl. f. chir.* 1885.
(2) *Münchener mediz. Woch.* 1887.

veloppement. — La caféine, en solution à 0,5 pour 100, a un effet beaucoup plus puissant que l'infusion de café.

Heim conclut de l'ensemble de ses expériences que l'emploi du café est légitime pour panser une plaie si l'on n'a pas d'autre antiseptique sous la main, sur un champ de bataille par exemple. Mais son action antiseptique n'est pas assez accentuée pour expliquer, semble-t-il, les succès attribués à l'insufflation de poudre de café dans les fosses nasales contre la coqueluche.

Eau de chaux

1 p. 100 d'hydrate de chaux, d'après Pettenkofer, détruit complètement les organismes de la putréfaction dans un liquide. Les discussions qui ont été soutenues, depuis Küchenmeister, sur la propriété qu'elle aurait de dissoudre les fausses membranes diphthéritiques n'ont pas abouti à une conclusion absolument nette.

Chloral.

Solubilité: très soluble dans l'eau.

1 gramme, d'après MM. Dujardin-Beaumetz et Hirne, suffit pour prévenir ou arrêter la fermentation de 100 gr. de matière putrescible. On l'a employé pour panser des plaies gangréneuses ou fétides (1 p. 100), pour injection dans la cavité pleurale après l'opération de l'empyème quand la suppuration est fétide. (Dujardin-Beaumetz et Martineau).

Chlore, chlorures, chlorates.

Solubilité : Un litre d'eau dissout 2 litres 156 de chlore gazeux à 20° (chlore liquide).

Jalan de la Croix place le chlore immédiatement après le sublimé comme germicide. 1 gramme de chlore gazeux dilué dans 30 litres d'eau (exactement 1/30,208) empêche le développement des bactéries dans le bouillon.

L'*hypochlorite de chaux* ne donne le même résultat qu'à dose plus que double (1/11,135).

Le *chlorure de chaux*, chlorure d'oxyde de calcium, hypochlorite de chaux) peut être sec ou liquide sous forme d'une solution 1 p. 45 dans l'eau (codex). En solution à 5 p. 100, il ne tue les bactéries qu'en dix jours (Cornil et Babès).

Le *chlorure de zinc* (beurre de zinc), sel caustique et déliquescent, très soluble dans l'eau et l'alcool, constitue la liqueur de Burnett, très usitée en Angleterre comme désinfectant. Inodore, à la fois désodorant et antiseptique, d'un prix modéré, il a mérité d'être employé pour désinfecter les salles de malades (1 p. 50), les égouts et les latrines (1 p. 100). Il a été adopté par Pettenkofer et la commission allemande du choléra pour la désinfection de l'eau des cales de navires (1 à 2 p. 1000).

En chirurgie, Lister a employé une solution à 8 p. 100 pour les fistules, les plaies fongueuses. Socin (de Bâle) lave même les plaies récentes avec cette solution qui est assez caustique pour faire apparaître aussitôt une pellicule blanche aux points touchés. Lucas-Championnière indique la solution à 10 et 12 p. 100 pour les pansements rarement renouvelés, au voisinage des orifices naturels. Des solutions de 1 à 5 p. 100 sont suffisantes dans beaucoup d'autres cas.

Chlorate de potasse (sel de Berthollet) : 1 partie se dissout dans 17 d'eau à 15° ; 30 de glycérine ; insoluble dans l'alcool et l'éther. A l'intérieur, 0, 50 à 4 et 8 gr. Son efficacité contre certaines stomatites est bien connue.

Chlorate de soude : soluble dans 3 parties d'eau, paraît avoir les mêmes propriétés.

Acide chlorhydrique.

1 litre d'eau dissout 460 gr. de gaz chlorhydrique. — Les solutions de 2 à 4 gr. pour 1000 peuvent être employées en gargarismes, comme en limonade.

Les fumigations d'acide chlorhydrique (acide muriatique), préconisées par Guyton-Morveau comme désinfectant, furent considérées comme très efficaces à la fin du siècle dernier.

Aujourd'hui on utilise surtout la limonade chlorhydrique comme adjuvant de la digestion gastrique et antiseptique du tube digestif.

Un peu d'acide chlorhydrique, ajouté à des solutions de sublimé ou d'acide phénique, exalte leurs propriétés antiseptiques (Laplace).

Chloroforme.

L'eau en dissout 1 p. 100 ; l'alcool et l'éther le dissolvent en toute proportion ; il est insoluble dans la glycérine.

Doses : à l'intérieur, 1 à 4 gr. en potion.

D'après Schlœsing et Müntz, le chloroforme paralyse la plupart des organismes-ferments, notamment ceux qui interviennent dans la nitrification. Il faut des doses de 1 p. 100 à 1 p. 130 pour détruire les bactéries et en prévenir le développement ; pour stériliser les germes, il faut parties égales d'eau et de chloroforme.

Pour obtenir l'*eau chloroformée*, on agite de l'eau avec du chloroforme, puis on décante. L'eau choroformée s'emploie, mêlée avec partie égale d'eau ou d'infusion aromatique, pour l'usage interne, à la fois comme analgésique et antiseptique du tube digestif.

Créosote.

(κρέας, σώζω, *qui conserve la chair*). Ce produit, obtenu par la distillation du goudron de hêtre, est un composé qui contient divers corps : phénol, crésol, gaïacol, etc. ; c'est un liquide huileux, transparent, légèrement coloré en jaune, son odeur est forte, désagréable, quoique un peu aromatique ; la saveur en est brûlante, âcre, caustique.

Une partie est soluble dans 80 à 90 parties d'eau à 15° ;

très peu soluble dans la glycérine ; facilement soluble dans
alcool, éther et huiles. Ce dernier véhicule a permis d'utiliser la créosote en injections hypodermiques. Celles-ci sont
assez douloureuses ; elles le sont d'autant moins que l'injection est poussée plus lentement ; à l'aide d'un dispositif
particulier, M. Gimbert (de Cannes) est arrivé à les pratiquer pendant longtemps à ses phthisiques.

Doses : à l'intérieur, 1 à 2 gr. pro die. M. Bouchard a
poussé jusqu'à 3 et même exceptionnellement 4 gr.sans accident ; — à l'extérieur, 0,50 et 1 p. 100.

Reichenbach signala les propriétés antiseptiques de la créosote vers 1830. Elle coagule l'albumine, elle s'oppose à la
putréfaction des matières animales ; elle tue des parasites
animaux, de petits insectes, des poissons ; on fait périr des
plantes en les arrosant d'eau créosotée. La créosote entrave
les fermentations alcoolique et diastasique. Elle est antiseptique et, à 1/100, stérilise complétement les germes des bactéries nées dans l'infusion de graines de tabac (Bucholtz).

Thérapeutiquement, elle a été d'abord conseillée pour panser les ulcères, les fistules, les brûlures, puis contre la tri-
chophytie. Elle a été ensuite appliquée à la thérapeutique des
maladies infectieuses et virulentes : dans la fièvre typhoïde,
(Pécholier, Morache, Gaube) dans le charbon et le farcin
chronique (Eulenberg, Elliotson).

C'est surtout dans le traitement de la tuberculose pulmonaire
que la créosote a pris de nos jours une importance capitale.
Elle avait été conseillée déjà par Reichenbach, surtout contre
les hémoptysies, en 1833, et les premiers observateurs lui
furent favorables ; une opposition violente faite par Martin-
Solon, Kœhler (de Berlin) et Pétrequin (de Lyon) la firent
abandonner ensuite.

C'est à MM. Bouchard et Gimbert que revient le grand
mérite d'avoir restauré l'emploi de la créosote (1877). Ils
montrèrent que la créosote qui avait servi aux premiers expé-

rimentateurs était impure, trop peu diluée, qu'elle avait été administrée à trop petites doses ou par des procédés défectueux, tels que l'inhalation (la créosote étant difficilement volatile même à 100°). Grâce à MM. Bouchard et Gimbert, la valeur de la créosote dans le traitement de la phthisie est aujourd'hui acceptée par presque tout le monde. C'est le moment que choisissent les Allemands pour parler bruyamment des succès récents obtenus par eux grâce à ce médicament, qu'ils ont l'air de nous révéler. (Sommerbrodt). (1)

Cuivre.

On a employé comme antiseptiques : le *sulfate de cuivre* (couperose bleue) en collyres, pommades, solutions désinfectantes (liqueur de Villatte) ; — *l'acétate, et le phosphate de cuivre* à l'état naissant, préconisés par Luton contre la tuberculose. (Voir traitement de cette maladie).

ESSENCES

Synon. huiles volatiles ou essentielles.

Corps de composition chimique variable, les essences sont obtenues pour la plupart par distillation de plantes aromatiques en présence de l'eau ; elles préexistent en général isolées ou associées à des résines et à des baumes dans les différentes parties de ces plantes ; quelques-unes prennent naissance dans des conditions spéciales sous l'influence de ferments non organisés (essence d'amandes amères, de laurier cerise, de moutarde, de raifort, etc). On les avait classées autrefois en essences : 1° hydrocarbonées (essences de térébenthine, citron, copahu, camomille, etc.) ; 2° essences oxygénées (de menthe, rose, amandes) ; 3° sulfurées (moutarde, ail). Une classification plus récente, celle de Hétet, nous montre que les essences appartiennent au moins à cinq types chimiques différents.

(1) Voir le traitement antiseptique de la tuberculose.

1ᵉʳ GENRE *Hydrocarburées*	Essence de térébenthine. — de poivre. — de cubèbe.
2ᵉ GENRE *Sulfurées et azotées*	Essence d'ail. — de moutarde. — de capucine.
3ᵉ GENRE *Alcools*	Huile de pommes de terre (alcool amylique). Essence de menthe (camphre de menthe), menthol. Camphre ordinaire. Bornéol. Essence de géranium.
4ᵉ GENRE *Aldéhydes et acétones*	Essence d'amandes amères. — de cannelle. — de cumin. — de rue.
5ᵉ GENRE *Phénols*	Essence de girofle (eugénol). — de piment. — de thym (thymol).
6ᵉ GENRE *Éthers*	Essence de gaultheria (salicylate de méthyle). — de panais (butyrate d'octyle ou capryle).

Nous avons parlé (page 53) des recherches récentes de M. Chamberland sur les propriétés antiseptiques des essences. Cette étude sera sans doute poursuivie avec succès, et les expérimentateurs trouveront ici quelques renseignements généraux. Nous énumérerons ensuite quelques essences déjà employées comme antiseptiques.

Les essences ont en général une saveur âcre, irritante, même caustique.

Elles sont très peu solubles dans l'eau, beaucoup plus dans l'alcool, l'éther, le sulfure de carbone, le chloroforme, les carbures d'hydrogène.

L'ébullition les décompose partiellement, mais la vapeur d'eau peut les entraîner sans les altérer profondément ; elles brûlent avec une flamme fuligineuse à l'approche d'un corps en ignition.

Certaines d'entre elles, exposées à l'air (essence de térébenthine), absorbent de l'oxygène qu'elles cèdent ensuite à des corps pouvant se combiner intimement avec ce gaz. L'oxy-

gène qu'elles dégagent serait particulièrement apte à s'ozo-
niser.

Les essences ont une grande tendance à se combiner avec
l'eau pour former des hydrates (tels que ceux qu'on tire de
la térébenthine : terpinol, hydrate de camphène, hydrate de
terpilène).

Certaines propriétés de quelques essences pourraient être
utilisées pour neutraliser des produits toxiques résultant
des fermentations putrides ; ainsi l'essence de lavande, d'a-
près Saussure, peut absorber, à 20°, 47 fois son volume
d'ammoniaque.

Les essences doivent être conservées à l'abri de l'air et de
la lumière, dans des flacons bouchés à l'émeri et en verre
opaque.

Camphre.
(Essence retirée du laurus camphora).

Insoluble dans l'eau, très soluble dans les essences, l'alcool et l'éther.

Alcool camphré (1 p. 9 d'alcool à 90°). — Eau-de-vie camphrée (1 p. 39 d'alcool). — Ether camphré (1 p. 9.) —
Huile camphrée (50 p. 450). — Pommade camphrée (3 p. 1
de cire et 9 d'axonge).

Parasiticide pour les petits insectes, le camphre s'oppose
faiblement aux processus de fermentation et de putréfaction
(Pringle) ; il a été appliqué par Nélaton aux pansements des
plaies sous forme d'alcool camphré, au traitement de l'érysipèle par Malgaigne sous forme de poudre. Employé longtemps
dans les maladies typhoïdes et fièvres putrides, agissait-il par
ses propriétés sédatives du système nerveux ou par son pouvoir antiseptique ?

Eucalyptus.

L'Eucalyptus s'emploie à l'intérieur sous les formes et aux doses suivantes : alcoolature, 4 à 16 gr. — Extrait alcoolique, 0 gr. 50 à 2 gr. — Infusion, 20/1000 — Poudre, 4 à 16 gr. — Sirop, 30 à 100 gr. — Teinture alcoolique, 1 à 10 gr.

Eucalyptol.
(Essence oxygénée d'eucalyptus globulus).

A l'intérieur on peut donner jusqu'à 10 ou 20 capsules de 0,10 à 0, 15 centigrammes.

La saveur est amère, aromatique et brûlante. Irritant pour les voies digestives, l'eucalyptol exerce sur le système nerveux, aux doses de 4 à 5 grammes, des phénomènes d'excitation, puis agit comme stupéfiant. Il s'élimine par la muqueuse pulmonaire, les reins et la peau, en communiquant aux sécrétions son odeur aromatique.

Propriétés antifermentescibles et antiputrides : à 1/600, l'eucalyptol détruit les bactéries, tandis que l'acide phénique ne le détruit qu'à 1/200 (Bucholtz).

D'après Siegen, 4 gr. 50 d'eucalyptol peuvent être sans inconvénient injectés en moins de 6 heures sous la peau d'un chien de 960 grammes, tandis que 0 gr. 30 d'acide phénique, injectés dans les mêmes conditions, tuent l'animal avec convulsions et prostration.

Schultz (de Bonn) a vanté l'eucalyptol en 1880 dans le pansement des plaies. Il aurait donné des succès dans la pyohémie (Sloan, 1882) et certaines septicémies puerpérales.

On a employé récemment l'eucalyptol iodoformé en injections hypodermiques.

Menthol.

(Camphre de l'essence de menthe).

Soluble dans l'alcool, l'éther, le chloroforme, la glycérine, il n'a qu'une solubilité insignifiante dans l'eau.

M. Macdonald (1880) a vu que l'addition d'une petite quantité de menthol en solution 1/1000 empêche pendant 33 jours le développement de tout microbe dans un liquide de culture, et retarde jusqu'au 20ᵉ jour la putréfaction du thé de bœuf. Le menthol agirait surtout pour prévenir le développement des bactéries; si on l'ajoute à un liquide en pleine putréfaction, il faut employer une solution à 1/500. L'auteur de ces expériences n'a malheureusement pas indiqué les doses exactes des solutions de menthol qu'il a employées. La conclusion de Macdonald est que le menthol a un pouvoir antiseptique double de celui de l'acide phénique à doses égales.

Dans ces derniers temps, c'est contre la tuberculose, celle du larynx surtout qu'on l'a préconisé.

Térébenthine.

Dose à l'intérieur 4 à 8 grammes, en capsules.

« Les inhalations de vapeurs de térébenthine ayant été suivies de quelques succès dans certaines catarrhes putrides des bronches et dans quelques gangrènes pulmonaires, on a discuté le mode d'action qu'elles pouvaient avoir. Les champignons qui probablement entretiennent les processus de décomposition putride, n'éprouvent de la part de ces vapeurs aucune action nuisible, comme l'ont démontré Leyden et Jaffé. Peut-être faut-il, considérant les bons effets des inhalations d'oxygène pur contre ces mêmes processus, invoquer la propriété que possède l'essence de térébenthine de tenir en soi de l'ozone ; peut-être aussi agit-elle simplement en irritant les parois de la cavité gangréneuse, en y excitant une réaction inflammatoire favorable à la guérison. » (Rossbach et Nothnagel).

M. Koch a montré en tout cas que l'essence de térébenthine était efficace contre la bactéridie charbonneuse.

Les dérivés oxydés de l'essence de térébenthine (térébène, térébenthène, terpine, terpinol), sont considérés comme des corps désinfectants, à cause de leur oxygène disponible. Ils entrent dans la composition du désinfectant anglais « Sanitas », qui ne parait pas fort efficace.

Thymol ou acide thymique.

(Phénol de l'essence de thym).

Inconvénients : assez irritant, couteux, à peine soluble dans l'eau ; la plupart des auteurs disent que l'eau en dissout 3 p. 1000 ; nous nous sommes assurés qu'il n'est guère possible d'en dissoudre plus de 1 gr. 50 par agitation prolongée et en chauffant au bain marie ; facilement soluble dans l'alcool, l'éther, l'acide acétique concentré.

Jalan de la Croix lui accorde un pouvoir antiseptique supérieur à celui de l'acide phénique à poids égaux. Pour tuer les bactéries adultes, il suffit d'une solution de 1 pour 100 de thymol. Kobert (1878), Kohler ont dit qu'en additionnant la lymphe vaccinale d'une petite quantité de solution de thymol à 1/100, on peut la conserver longtemps inaltérée et sans diminuer pourtant son activité. E. Stern (1879) a vu aussi que le vaccin thymolisé se conservait mieux, mais que la vaccination réussit alors moins souvent (31 fois sur 100 chez des nouveau-nés).

C'est dans la diarrhée surtout qu'on a utilisé depuis peu le thymol. Lorsque le choléra sévissait en Italie, il y a trois ans, Bozzolo essaya d'en populariser l'emploi contre cette maladie. Ses recommandations se basaient uniquement sur un fondement théorique ; nous ne savons quels succès on a obtenus dans la pratique. On en a usé surtout depuis lors dans la diarrhée d'été des enfants et, dit-on, avec grand succès.

Dans une récente monographie de V. Martini (de Sienne), intitulée « De l'efficacité du thymol dans la désinfection intestinale » (Milan 1887), on en trouve de nombreux exemples. L'auteur regarde l'insolubilité de cette substance comme la qualité qui lui donne peut-être sa principale vertu dans la désinfection de l'intestin. On peut ainsi en administrer de fortes doses sans craindre de produire d'effets toxiques par absorption. Traversant en grande partie sans se dissoudre le canal intestinal, il exerce localement son pouvoir antiseptique. Martini rapporte in extenso 19 cas de diarrhée et de dysenterie où le thymol fut employé — diarrhée chronique, diarrhée par indigestion, dysenterie aiguë, diarrhée des phthisiques, dysenterie chronique et diarrhée des enfants à la mamelle. Dans presque tous les cas aigus, la guérison était obtenue en 2 à 12 jours ; dans la dysenterie chronique, on n'obtenait qu'une diminution légère des garde-robes. Une seule fois, chez un enfant débilité auquel de très hautes doses avaient été données, on a observé quelques symptômes toxiques, un peu de délire et un état soporeux. Chez les adultes, on peut donner de 20 grains à 2 drachmes (1 gr. 30 à 7 gr. 70) par doses égales en 24 heures.

On a usé du thymol en applications externes dans l'eczéma et le psoriasis, surtout dans les brûlures. Une solution de thymol peut être employée sous forme d'eau dentifrice et de gargarisme.

Acide fluorhydrique.

Voir : *Traitement de la tuberculose pulmonaire.*

Acide formique.

Schulz (Deutsch. med. Woch, 1885) a expérimenté ce corps.
En solution à 1   p. 100 il s'oppose à la putréfaction du sang.
        0,50 p. 100   —   —   du tissu du pancréas.
        0,25 p. 100   —   —   de la fibrine ;
et pendant six mois il empêche le développement des germes dans le liquide de culture de Bucholtz. Il n'est pas plus coûteux que l'acide phénique.

Iode.

1 partie est soluble dans 7000 parties d'eau à 10°, 52,63 de glycérine, 12 parties d'alcool, 20 parties d'éther et de chloroforme. Soluble dans l'huile, les graisses, la vaseline. Selmi a montré qu'une solution de tartre stibié (6 pour 37 d'eau) dissout une forte proportion d'iode, 4 gr. 12.

Doses. A l'intérieur, 0 gr, 01 à 0 gr. 05 pro die. — Teinture d'iode (solution à 1 p. 12 dans l'alcool). Quand on étend d'eau la teinture d'iode, il faut ajouter une certaine quantité d'iodure de potassium pour empêcher la précipitation de l'iode.

Boinet avait, dès 1840, proclamé la puissance de l'iode comme désinfectant et cicatrisant, et il avait montré qu'on peut conserver très bien les pièces anatomiques avec la dissolution d'émétique iodé. — O. Réveil (1863) montra que l'iode (comme le chlore et le brome) détruit d'une manière certaine l'action toxique des virus, des venins et des matières en putréfaction. Il vit que la virulence du vaccin, du pus du chancre est annihilée par les solutions iodées. Avec une solution à 5 p. 1000 en fomentation et injection, il guérit la gangrène buccale, désinfecta la cavité utérine en cas de rétention du placenta. — A des doses variant entre 1/1000 et 1/24000, l'iode arrête l'action des ferments non organisés. (Wernitz, 1880). — Une solution d'iode à 1/410 stérilise tous

les germes (J. de la Croix). — Rayer employa la teinture
d'iode diluée pour détruire le virus morveux.

Les recherches de Davaine sont absolument démonstrati-
ves au point de vue du virus charbonneux. Une solution
d'iode à 1/150,000 neutralise le virus charbonneux. C'est en
partant des expériences de Davaine qu'on a traité avec succès
la pustule maligne par les injections sous-cutanées et interstitielles d'eau iodée, de teinture d'iode (Voir antisepsie chirurgicale).

Iodoforme.

Insoluble dans l'eau, soluble dans 80 parties d'alcool à
90° à froid, dans 12 parties d'alcool bouillant, dans 6 parties d'éther, dans le chloroforme, la benzine, les huiles
fixes et volatiles ; insoluble dans la glycérine.

Doses : à l'intérieur, 0,10 à 0,40 centigr. par jour.

Formules pour masquer l'odeur de l'iodoforme.

On peut employer 1 partie de café pulvérisé   pour   2 parties d'iodoforme.
    —   0 gr,05 d'acide phénique   —   10   —
    —   5 parties de camphre et 2 d'essence
         de menthe   —   15   —
On peut employer 5 parties d'essence de menthe,
    2 d'essence de citron, 1 de néroli, 1 de benjoin pour 100 gr. d'iodoforme.
    —   2 gouttes d'essence de roses   —   1   —
    —   1 gramme de coumarine   —   5   —

On a beaucoup discuté depuis quelque temps la valeur
antiseptique de l'iodoforme.

Heyn et Rovsing (de Copenhague), 1887, ont dit que la
présence d'une quantité même considérable d'iodoforme n'em-
pêchait pas le développement des bactéries les plus diverses.
On peut encore citer parmi les détracteurs de l'iodoforme,
surtout au point de vue de son utilité contre la tuberculose,
Tilanus, Lübbert, Kœnig, Binz, Baumgarten, Kunze.

Wasserzug, analysant ces travaux dans les Annales de
l'Institut Pasteur, fait remarquer que cependant les résultats cliniquement avantageux de l'iodoforme sont prouvés
par l'expérience journalière des chirurgiens, et que c'est peut-
être à l'iode, mis en liberté par décomposition de l'iodoforme dans les tissus, qu'est dû le pouvoir antiseptique de
l'iodoforme. C'est aussi l'opinion de Sattler. (1)

D'après Sænger (2) la bactéridie charbonneuse ensemencée
dans des tubes de gélatine peptone additionnée d'iodoforme
ne peut se développer.

Sænger inocule à des souris des cultures de bactéridie
mélangées à l'iodoforme. Jusqu'au cinquième jour, l'inoculation tue les souris. La mort est seulement retardée. Après
le cinquième jour, la culture des bactéridies sous l'iodoforme
a perdu sa virulence. Dans une poche sous-cutanée, l'auteur
introduit une petite quantité d'iodoforme. Puis, dans la même
poche, il fait pénétrer une culture de charbon. Si l'intervalle
qui sépare les deux opérations est de moins d'une demi-
heure, la souris meurt. Au-delà de ce terme, elle résiste.
Il faut donc un certain temps à l'iodoforme pour rendre
l'organisme apte à résister à la bactéridie.. Quelque intervalle que l'on laisse écouler entre les deux inoculations, si
celles-ci sont faites en deux points différents la souris meurt

---

(1) « De Ruyter (Congrès des chirurgiens allemands) admet qu'en dehors de l'organisme, où elle reste indécomposable, la poudre d'iodoforme n'exerce aucune action
parasiticide, mais il prétend qu'elle agit sur les cultures artificielles comme sur les
plaies, à la façon d'un filtre qui les préserverait du contact des micro-organismes.
Suivant lui, l'iodoforme se décompose dans le pus maintenu, en dehors de l'organisme, à la même température que le sang ; le sang ou le sérum sanguin stérilisés
ne modifient pas chimiquement l'iodoforme, qui se décompose aussitôt que des coccus du pus sont portés sur des cultures. Il prétend enfin que cette décomposition est
liée à l'existence de ptomaïnes dont les propriétés nocives sont alors annihilées et
que les coccus du pus eux-mêmes, s'ils ne sont pas tués, sont du moins altérés par
l'iodoforme. Il ajoute que cette substance en solution dans un mélange d'alcool et
d'éther exercerait une action antiseptique plus prompte et plus marquée qu'à l'état
pulvérulent, et tuerait même les micro-organismes. » (O. Delbastaille. *Annales de la
société médico-chirurg. de Liége,* nov. 1887.)

(2) Deutsch. med. Woch. août 1887.

du charbon. L'action de l'iodoforme serait ainsi exclusivement locale. (Voir *Antisepsie chirurgicale* et *Tuberculose*).

Iodol.

C'est M. Ciamician, assistant à l'Institut chimique de Rome, qui a découvert l'iodol. Ce corps se présente en poudre jaune ou jaune-brun, cristalline, presque inodore et complètement insipide, extrêmement peu soluble dans l'eau (1 p. 5000), assez soluble dans l'alcool, l'éther et les huiles. On attribue à l'iodol une action semblable à celle de l'iodoforme. M. Mazzoni (de Rome) a employé l'iodol soit en poudre, soit en suspension dans la glycérine, soit enfin sous forme d'onguent à base de vaseline. Il s'est de plus servi d'une solution d'iodol dans la glycérine et l'alcool pour injections. M. G.-B. Schmidt a fait usage des mêmes préparations et en outre de la gaze à l'iodol.

Le résultat a été particulièrement favorable dans les affections vénériennes, telles que chancres, bubons, adénites et périadénites. Des injections répétées avec 2, 4 à 6 grammes d'une solution de 1 d'iodol dans 16 d'alcool et 34 de glycérine, faites dans les abcès ganglionnaires non encore ouverts, et après évacuation du pus par simple ponction, déterminèrent la guérison de ces abcès en fort peu de temps. Le résultat fut également favorable dans le pansement d'anciennes fistules, des ulcères atoniques et des plaies dont il provoqua la granulation. L'iodol se montra impuissant contre les ulcères gangréneux. Quant au lupus et aux arthrites fongueuses, traitées par les injections d'iodol, toute conclusion serait prématurée, le nombre des cas et la durée de l'amélioration obtenue étant insuffisants.

Néanmoins l'iodol présente sur l'iodoforme l'avantage de ne pas incommoder les malades par son odeur, d'avoir une action moins irritante, quoiqu'il agisse également par mise en liberté d'une certaine quantité d'iode (sous l'influence de

la chaleur du corps et des produits de fermentation des
plaies), de ne point produire d'eschare et enfin de ne point
provoquer de phénomènes d'intoxication. Pour juger définitivement de sa valeur, il faut attendre de nouvelles expériences (*Gazette hebdomadaire*, d'après le *Berliner klin. Wochenschrift*, 1885, n° 43 ; 1886, n° 4).

A. Trousseau (*Union médicale*, 22 mai 1886) a utilisé l'iodol pour la thérapeutique oculaire ; il nous dit que l'iodol se
présente sous la forme d'une poudre grisâtre, à peu près inodore et que c'est une combinaison de l'iode et du pyrrol qui
contient 85 p. 100 d'iode.

Il propose l'emploi de la pommade et de la solution suivantes :

<pre>
1° Vaseline .... 10 grammes.
    Iodol...................................   2   —

2° Iodol........................ 3 gr. ⎫
    Alcool 35   ⎬ 100 grammes.
    Glycérine 62   ⎭
</pre>

Les conclusions de l'intéressante étude de M. Trousseau
sont formulées ainsi :

L'iodol pourra parfois remplacer l'iodoforme, dont il n'a
pas la mauvaise odeur ; — il est facilement toléré par l'œil ;
— il améliore ou guérit les blépharites ulcéreuses, les conjonctivites chroniques, certaines kératites vasculaires ; — il
se montre très efficace dans les conjonctivites et kératites
phlycténulaires et dans les ulcères torpides de la cornée ;
— en solution, il modifie les granulations ; — il pourra être
essayé en chirurgie oculaire.

Acide lactique.

Soluble en toutes proportions dans l'eau et dans l'alcool.
Jusqu'à ces derniers temps on l'avait surtout employé comme
topique contre la diphthérie ; depuis quelques années on le
vante contre les ulcérations tuberculeuses du larynx, de l'o-

reille ; on l'a préconisé aussi en applications locales sur certains cancers.

Depuis peu M. Hayem a fait connaître son utilité contre une des variétés de la diarrhée verte des enfants du premier âge. (Voir *Antisepsie du tube digestif*).

Composés mercuriels

Sublimé. — On n'en peut dissoudre à la température ordinaire que 1 pour 15 dans l'eau ; mais l'alcool le dissout parfaitement (1 p. 4) ainsi que les solutions d'acides sulfurique, chlorhydrique, nitrique, sans le décomposer. Il est encore soluble dans 4 parties d'éther, dans 14 parties de glycérine. L'ammoniaque le précipite au contraire de ses solutions (précipité blanc). L'eau ordinaire ne peut servir à la préparation des solutions antiseptiques de sublimé, car le bicarbonate calcaire produit un précipité dont la formation est influencée par la chaleur, la lumière et l'air. Il est pourtant un moyen de dissoudre le sublimé et d'obtenir des solutions claires avec l'eau ordinaire. Ce moyen consiste dans l'addition de chlorure de sodium. Des expériences faites par MM. Vicario et Deschamps (Bull. de thérap. 1887) il résulte que la solution de :

Sublimé .... 1 gramme.
Chlorure de sodium .... 1 —
Eau ordinaire...................................... 1. 000 —

est au moins aussi antiseptique que la liqueur de Van Swieten. Laplace (Deutsch. med. Woch. Octobre 1887) vient de montrer que l'addition de 5/1000 d'acide chlorhydrique ou d'acide tartrique augmente considérablement le pouvoir antiseptique des solutions de sublimé, en empêchant le sel de mercure de former avec les matières albuminoïdes des tissus un précipité insoluble ou au moins colloïdal.

(1) Voir pour le sublimé *Antisepsie chirurgicale* et *obstétricale*.

Le pouvoir antiseptique du sublimé est considérable. En consultant les tables des auteurs précédemment cités nous voyons que des dilutions à 1/20,000 amènent la destruction des bactéries en plein développement dans les bouillons et les infusions. Davaine a montré que 1 gramme de sublimé dans 160 litres d'eau (1/150,000) détruit la virulence de la bactéridie charbonneuse. — Dans la pratique, on peut compter avec la liqueur de Van Swieten (1 gr. pour 1000) réaliser exactement l'asepsie.

Biiodure de mercure (Iodure mercurique, iodure rouge). D'après Wurtz, 1 partie est soluble dans 150 d'eau froide. L'eau n'en dissout que 0,04 centigr. par litre ; contenant 10 p. 100 d'alcool à 90°, elle en dissout 0 gr, 08. Le biiodure est soluble dans l'alcool et dans l'éther.

M. Méhu a étudié les variations de la solubilité du bi-iodure de mercure dans les principaux corps susceptibles de servir d'excipient. Retenons que l'huile d'amandes douces à 180 degrés dissout 8 gr. de biiodure par 100 gr., mais les 2/3 se précipitent par le refroidissement. L'iodure de potassium accroît le pouvoir dissolvant de l'huile d'amandes douces. L'huile d'olive à 100° en dissout autant. Le plus puissant dissolvant est l'huile de ricin : 20 gr. de bi-iodure pour 1,000 à froid. L'axonge n'en dissout que 4 gr. 50 pour 1,000 ; la vaseline en dissout très peu.

Cyanure de mercure. — Soluble dans 8 parties d'eau froide, 20 d'alcool, 4 de glycérine.

Naphtaline.

Insoluble dans l'eau froide ; soluble dans l'alcool, l'éther, les huiles grasses et essentielles, les acides acétique, oxaliques chlorhydrique.

Doses : à l'intérieur, 0,50 à 5 gr. pro die. A l'extérieur, 2 p.
30 en pommade.

Voir dans le paragraphe précédent, à propos des antiseptiques insolubles, les recherches de M. Bouchard sur la naphtaline ; voir aussi Antisepsie du tube digestif.

Naphtol β.

Nous ne pouvons mieux faire que de reproduire in-extenso
la remarquable note sur le naphtol, communiquée le 24 octobre 1887 à l'Académie des sciences par M. Bouchard.

« Je désire entretenir l'Académie de recherches que je
poursuis déjà depuis deux années et qui m'ont amené à introduire dans la thérapeutique un nouvel agent antiseptique,
le *naphtol*: ce n'est pas que ce naphtol n'ait déjà été employé comme médicament, ni qu'on ait ignoré jusqu'à ce jour
ses propriétés antiseptiques ; mais son usage était resté limité au traitement local de certaines maladies de la peau.
Il était employé associé à des savons ou à des onguents,
encore n'en usait-on qu'avec une extrême réserve en raison
de son excessive toxicité. On ne l'avait pas encore administré à l'intérieur.

J'ai déterminé et mesuré le pouvoir antiseptique du naphtol et son pouvoir toxique, et de cette double notion j'ai
été amené à conclure que le naphtol mérite, pour certains
objets, d'être préféré à tous les antiseptiques actuellement
connus. Ce qui lui vaut cette supériorité, c'est sa très faible
solubilité.

Pour désinfecter une surface facilement accessible, les antiseptiques solubles suffisent, et l'on n'a que l'embarras du
choix ; pour pratiquer l'antisepsie générale, il faudrait, de
toute nécessité, un antiseptique soluble, mais on n'en possède pas encore qui puisse être introduit dans le sang à dose

suffisante pour entraver la vie des microbes sans compromettre la santé ou la vie du malade.

Pour l'antisepsie dans l'épaisseur d'un tissu, ou pour celle des cavités difficilement accessibles, où l'on ne peut pas pratiquer des lavages continus, les antiseptiques insolubles, ou du moins difficilement solubles, peuvent seuls être employés avec avantage. Ils doivent être préférés pour le traitement interstitiel de certaines maladies des tissus, pour l'antisepsie des cavités séreuses, et surtout pour l'antisepsie du tube digestif que j'ai surtout en vue dans cette étude. Seul un antiseptique insoluble, soustrait à l'absorption par son insolubilité, restera partout présent dans toute la longueur du tube digestif, et pourra être administré à dose suffisante pour rendre impossible toute fermentation, sans qu'on ait à redouter son action générale sur l'économie dans laquelle son insolubilité l'empêche de pénétrer. Ce sont là les raisons qui m'avaient fait préférer la salicylate de bismuth et l'iodoforme. Ce sont celles aussi qu'a invoquées Rossbach quand il appliqué la naphtaline à l'antisepsie intestinale.

Le naphtol n'est soluble dans l'eau qu'à la dose de 0 gr. 2 pour 1000. On peut en dissoudre par litre 0 gr. 33 dans l'eau contenant 1 d'alcool pour 1000 ; 1 gramme dans l'eau contenant 50 d'alcool pour 1000 ; 2 grammes dans l'eau contenant 200 d'alcool pour 1000. C'est dire que le naphtol est l'un des médicaments les plus insolubles.

Quelle est sa valeur antiseptique ? — Je l'ai étudiée en cultivant onze microbes différents, comparativement dans des milieux nutritifs additionnés de naphtol en proportions variées, et en déterminant la proportion de naphtol qui retarde, entrave ou empêche le développement de chaque microbe, ou qui restreint ou supprime l'un de ses actes fonctionnels.

A la dose de 0 gr. 33 pour 1000 de substance nutritive,

liquide comme les bouillons ordinaires ou solidifiée par la gélatine ou par l'agar-agar, le naphtol empêche complètement le développement des microbes de la morve, de la mammite de la brebis, du choléra des poules, du charbon bactéridien, du microcoque de la pneumonie et de deux organismes de la suppuration, le *staphylococcus albus* et le *staphylococcus aureus*.

A la même dose, il retarde beaucoup le développement du bacille de la fièvre typhoïde dont les cultures restent très pauvres, et il entrave un peu la germination du bacille de la tuberculose. J'ajoute que l'urine agitée avec le naphtol en poudre, puis filtrée et exposée à l'air ne fermente pas ; que la matière fécale humaine, qui amène une putréfaction très rapide des liquides de culture, ne fait apparaître qu'un léger louche dans les bouillons additionnés de 0 gr. 40 de naphtol par litre; que les matières organiques en pleine putréfaction placées dans l'eau additionnée de naphtol cessent de se putréfier et perdent rapidement leur fétidité.

J'ai pu rendre la démonstration plus précise et plus saisissante, en cultivant dans des milieux naphtolés deux microbes qui sécrètent des matières colorantes.

L'un est le bacille découvert pas Gessard et qui fabrique la pyocyanine; l'autre est un microbe qui est peut-être nouveau et qui a été découvert par M. Charrin dans l'intestin du lapin; il sécrète une matière verte d'une très belle fluorescence.

Je soumets à l'Académie quatre tubes qui ont été ensemencés en même temps, il y a trois jours, avec la même quantité d'une même culture du bacille de la pyocyanine; chacun de ces tubes contient la même quantité de matière nutritive solidifiée par l'agar-agar. Le premier, qui n'est pas additionné de naphtol, montre une végétation abondante et s'est coloré dans toute son épaisseur par la pyocyanine.

Un second tube, dont le contenu renferme 0 gr. 46 de

naphtol pour 1000, a donné une végétation moins étendue ; mais, quoique le microbe soit fort abondant, on peut voir qu'il n'a pas sécrété de pyocyanine.

Dans un troisième tube, qui a reçu 0 gr. 53 de naphthol pour 1000, on distingue à peine quelques colonies de microbes qui n'ont pas donné de trace de pyocyanine.

Dans un quatrième tube, enfin, qui a été additionné de 0 gr. 66 de naphtol pour 1000, il n'y a pas la moindre apparence de végétation.

Les cultures du microbe intestinal qui fournit le vert fluorescent, donnent une démonstration aussi frappante. Dans le tube qui ne contient pas de naphtol, végétation abondante et fluorescence très marquée; à 0 gr. 40 de naphtol pour 1000, végétation plus restreinte et fluorescence très faible ; à 0 gr. 66 de naphtol pour 1000, végétation presque nulle et absence totale de fluorescence.

Ces deux derniers microbes sont, on le voit, plus résistants en présence du naphtol que les microbes pathogènes.

Je fixe à 0.40 0/00 la dose à laquelle le naphtol exerce d'une manière évidente son action antiseptique sur un microbe déterminé, le bacille pyocyanogène qui m'a servi pour établir comparativement le pouvoir d'autres antiseptiques. Pour produire sur ce bacille la même action entravante, il faut, par litre de culture, 0 gr. 025 de biiodure de mercure, substance réputée l'une des plus antiseptiques. Le biiodure de mercure est donc 16 fois plus antiseptique que le naphtol. De la même façon on arrive à établir que l'acide phénique l'est 5 fois moins, la créosote 3 fois moins, etc., etc.

Le biiodure de mercure étant fort peu soluble et étant 16 fois plus antiseptique que le naphtol, on pourrait croire qu'il mérite d'être préféré à ce dernier. Il le mérite assurément pour certains usages spéciaux, mais non pour l'anti-

sepsie intestinale. En effet, en faisant ingérer à un animal
0 gr. 015 de biiodure de mercure, on peut parfois provoquer
la mort, tandis que l'on n'arrive pas à produire ce résultat
quand on ne fait pas ingérer une dose de naphtol supérieure
à 3 gr. 80 par kilogramme d'animal, ce que nous pouvons
exprimer en disant que le naphtol, par la voie stomacale,
est 187 fois moins toxique que le biiodure. Il en résulte que
si l'on administre le naphtol et le biiodure, à des doses physiologiques équivalentes, c'est-à-dire capables de faire courir un même risque à l'animal, la dose de naphtol employée
sera capable de stériliser 12 fois plus de matière qre la dose
correspondante de biiodure, ce qui revient à dire que le
naphtol a une valeur thérapeutique 12 fois plus grande que
le biiodure.

D'après ce qui précède, la dose de naphtol capable d'être
toxique pour un homme de 65 kilogrammes, par exemple,
serait voisine de 250 grammes. Or 2 gr. 50 de naphtol par
jour suffisent pour réaliser l'antisepsie intestinale.

En présence d'une si faible nocuité de cette substance, on
se demande comment a pu s'établir la légende de la toxicité
d'un naphtol qu'on dit être capable de produit l'hémoglobi-
nurie, les vomissements, les syncopes, les convulsions
éclamptiques. Tout n'est pas faux dans ces accusations.
Jamais chez les animaux, même chez ceux que j'ai réussi à
tuer par l'énormité des doses, je n'ai observé l'hémoglobi-
nurie ; mais j'ai pu produire, à l'aide de certains artifices, l'albuminurie, les secousses musculaires rythmées des pattes,
des lèvres et des paupières, la salivation, le coma, la perte
des réflexes oculaires, l'arrêt de la respiration et la mort
avec conservation des mouvements du cœur. Mais jamais je
n'ai obtenu le moindre de ces faits quand je n'ai pas fait
ingérer le naphtol au delà de la dose quotidienne de 1 gr. 10
par kilogramme. Il est vrai que ce qui empoisonne, ce n'est
pas ce que l'on ingère, c'est ce que l'on absorbe, c'est ce qui

7

pénètre dans le sang. Or, le naphtol introduit dans le sang à l'état de dissolution est toxique à peu près au même degré que la quinine et l'acide phénique.

La difficulté est de faire cette introduction.

Quand on injecte dans les veines périphériques une solution alcoolique de naphtol, la précipitation se fait immédiatement et l'animal meurt d'embolies capillaires du poumon.

Si l'on pratique l'injection par une veine intestinale de manière que les cristaux trouvent dans le foie des capillaires qui les empêcheront d'arriver jusqu'aux poumons, on produit une suppression plus ou moins considérable de l'action du foie qui cesse de recevoir, en totalité ou en partie, le sang de la veine-porte, et les phénomènes se compliquent des accidents graves que produit la ligature de la veine-porte.

Enfin, en dissolvant le naphtol dans l'alcool et en diluant par la glycérine, puis en ajoutant le mélange à l'eau chaude, j'ai pu injecter, avant refroidissement complet, des solutions au millième et même au centième. Les premières secousses convulsives se produisent à partir du moment où l'animal a reçu 5 centigrammes de naphtol par kilogramme. La mort arrive à huit centigrammes par kilogramme.

Dans le cours de ces essais de la toxicité du naphtol introduit à l'état de dissolution par la voie intra-veineuse, j'ai reconnu ce qui est établi déjà pour un si grand nombre de substances toxiques, surtout depuis les travaux de M. Roger, que le foie diminue la toxicité du naphtol. Pour obtenir les mêmes effets physiologiques, il faut injecter dans la veine-porte une fois et demie ce qu'on injecte dans les veines périphériques. Ce fait s'explique facilement, le naphtol s'éliminant par les urines, en partie à l'état de naphtol sulfo-conjugué, qui est fort peu toxique, et la combinaison sulfurée ayant lieu, selon toute vraisemblance, dans le foie.

Il restait à déterminer quels effets pourraient résulter de

l'introduction, dans le tube digestif, du naphtol, à l'état de dissolution.

Une solution de naphtol au 100° dans l'alcool, la glycérine et l'eau en telles proportions que l'action toxique ne puisse être imputable ni à l'alcool, ni à la glycérine, produit les phénomènes de l'intoxication tels que je les ai décrits plus haut, quand on a fait ingérer plus de 0 gr. 40 de naphtol par kilogramme, ce qui ferait 26 grammes pour un homme de 65 kilogrammes. On voit que si la totalité des 2 gr. 50 de naphtol, qui suffisent pour réaliser chez l'homme l'antisepsie intestinale, venaient à être dissous dans le tube digestif et absorbés, le sang ne recevrait encore que la dixième partie de ce qui est nécessaire pour produire l'empoisonnement.

Étant connus le pouvoir antiseptique du naphtol et son pouvoir toxique, on peut maintenant le comparer aux autres antiseptiques insolubles. Cette comparaison ressort du tableau suivant :

	Dose antiseptique.	Dose toxique.	Dose pathologique.
Iodoforme	1.27 0/00	0 gr. 50	0 gr. 05
Iodol	2.75 —	2 17	1 24
Naphtaline	1.51 —	3 40	1 00
Naphtol	0.40 —	3 80	1 10

Oxygène.

Il est inutile d'insister sur son rôle antiseptique. (Ne pas oublier cependant la distinction entre les microbes aérobies et les anaérobies). Les vibrions septiques sont rapidement tués par le contact de l'air (Pasteur). L'influence antiseptique de la ventilation ne doit donc pas être négligée. L'oxygène sous pression tue tout être vivant et organisé (P. Bert).

L'eau oxygénée ou peroxyde d'hydrogène, proclamée par Angus Smith, en 1869, le désinfectant par excellence, est en effet un antiseptique énergique, mais dont l'action s'épuise rapidement et qui est coûteux. — Les expériences de P. Regnard (1880) montrent que les substances organiques se conservent parfaitement dans l'eau oxygénée.

P. Bert et M. Péan (1882) ont employé l'eau oxygénée neutre, privée d'acide sulfurique, à 2 volumes par litre pour lavages et pansements, à 6 volumes pour pulvérisations.

M. Damaschino (1881) a traité le muguet par l'eau oxygénée. On a proposé de faire des injections intravasculaires d'eau oxygénée. L'asphyxie par embolies gazeuses dans les capillaires du poumon paraît en être souvent la conséquence.

M. Desmoulins (Thèse de Lyon, 1887) conclut de la critique des recherches antérieures et d'expériences personnelles que l'eau oxygénée n'a qu'un pouvoir antiseptique très-médiocre.

Ozone.

État allotropique de l'oxygène, doué d'une activité particulière.

Schœnbein a montré que certaines substances organiques en voie d'oxydation (térébenthine, beaucoup d'huiles odorantes) dégagent de l'ozone en s'évaporant.

Angus Smith a classé certaines substances volatiles d'après la quantité d'ozone qu'elles dégagent ; or leur propriété désinfectante ou antiseptique ne semble pas en rapport avec cette quantité. Ce sont la térébenthine et l'essence de peau d'oranges qui en dégagent le plus, tandis que l'acide phénique, la créosote, la naphtaline n'en dégagent pas. (Vallin).

Acide phénique.
(*Phénol, acide carbolique*).

1 gr. se dissout dans 17 d'eau froide (solubilité pratique 5 p. 100) ; très soluble dans l'alcool, dans la glycérine quand il est pur, les huiles fixes et volatiles.

Doses à l'intérieur, 0 gr. 50 à 1 gr.

Nous ne donnerons pas grands détails ici sur les propriétés antiseptiques de l'acide phénique, qui sera surtout étudié, à propos de son usage externe et des accidents toxiques, dans l'Antisepsie chirurgicale.

Nous rappellerons avec John Dougall « qu'il arrête et empêche la putréfaction et la fermentation de la matière organique, qu'il *suspend* l'action zymotique ; mais bientôt, en se volatilisant, en abandonnant la matière infectante ou contagieuse sur laquelle il s'était momentanément fixé, il restitue à celle-ci toute son activité ».

Suivant Pettenkofer, l'acide phénique ne serait qu'un coagulant qui emprisonne les germes virulents dans un magma d'albumine ; si bien qu'il suffit d'ajouter de l'eau pour redissoudre le coagulum et laisser le virus reprendre son activité.

— Il ne faut donc pas trop compter sur l'acide phénique pour rendre aseptiques les objets suspects, ni pour neutraliser les virus.

L'acide phénique est peu volatilisable. D'après Schotte et Gærtner (1880) il faut le porter à une température de 188° C. Dans une expérience qu'ils ont faite, « les bactéries des liquides contenus dans des vases largement ouverts, placés à 2 mètres au moins au-dessus du sol, n'étaient détruits que par la volatilisation rapide (300 gr. en 25 minutes) de 7 gr. 50 d'acide phénique par mètre cube ; quand la volatilisation se faisait plus lentement (300 gr. en 1 h. 15), la destruction était moins certaine. Quand on plaçait les liquides bactérifères dans un placard à demi entrouvert, il fallait brûler 15 gr. d'acide phénique par mètre cube pour détruire sûrement les bactéries : pour détruire les bactéries dans les liquides placés sur les tablettes inférieures, cette dose par mètre cube était insuffisante. » (Vallin).

Excipients de l'acide phénique. — M. Hallopeau a soulevé à la Société de thérapeutique une intéressante discussion sur les modifications apportées par l'excipient aux propriétés de l'acide phénique ; d'après lui, les pommades, l'huile phéniquée au dixième, sont loin d'être aussi irritantes que les solutions aqueuses ou alcooliques d'acide phénique au cinquantième et même au centième. Une solution d'acide phénique dans la glycérine au cinquième n'a, sur la peau, aucune propriété irritante ; il en est de même d'un savon à la glycérine renfermant 10 pour 100 d'acide phénique ; au contraire, une pommade préparée avec la vaseline, à la dose de 1 pour 20, produit la rubéfaction de la peau. — De même, M. Campardon a conseillé de préparer les lavements phéniqués avec une certaine quantité de glycérine.

Il est donc nécessaire de formuler avec soin l'emploi de l'alcool ou de la glycérine pour préparer les solutions phéniquées, puisque l'action topique n'est pas la même (Delpech) ; du reste, M. Limousin a rappelé que les pharmaciens préparent à l'avance une solution d'acide phénique dans l'alcool à parties égales ; on l'emploie pour faire extemporanément les solutions magistrales formulées par le médecin. Or il est passé dans l'usage d'ajouter à la solution titrée primitive un quart de son poids de glycérine, afin d'obtenir une dissolution plus parfaite dans l'eau lorsque la dose doit être assez élevée ; cette manière de faire offre aussi l'avantage de rendre la solution phéniquée moins irritante ; M. Hallopeau préférerait même qu'on préparât exclusivement les solutions avec la glycérine.

Résorcine.

(Dioxybenzine).

Très soluble dans l'eau, l'alcool, l'éther ; insoluble dans le chloroforme et le sulfure de carbone.

Doses : A l'intérieur, 2 à 5 gr. — à l'extérieur : en pommade, 10 à 30 p. 100 ; solution, 1 à 4 p. 100.

Voici les conclusions d'un travail de M. H. Callias, qui a étudié ce corps tout spécialement.

« La résorcine est un médicament précieux et digne à tous les égards d'être remarqué. Par les propriétés physiques et organoleptiques suivantes (solubilité extrême, saveur sucrée, odeur nulle, causticité très légère n'occasionnant aucune douleur, toxicité nulle employée à l'extérieur), elle surpasse de beaucoup les autres médicaments analogues. Par ses propriétés contre les microorganismes, très voisine de l'acide phénique, elle en possède à un très haut degré le pouvoir antiseptique et antiputride, sans en avoir les sérieux inconvénients, tels que solubilité très limitée, saveur désagréable, odeur insupportable, pénétrante et tenace, causticité et toxicité prononcées, même à l'extérieur.

Appliquée localement, la résorcine a été très efficace :

1° En solution légère, de 1 à 2 pour 100, dans les plaies de toute nature, simples, diphthéritiques ou putrides ; en médecine, en chirurgie et en obstétrique ; dans l'érysipèle de la face, l'empyème, les ulcères de jambe variqueux, les ulcères scrofuleux et syphilitiques, les phlegmons et abcès phlegmoneux, les plaies simples produites par morsure, les piqûres venimeuses, les ophtalmies purulentes, les ulcérations de la cornée, le coryza chronique et la putridité des lochies;

2° En solution concentrée, de 5 à 10 pour 100, dans les aphtes, le muguet, les angines simples ou diphthéritiques, le croup et la coqueluche, surtout associée à la cocaïne.

En résumé, la résorcine possède des propriétés remarquables contre les micro-organismes. — Elle déterge les plaies atones, tarit promptement la suppuration, favorise et hâte la cicatrisation. — Elle enlève l'inflammation des autres plaies, calme les élancements douloureux, excite le développement des bourgeons charnus, et la cicatrisation s'effectue dans une asepsie complète. — Elle empêche aussi toute putréfaction et enlève même l'odeur des plaies éminemment putrides.

Par conséquent, la résorcine devra occuper une place élevée parmi les médicaments antiseptiques employés en médecine et surtout en chirurgie. »

Acide pyrogallique.
(*Synon. : Pyrogallol*).

Très soluble dans l'eau, de saveur amère et astringente. L'acide pyrogallique, très avide d'oxygène, exercerait une action antiseptique contre les microbes aérobies. Bovet, de Neuchâtel (1879) a cité les résultats suivants :

1° Une solution de 1 à 2 pour 100 empêche pendant des mois le développement d'odeur et de protorganismes ;

2° La solution à 2 1/2 p. 100 enlève l'odeur et détruit les bactéries des liquides en pleine putréfaction ;

3° La solution à 3 p. 100 immobilise sous le microscope et tue les éléments du bacillus subtilis ;

4° L'acide pyrogallique empêche la fermentation alcoolique et la formation de moisissures.

5° Les solutions à 2 p. 100, employées chez l'homme, n'ont aucune action nuisible en application topique, et elles désinfectent très bien, mais cet acide noircit les instruments d'acier, et ceux-ci tachent fortement les mains ; on peut enlever ces taches avec l'acide oxalique et rendre aux instruments leur couleur naturel en les lavant dans une solution concentrée de soude.

L'acide pyrogallique est employé en dermatologie et surtout dans le traitement de la lèpre, dont les bactéries pathogènes sont aérobies. Son action réductrice s'exerce aussi sur le sang, qu'il dépouille de son oxygène ; aussi faut-il se défier des accidents toxiques qu'il peut causer.

Acide picrique.
(*Synon. : carbo-azotique*).

L'eau en dissout 15 gr. p. 1000. Il est toxique pour l'homme à 0 gr. 60 par jour. Il coagule l'albumine, il colore en jaune intense les liquides et tissus. A 1 p. 1000 il tue les bactéries adultes en plein développement dans le bouillon et stérilise définitivement les germes à 1 p. 100 ou 1 p. 200 (J. de la Croix).

Permanganate de potasse.

Soluble dans 15 à 16 parties d'eau froide (employer l'eau distillée, puisqu'il abandonne son oxygène aux matières organiques et les brûle en se décolorant). Caustique en solution au-delà de 10 p. 100. Le permanganate a été employé à l'intérieur sans accidents toxiques de 0,50 à 1 gr. par jour.

Il représente, a dit Jeannel, de l'oxygène condensé en combinaison solide, et prêt à l'abandonner avec une facilité extrême. C'est le type des antiseptiques oxydants, le contraire du groupe des agents réducteurs, tels que l'acide pyrogallique. Il serait à employer contre les microbes anaérobies.

En solution à 1 p. 1000, il détruit rapidement les mauvaises odeurs, mais de grandes contradictions existent entre les expérimentateurs au sujet de son pouvoir anti-virulent. Davaine a trouvé qu'à 1 p. 4000 il neutralise le virus septique ou charbonneux. — J. de la Croix dit qu'il ne stérilise les germes qu'à 1 p. 100.

Inconvénients : les taches rouge brun qu'il laisse sur le linge et la peau (une solution d'acide chlorhydrique à 1 p. 100 les enlève, il est vrai).

Plomb.

On a employé l'*acétate basique* en solution, le *carbonate* et le *deutoxyde* (minium) en pommades.

Acide salicylique et salicylates.

Solubilité: dans 414 parties d'eau ; 2,5 d'alcool, 2 d'éther.

Doses: à l'intérieur, 1 à 4 gr. pro die. — A l'extérieur, 1/10 en pommade ; 0 gr. 50 ou 1/50 en solution.

« D'après Kolbe et d'autres observateurs, l'acide salicylique s'oppose à l'action de l'émulsine sur l'amygdaline, à la formation de l'essence de moutarde, à l'action digestive de la pepsine, à la fermentation du sucre de raisin, à l'acidification de la bière, à la fermentation secondaire du vin, à la coagulation du lait, à la putréfaction de l'urine ; une solution d'acide salicylique à 0,1 pour 100 suffit à empêcher dans tous ces liquides le développement des moisissures; la viande dans une solution à 1/100 reste toute une semaine sans se putréfier; dans une solution concentrée, elle se conserve pendant 4 à 5 semaines. » (Rossbach et Nothnagel) D'après ces auteurs, dans les liquides contenant une forte proportion de carbonates et de phosphates alcalins, l'acide salicylique ne peut exercer son action antifermentescible que si on le met en grande quantité; car les sels alcalins, en présence de l'acide salicylique, donnent naissance à un salicylate alcalin, comme le salicylate de soude, qui est dépourvu de toute action antiputride et antifermentescible. Cette dernière assertion n'est pas absolument exacte et le salicylate de soude, quoique moins antiseptique que l'acide, n'est cependant pas inactif. D'ailleurs, pour ce qui est de l'usage interne, le salicylate de soude est décomposé par le suc gastrique et l'acide mis en liberté (Hallopeau).

D'après Bucholtz, 1/600 d'acide salicylique empêche le développement spontané des bactéries dans les liquides exposés à l'air libre. Pour stériliser définitivement les germes des bactéries nées dans l'infusion du tabac, puis portées dans le liquide de Bucholtz, il fallait ajouter 1 gr. d'acide salicylique à l'infusion de tabac contenant des bactéries. Dans les mêmes conditions, il fallait avec le salicylate de soude, 1 gr. de salicylate sur 217 grammes de liquide dans le premier cas et 1 gr. sur 161 grammes dans le second.

Il ressort des autres expériences de Kuhn, J. de la Croix, que l'acide salicylique suspend l'activité des germes plutôt qu'il ne les détruit. Même avec 1 gr. d'acide pour 35 gr. de liquide, on n'arrive pas dans certains cas à stériliser complètement les germes des bactéries.

D'après Bose et Schwartz, le mélange de l'acide salicylique et du borax augmente la solubilité et l'activité du premier. Le salicyloborate de soude détruit les bactéries à une dose moindre que le même poids de l'un ou de l'autre de ses constituants (Vallin).

Inconvénients de l'acide salicylique. — Il exerce une action irritante sur la gorge et les voies respiratoires en poudre et en pulvérisation. Dans son emploi interne il faut se rappeler qu'il s'élimine par les urines ; aussi, dans tous les cas où la sécrétion rénale est entravée, doit-on s'abstenir de l'employer sous peine d'exposer les malades à des accidents d'intoxication, même pour de faibles doses continuées pendant quelques jours.

Salicylate de soude. Soluble dans 10 parties d'eau froide.

Dose ; à l'intérieur, 6 à 10 gr. pro die.

Salicylate de bismuth, insoluble ou à peine soluble, quand il est récemment préparé.

Mais, d'une part, c'est un corps peu stable, qui se décompose facilement et met en liberté de l'acide salicylique. D'autre part, s'il y a dans le tube digestif un dégagement d'hydrogène sulfuré, il se forme de sulfure de bismuth qui colore les garde-robes en noir, et l'acide salicylique libre absorbé s'élimine en abondance par l'urine. Quand le salicylate de bismuth traverse le tube digestif sans être décomposé, on le retrouve en masses blanches dans les garde-robes et le porchlorure de fer ne produit pas dans les urines la réaction violette caractéristique. C'est ce qui arrive quand on administre simultanément avec le salicylate de bismuth, un agent antiseptique énergique (naphtaline, naphtol), capable de s'opposer à la vie des microbes et au développement d'acide sulfhydrique sous l'influence des fermentations microbiennes.

Nous reviendrons à propos de l'antisepsie du tube digestif sur ce point important qu'a mis en lumière M. Bouchard.

Salicylate de quinine : basique, soluble dans 900 parties d'eau, contient 68, 79 0/0 de quinine ; — neutre, contient 54 0/0 de quinine. *Dose*, comme le sulfate.

Quinine.

Nous serons brefs sur la quinine. Nous n'avons à l'envisager qu'au point de vue de son action antiseptique, bien mise en évidence par Rossbach et Nothnagel. « Les effets de la quinine sur les processus de fermentation et de putréfaction, son action sur l'organisme sain et malade ressemblent tellement à ceux des composés aromatiques, surtout de l'acide salicylique que nous n'hésitons pas à penser qu'elle renferme un noyau de benzol... La quinine, notamment en solution neutre à 0,2 pour 100, produit des effets antiseptiques comparables à ceux du phénol (Binz) ; elle empêche aussi les processus de fermentation, surtout ceux provoqués par des ferments organisés, par exemple la fermentation alcoolique (Buchheim), la fermentation lactique et butyrique... On peut, avec Binz, expliquer ces propriétés antifermentescibles et antiputrides de la quinine, en invoquant son action toxique sur les micro-organismes d'où dépendent ces processus, c'est-à-dire sur les bactéries, les vibrions et les cellules de la levure.

En général, la quinine exerce sur la plupart des organismes inférieurs, non seulement sur ceux qui provoquent la putréfaction et la fermentation, mais encore sur les infusoires, des effets toxiques beaucoup plus intenses que sur les animaux supérieurs. Elle fait mourir les micro-organismes au milieu de phénomènes tout à fait semblables à ceux qui se produisent par suite de l'insuffisance ou du manque complet d'oxygène. D'autres poisons, très violents pour les animaux supérieurs, tels que l'atropine, la morphine, sont bien loin d'agir sur les organismes inférieurs d'une manière aussi puissante qu'une solution même à 0,2 pour 100 de quinine (Rossbach) ; il est cependant des micro-organismes qui résistent davantage à l'action de ce poison ;... le penicillium se développe très bien dans les solutions de sulfate de quinine (Binz) ».

Salol.

Salicylate de phényle : presque insoluble dans l'eau, soluble dans l'alcool et l'éther. Récemment essayé comme antiseptique, en poudre, gaze au salol, éther salolé à 1/10, collodion au salol, etc...

A l'intérieur vanté contre le rhumatisme, et comme antithermique.

Soufre et ses dérivés.

Le *soufre*, l'*acide sulfurique*, les *sulfates*, sont employés comme antiseptiques.

Le *sulfate de fer* (couperose verte), soluble dans 2 parties d'eau à 15°, rend de grands services comme désinfectant, ainsi que le *sulfate de cuivre* et le *sulfate de zinc*.

Sulfite et hyposulfite de soude. — *Dose.* On en peut donner de 4 à 16 gr. par jour en prises de 0,50 à 2 gr.

Polli a pensé que l'administration de ces corps pouvait enrayer les processus anormaux de fermentation qui se passeraient dans le sang des malades atteints d'infections typhoïdes, fièvres exanthématiques aiguës, pyémies, malaria. Les sulfites, que l'organisme supporte à doses assez élevées sans inconvénient, dégagent, quand ils arrivent dans l'estomac une certaine quantité d'acide sulfureux, qui peut alors agir comme antifermentescible. Les expériences faites par Polli sur les animaux, pour prouver sa théorie, n'ont pas semblé irréprochables.

Acide sulfureux. Anhydre, c'est un gaz incolore, d'odeur très piquante dont l'inhalation irrite violemment la muqueuse respiratoire, provoque une toux opiniâtre et même le spasme glottique. Cet acide tend à se transformer en acide sulfurique, en absorbant de l'eau et de l'oxygène ; c'est donc un agent réducteur. Cette avidité pour l'oxgène le rend mortel pour les microbes aérobies et explique ses effets antiputrides et antifermentescibles. Une solution d'acide sulfureux à 1/666, supprime le pouvoir reproducteur des micro-organismes ; il serait 16 fois plus antiseptique que le phénol. L'acide sulfureux n'était employé en général que pour désinfecter les appartements et les objets. Véhiculé par l'acide carbonique, il a été utilisé depuis peu par Bergeon dans sa méthode de lavements gazeux.

Sulfure de carbone. Très peu soluble dans l'eau. Cependant, en agitant et en laissant l'eau en contact avec un excès de sulfure de carbone, on obtient l'eau dite *sulfo-carbonée* (Dujardin-Beaumetz, Chiandi-Bey et Sapelier), qui a été surtout préconisée pour l'antisepsie des voies digestives.

On s'en sert aussi pour administrer les lavements gazeux (méthode de Bergeon).

Les *Sulfures de potassium* et de *sodium* servent surtout à la préparation des eaux sulfureuses artificielles.

Sulfo-benzoate de soude : corps obtenu en dissolvant 14 gr. d'acide benzoïque dans une solution de sulfite de soude contenant 30 gr. de ce sel pour 500 d'eau. Vient d'être préconisé par M. Ed. Heckel dans le traitement des plaies (en poudre et en solutions de 4 à 8 grammes par litre).

PRIX APPROXIMATIF DE QUELQUES SUBSTANCES ANTISEPTIQUES

	Prix du kilog.			Prix du kilog
	fr.	c.		fr.	c.
Acide acétique ordinaire à 8°....	3	»	Chlorure de chaux sec, de 110 à 120°	0	60
Acétate d'alumine ordinaire par 100 kilog................	0	80	Chlorure de zinc liquide à 45° par 100 kilog.	0	60
Acide arsénieux en poudre......	0	75	Créosote de goudron...........	7	»
Acide benzoïque du benjoin.....	50	»	Eau oxygénée (bi-oxyde d'hydro-		
— artificiel......	20	»	gène) à 12 volumes, par 100 kil.	4	»
Acide borique cristallisé, par 100 kilog.	3	»	Essence de térébenthine ordin.	1	50
Acide chlorhydrique ordinaire,			Essence de mirbane, suivant la		
par 100 kilog.......... 0 20 à	0	30	pureté, par 100 kilog....	6	»
Acide phénique cristallisé,			Essence de Wintergreen (gaul-		
par 100 kilog	2	50	théria)	80	»
Acide phénique brut, par 100 kil.			Eucalyptol..................·	70	»
1 fr. à	1	50	Hyposulfite de soude	0	60
Acide picrique cristallisé........	8	»	Iodoforme cristallisé	60	»
Acide pyrogallique.............	55	»	Iode métallique...............	50	»
Acide salicylique ordinaire,			Naphtol......................	25	»
par 100 kilog................	25	»	Naphtaline pure sublimée.......	4	»
Acide sulfureux dissous,			Perchlorure de fer liquide, par		
par 100 kilog................	0	50	100 kilog.	2	»
Acide sulfureux anhydre, le kil..	5	»	Permanganate de potasse cristal.	10	»
Acide thymique liquide.........	20	»	Résorcine ordinaire...........	35	»
Acide thymique cristallisé			— pure	80	»
(thymol)............... 75 à	100	»	Soufre en canons ou en fleurs		
Alun d'ammoniaque ordinaire...	0	50	par 100 kilog................	0	40
Azotate (sous-) de bismuth médi-			Sublimé............... 6 à	8	»
cinal	25	»	Sulfate de cuivre ordinaire, par		
Benzoate de soude	25	»	100 kilog.	0	90
Bichlorure de mercure (sublimé)			Sulfate de fer ordinaire cristallisé		
6 à	8	»	par 100 kilog.	0	20
Borate de soude	2	»	Sulfate de zinc ordinaire, par		
Brôme pur	15	»	100 kilog.	0	40
Camphre.....................	2	50	Sulfite (bi-) de chaux liquide à		
Charbon animal en grains	0	70	11°, par 100 kilog...........	0	20
Chaux vive	0	25	Sulfite de soude	0	60
Chloral hydraté, par 100 kilog...	10	50	Sulfo-benzoate de soude de 9 fr. à 10		»

§ **IV**

Sommaire. — Modes d'administration des agents antiseptiques. — Applications topiques, lotions, fomentations, poudres, pommades, crayons médicamenteux. — Inhalations, fumigations sèches et humides. Pulvérisations. — Pilules, potions, poudres en cachets ou en suspension. — Lavements liquides ou gazeux. — Injections intraveineuses — Injections hypodermiques.

Les substances chimiques que nous venons d'énumérer, peuvent être utilisées en thérapeutique de bien des façons ; l'ingéniosité des médecins s'est efforcée de favoriser leur introduction dans l'organisme par des procédés différents, suivant qu'elles sont solides, liquides ou gazeuses.

Pour faire l'antisepsie sur les téguments, on emploie en applications topiques, en lotions, en fomentations, des substances tantôt à l'état pulvérulent, tantôt dissoutes dans l'eau, la glycérine, l'alcool, l'éther, tantôt incorporées à des corps gras axonge, vaseline, plus récemment lanoline.

La lanoline est un corps gras extrait de la laine des moutons ou plutôt du suint qui imprègne cette laine. C'est une substance visqueuse, de couleur jaunâtre, elle fond par l'action de la chaleur, elle est difficilement soluble dans l'alcool et très soluble dans la benzine.

La propriété caractéristique de la lanoline est d'absorber très facilement son poids d'eau ou de solutions salines, même saturées, et deux fois environ son poids de glycérine. Les observateurs allemands qui l'ont d'abord essayée, ont insisté surtout sur la rapide absorption par la peau de la lanoline et des médicaments qui lui sont adjoints. Elle présente néanmoins certains inconvénients, à cause de sa consistance et du peu de souplesse qu'elle communique à la peau.

Pour remédier à ces inconvénients, en partie du moins,

on lui adjoint presque toujours, une certaine quantité d'axonge, 5, 10 et même 25 p. 100.

Voici quelques formules antiseptiques à base de lanoline.

Pommade à l'iodure de potassium.

Iodure de potassium	10 gr.
Eau distillée	10 —
Axonge	10 —
Lanoline	70 —

Pommade à l'acide pyrogallique.

Acide pyrogallique	10 gr.
Axonge	10 gr.
Lanoline	80 gr.

Pommade à l'acide salicylique.

Acide salicylique	10 gr.
Axonge	70 gr.
Lanoline	70 gr.

Pommade à l'acide borique.

Acide borique	10 à 15 gr.
Lanoline	100 gr.

Pommade au naphtol.

Naphtol	6 gr.
Axonge	10 gr.
Lanoline	80 gr.

Pommade au précipité blanc.

Précipité blanc	10 gr.
Axonge	10 gr.
Lanoline	80 gr.

Pommade à l'oxyde jaune de mercure.

Ox. jaune de merc (Voie humide)	10 gr.
Axonge	30 gr.
Lanoline	60 gr.

Pommade au sous-acétate de plomb.

Sous-acétate de plomb	8 gr.
Axonge	10 gr.
Lanoline	80 gr.

Pommade à l'iodoforme.

Iodoforme	10 gr.
Axonge	10 gr.
Lanoline	80 gr.

Pommade au cinabre.

Cinabre	10 gr.
Axonge	10 gr.
Lanoline	80 gr.

Pommade phéniquée.

Acide phénique	5 gr.
Axonge	5 à 10 gr.
Lanoline	90 gr.

Pommades au nitrate d'argent.

1° Nitrate d'argent	1 gr.
Eau	1 gr.
Lanoline	8 gr.
2° Nitrate d'argent	1 gr.
Lanoline anhydre	9 gr.

On peut aussi adopter pour le maniement de certains antiseptiques la forme de *crayons médicamenteux*, que Unna, de Hambourg, a introduits dans l'arsenal thérapeutique. Voici comment on les fabrique.

On prépare la masse avec de l'amidon, de la dextrine, du sucre et de la gomme adragante, que l'on mélange en poudres fines de manière à obtenir une masse uniforme que l'on additionne d'eau pour la rendre plastique. On la roule en cylindres de 1 centimètre de diamètre, ou bien encore on fait passer la masse à la presse à travers des orifices de dimensions convenables. Les crayons sont séchés à la température ordinaire sur du papier parchemin, puis entourés d'une feuille d'étain.

Crayons d'acide salicylique.	A 10 0/0.	A 40 0/0.
Acide salicylique.........................	10 parties.	10 parties.
Poudre de gomme adragante	5 .	5 »
Poudre d'amidon.........................	30 »	40 »
Dextrine.................................	35 »	25 »
Sucre pulvérisé..........................	20 »	20 »
Eau	q. s.	q. s.
	Pour 40-45 crayons	Pour 45-48 crayons

Crayons d'iodoforme.

Iodoforme.................	40 parties.
Poudre de gomme adragante	5 »
Poudre d'amidon..........	10 »
Poudre de sucre...........	15 »
Dextrine.................	30 »
Eau.....................	q. s.

Crayons d'acide pyrogallique.

Acide pyrogallique........	40 parties.
Poudre de gomme adragante	5 »
Poudre d'amidon..........	15 »
Poudre de sucre...........	20 »
Dextrine.................	20 »
Eau.....................	q. s.

Crayons de résorcine.

Résorcine pure...........	40 parties.
Poudre de gomme adragante	5 »
Poudre d'amidon..........	10 »
Poudre de sucre...........	20 »
Dextrine.................	25 »
Eau.....................	q. s. »

Crayons de sublimé.

Chlorure mercurique pulvérisé....................	10 parties.
Poudre de gomme adragante	5 »
Poudre d'amidon..........	25 »
Poudre de sucre..........	20 »
Dextrine.................	40 »
Eau.....................	q. s.

(Journal des Nouveaux Remèdes).

Quand on veut faire agir les antiseptiques sur la muqueuse des voies aériennes, on peut essayer de les y faire arriver directement.

Sans parler des *injections* médicamenteuses faites directement *dans la trachée*, qu'avait proposées Jousset (de Bellesme) et que Cl. Bernard approuvait, nous citerons les inhalations, les fumigations et les pulvérisations.

Dans l'*inhalation*, le malade respire des vapeurs de substances volatilisables à la température ambiante (chloroforme, alcool, ammoniaque, iode, camphre). Ainsi s'emploient les vinaigres aromatiques contenant de l'essence et des sels volatils ; on les fait avec du carbonate d'ammoniaque sur lequel on verse de l'ammoniaque et des essences, qu'on peut choisir parmi celles dont nous avons appris le pouvoir antiseptique (cannelle, girofle, bergamotte, etc.) — On a fabriqué toutes sortes d'instruments pour les inhalations (cornets, appareils de Demarquay, de Legroux, inhalateur de Lefort (de Lille), masque de Curschmann, muselière de Frænkel et Senator etc.). Nous aurons l'occasion d'en parler de nouveau à propos de l'antisepsie des voies aériennes.

Les *fumigations* diffèrent des inhalations en ce qu'on recourt à la chaleur pour obtenir le dégagement des vapeurs médicamenteuses. — Les fumigations peuvent être *sèches*; on fait brûler dans la chambre des malades des substances telles que styrax, myrrhe, benjoin, ou des trochisques, petits cônes résineux contenant de l'iode, de l'acide thymique, de l'eucalyptol, de la créosote. On peut, comme Onimus, faire évaporer lentement des produits médicamenteux sur du platine incandescent. On fait fumer des cigarettes camphrées, iodées, iodoformées, mercurielles. — Les fumigations *humides* se font en mettant dans un vase de l'eau bouillante sur les substances végétales ou minérales antiseptiques, dont les vapeurs s'échappent par un tube dirigé vers la bouche du malade. On a fabriqué des appareils à fumigations de toutes les formes. Il est peu probable que les fumigations humides fassent pénétrer dans les poumons autre chose que de la vapeur d'eau; les fumigations sèches auraient plus de valeur.

Sales-Girons a proposé, en 1858, de substituer aux fumigations la *pulvérisation*, procédé qui consiste à diviser les liquides médicamenteux en une sorte de poussière humide composée de molécules d'une extrême ténuité. Tantôt c'est un jet de liquide qui vient se briser en poussière sur une surface polie (système Sales-Girons). Tantôt c'est un courant d'air qui, projeté dans le liquide, l'oblige à sortir en pluie fine par un orifice étroit (système Richardson). Tantôt un courant de vapeur d'eau, sortant par un orifice étroit d'une chaudière où il est soumis à une pression élevée, aspire et entraîne en le pulvérisant un liquide médicamenteux, antiseptique, acide phénique, borique, etc. (pulvérisateur à vapeur, spray de Lister).

De longues discussions ont été soutenues sur la question de savoir si la poussière médicamenteuse pénétre vraiment dans l'appareil respiratoire. Il paraît démontré que les pulvérisations, excellentes pour la bouche et le pharynx, ne pénètrent que peu dans le larynx, et à peine dans la trachée. On ne saurait donc compter sur la méthode des pulvérisations pour faire l'antisepsie locale des voies aériennes au-dessous du larynx.

Aussi, pour amener les antiseptiques au contact de la muqueuse bronchique, faut-il s'adresser à ceux qui, introduits dans le tube digestif ou sous la peau, s'éliminent par les glandules des bronches

Quand on introduit des antiseptiques dans l'estomac, c'est ou pour faire de la médication topique, et nous montrerons qu'il faut alors donner la préférence aux antiseptiques insolubles administrés en pilules, en cachets ou en suspension dans un véhicule, — ou pour faire pénétrer des antiseptiques dans la circulation afin qu'ils aillent impressionner les germes septiques dans tous les points du milieu intérieur.

On a utilisé encore le rectum pour faire pénétrer les antiseptiques (lavements liquides ou gazeux). On verra, quand nous traiterons cette question, qu'il y a lieu, lorsqu'on veut introduire des antiseptiques dans l'organisme par la voie gastro-intestinale, de tenir compte du rôle d'arrêt que le foie exerce sur un grand nombre de substances absorbées par les vaisseaux-porte.

Aussi, quand on veut avoir la certitude de faire absorber plus rapidement un médicament antiseptique, est-il indiqué de recourir de préférence à la *voie hypodermique*; dans cette méthode il faut encore avoir égard à la variabilité assez grande de diffusion de telle ou telle substance dans le tissu cellulaire. L'injection intraveineuse seule permettrait de faire parvenir en totalité et immédiatement la dose d'antiseptique voulue dans la circulation générale. Elle n'a été jusqu'ici employée qu'exceptionnellement.

On s'est proposé récemment d'utiliser la voie hypodermique pour introduire en un point de l'économie une réserve de médicament peu soluble destinée à se diffuser très lentement, mais d'une façon continue (injections de calomel ou d'oxyde jaune de mercure dans la syphilis).

On s'adresse encore à elle quand on a des raisons de ménager la susceptibilité gastrique. On peut même utiliser simultanément les deux voies d'introduction par le tube digestif et par le tissu cellulaire, dans certains cas où il est urgent d'arriver à saturer l'économie le plus rapidement possible du médicament antiseptique.

Pour faire en général une injection hypodermique avec un médicament quelconque, il serait bon de prendre, si l'on veut qu'elle soit rigoureusement aseptique, les précautions suivantes : s'assurer que le véhicule de la substance médicamenteuse est exempt non seulement de moisissures, mais de microbes, et pour cela n'employer que de l'eau sortant du filtre Chamberland ou bouillie ; lotionner avec une solution de sublimé le point où doit porter la piqûre, afin de ne pas introduire par celle-ci quelques-uns des germes septiques qui sont toujours sur la peau. Si l'on trouve cette précaution excessive, à tout le moins devra-t-on s'assurer que l'aiguille n'est pas rouillée, puis la tremper dans l'alcool et la flamber ou la tremper dans l'huile phéniquée. Si ces précautions étaient toujours suivies, on n'observerait très probablement jamais d'abcès consécutifs à des injections hypodermiques. Quand on fait une injection hypodermique de substance antiseptique, il est moins important de s'assurer de l'asepsie du véhicule. Celui-ci était de l'eau alcoolisée, de l'huile, de l'éther, ou du chloroforme jusqu'à ces derniers temps. Depuis peu MM. Albin Meunier, Vigier, Balzer, ont fait connaître l'avantage de la vaseline liquide, huile de vaseline, pétro-baseline.

Voici un tableau indiquant les formules de quelques injections antiseptiques.

Eucalyptol 19	Calomel............ 0,80	Résorcine....... 5 à 20
Iodoforme 1	Vaseline 9,20	Eaudistillée....... 1 00
Vaseline liq. médicin. 80	—	—
—	Oxyde jaune de merc. 1	Salicylate de soude.. 1
Sulfure de carbone .. 10	Vaseline 9	Eau distillée........ 4
Vaseline liquide..... 90	—	—
—	Iodoforme 5	Bichlorure de mer-
Thymol............ 10	Éther............... 15	cure............. 0,20
Vaseline liquide..... 90	Vaseline 80	Eau distillée........ 30
—	—	—
Phénol 1	Brome............. 10	Biodure de mercure 0,03
Vaseline liquide..... 99	Vaseline............ 90	Iodure de potassium
—	—	Q. S. pour dissoudre
Iode................ 2	Camphre.......... 0,50	dans Eau distillée. 2
Vaseline liquide..... 98	Huile d'amandes dou-	—
—	ces 10	Chlorhydrate de qui-
Menthol 10	—	nine neutre....... 4
Vaseline............ 90	Créosote............ 1	Eau distillée........ 8
—	Huile d'olive........ 10	
Chloroforme 20		
Vaseline liquide..... 80		

§ V.

Sommaire. — Précautions antiseptiques relatives aux médecins, aux garde-malades. — Vêtements spéciaux. — Lavage et désinfection des mains. — Hygiène antiseptique de la chambre du malade. — Désinfection du malade, de ses déjections, des vases, du linge et de l'ameublement pendant et après la maladie.

Il convient de terminer les notions préliminaires par l'indication des précautions antiseptiques que les personnes appelées à soigner des malades atteints de maladies contagieuses doivent prendre, pour se préserver autant que possible de la contagion et pour ne pas porter non plus la contagion au dehors. Nous dirons ensuite comment on doit aménager la chambre du malade pour le placer dans les conditions d'hygiène les plus favorables à sa guérison.

Le nombre des personnes chargées de donner leurs soins aux malades doit être aussi restreint que possible, et on recommande avec raison de choisir dans la famille et parmi les domestiques celles qui ont déjà été atteintes de la maladie ou qui par leur âge et leur santé habituelle doivent être présumées moins exposées à la contagion. Il faut écarter absolument les enfants, les individus que la débilité de leur constitution ou certains états morbides chroniques place plus que d'autres en état d'opportunité morbide. Pour citer un exemple, les individus atteints de catarrhe bronchique sont en mauvaise condition pour soigner des phthisiques, et les sujets qui ont de l'angine chronique doivent être écartés de la chambre d'un diphthérique ; nous croyons, et, sous l'inspiration de M. Bouchard, nous avons soutenu ailleurs cette idée, que les personnes ayant une dyspepsie intense, une dilatation de l'estomac grave nous paraissent en état d'opportunité particulière pour contracter la fièvre typhoïde. (1).

Les médecins et garde-malades doivent avoir un vêtement spécial pour entrer dans la chambre du malade ou mettre par dessus leurs vêtements un sarrau de toile, qu'ils quittent en sortant.

Chaque fois qu'on aura procédé aux soins de propreté du corps du malade, touché ses orifices naturels, son linge de corps, qu'on lui aura donné le bassin, on devra se laver les mains dans une solution antiseptique qui doit être en permanence dans une cuvette ou dans une fontaine. On peut employer pour ces ablutions fréquentes et rapides le chlorure de chaux à 20/1000, le sublimé à 1/1000, le thymol à 1/1000.

(1) P. Le Gendre. *Dilatation de l'estomac et fièvre typhoïde*. G. Steinheil, 1886.

Quand on quitte la chambre pour rentrer dans la vie extérieure, il faut faire un lavage plus minutieux encore des mains et des ongles avec le savon, la brosse et le cure-ongles, puis passer les mains dans la solution antiseptique.

Quand on aura souillé ses mains de déjections, ou de sécrétions particulièrement infectes et fétides, pratiqué certains touchers vaginaux, on pourra pour enlever l'odeur en réalisant l'antisepsie se conformer aux règles suivantes formulées par M. Danlos (1). On commence par se nettoyer soigneusement au savon, pour enlever les matières grasses qui s'opposeraient au contact des antiseptiques. Cela fait, on se lave les mains dans une solution de permanganate de potasse à 5/1000. (On peut employer des solutions plus concentrées, jusqu'à 5/100). Au contact des mains, la solution se décompose et laisse sur la peau une couche brune très adhérente de peroxyde de manganèse. Suivant la concentration de la liqueur et le temps employé (deux minutes suffisent), la coloration brune varie d'intensité. Quand on juge la teinte suffisamment foncée, il suffit, pour l'enlever, de mettre quelques instants les mains dans une solution de bisulfite de soude diluée au cinquième environ (celle du commerce). La décoloration est immédiate et la désinfection est absolue. Les doigts sentent alors un peu l'acide sulfureux, mais le moindre lavage à l'eau fait disparaître aussi cette odeur.

Les garde-malades ne doivent jamais manger ni boire dans la chambre du malade; avant de prendre leurs repas, ils feront bien de se rincer la bouche avec une solution antiseptique (eau boriquée à 3/100 ou solution d'acide chlorhydrique à 4/1000).

Le malade doit être placé dans une pièce assez vaste, facile à ventiler, recevant largement la lumière, débarrassée autant que possible des tentures et objets d'ornement.

(1) *Progrès médical*, 1886.

Si l'on peut consacrer deux pièces au malade, on mettra un lit sans rideaux dans chacune d'elles, et on changera le malade de lit et de chambre toutes les douze heures afin de pouvoir procéder au nettoyage et à l'aération prolongée de celle qui vient d'être occupée.

Il va sans dire qu'on fera en sorte qu'il y ait une température égale dans les deux pièces au moment de la translation et que les draps aient été convenablement séchés.

Les draps devront être changés, dès qu'ils auront été souillés, ou, tout au moins devra-t-on placer au niveau du siège une alèse, sous laquelle on aura glissé une toile imperméable, et remplacer cette alèse par une autre dès qu'elle aura été tachée.

Toutes les déjections (matières fécales, vomissements, crachats, urines), doivent être désinfectées immédiatement (hormis le cas où le médecin aura prescrit de les conserver pour les soumettre à son examen), par addition d'une solution forte de sulfate de cuivre, de chlorure de zinc ou de chlorure de chaux, ou d'acide sulfurique à 50 pour 1000. Pour les matières alvines, le meilleur moyen est de verser dans le bassin avant de le placer sous le malade 250 grammes environ de la solution.

Les vases contenant les déjections, ne doivent pas séjourner du tout dans la chambre ; il faut jeter aussitôt le contenu désinfecté dans les cabinets d'aisances ; puis laver à l'eau bouillante ou avec la solution antiseptique la cuvette de ceux-ci et le vase. Ces précautions sont surtout indispensables dans les maladies où les germes pathogènes pullulent dans les garde-robes (fièvre typhoïde, dysenterie, choléra, diarrhée de Cochinchine, etc.). Quand les garde-robes exhalent une odeur particulièrement infecte, on a conseillé comme moyen simple, applicable partout et réussissant à désodoriser les selles, l'addition à chaque déjection de 500 grammes de terre sèche de jardin portée au four, de suie, de charbon pulvérisé, ou même simplement de cendres de foyer à défaut de véritables antiseptiques.

Parmi les autres substances applicables à la désinfection des garde-robes on peut ranger l'huile lourde de houille qui désodorise bien et coûte peu (La proportion convenable est 100 grammes pour un litre d'eau). Il faut que les matières soient recouvertes par la couche oléagineuse qui surnage le liquide.

Les urinoirs, les crachoirs, les tables de nuit doivent être soigneusement nettoyés.

Les linges souillés seront placés immédiatement dans de l'eau maintenue bouillante ou dans une solution antiseptique.

La propreté la plus minutieuse doit être observée pour le corps du malade.

L'anus et le siège seront lavés après chaque garde-robe avec une solution antiseptique, ainsi que les organes génitaux, les régions où s'accumulent les sécrétions sébacées et la desquamation épidermique.

La bouche, la langue, les dents seront nettoyées chaque jour.

On passera attentivement et quotidiennement en revue tous les points des téguments, surtout ceux qui sont en contact avec le plan du lit, pour surveiller les érythèmes par pression, les fissures, les excoriations susceptibles d'ouvrir la porte à des infections secondaires.

Nous ne pouvons indiquer ici que les précautions générales ; nous reviendrons dans les autres parties de ce livre sur les indications spéciales que peut faire naître tel ou tel ordre de maladies.

La convalescence déclarée, le malade n'opérera sa sortie qu'après un bain savonneux.

Nous indiquerons à propos de diverses maladies la durée de l'isolement nécessaire pour que le convalescent ne puisse contaminer personne.

Quand la maladie est terminée, le rôle du médecin est de veiller attentivement à ce que la famille prenne, sous sa direction, les mesures nécessaires pour éviter la propagation de la maladie.

La destruction de certaines pièces des vêtements et de certains objets impossibles à désinfecter s'impose quelquefois.

En tout cas, la désinfection complète des autres vêtements, objets de literie, par le séjour dans une étuve convenable (à vapeur humide sous pression) est indispensable.

Dans certains cas, le lavage et le grattage des parquets et des murs, la substitution de nouveaux papiers aux anciens, l'apposition de tentures neuves, les fumigations sulfureuses dans la chambre sont des mesures auxquelles il sera nécessaire d'avoir recours.

FIN DES NOTIONS PRÉLIMINAIRES

DEUXIÈME PARTIE

ANTISEPSIE MÉDICALE

PRÉAMBULE

Définition. — Réfutation des objections faites à la légitimité de
l'antisepsie médicale. — Délimitation. — Divisions.

Nous avons exposé dans l'introduction ce qu'était l'antisepsie. Nous avons ajouté que les doctrines antiseptiques
pouvaient être appliquées, suivant les maladies, par le médecin, le chirurgien ou l'accoucheur.

L'antisepsie médicale se trouve ainsi définie *l'application
à la pathologie et à la clinique médicales de moyens prophylactiques et thérapeutiques, analogues à ceux qui ont trans-
formé à l'époque contemporaine la clinique et la pathologie
chirurgicales et obstétricales.*

L'idée d'appliquer aux choses de la médecine, — de la
médecine *interne*, comme disent ceux qui croient qu'il y a
deux ordres de médecine, — les lois de pathologie et de thérapeutique générales acceptées par les chirurgiens, a fait
bien du chemin depuis le Congrès de Copenhague, où

M. Bouchard a montré l'inanité des objections qu'on lui avait opposées.

« On ne conteste plus, disait-il alors, la valeur de l'antisepsie chirurgicale, mais on oppose à l'antisepsie médicale une fin de non recevoir absolue. On dit que, l'agent infectieux étant dans l'intimité de l'organisme, il faudra, pour l'atteindre, imprégner tout l'organisme de la substance antiseptique, qui impressionnera également les cellules humaines et les cellules de ferment, qui tuera le malade avant de tuer le microbe.

Ce sophisme peut être réfuté par trois arguments :

1º Il est des substances inoffensives pour l'homme, qui tuent, je ne dis pas les microbes, mais certains microbes. L'oxygène, indispensable à l'homme, empêche la vie de toute une catégorie de ferments ; l'argent, à dose insignifiante pour un organisme animal, arrête le développement d'un aspergillus.

2º Il y a des maladies médicales, la dysenterie, le choléra, la diphthérie, etc., où l'agent infectieux est, au moins pour un temps limité, à la surface de certains organes et pourrait être atteint localement, sans imprégnation de toute l'économie par la substance antiseptique.

3º La thérapeutique antiseptique médicale ne se propose pas de tuer le microbe, comme on le répète faussement, elle se propose seulement d'entraver sa pullulation. En effet, quand dans les maladies infectieuses la victoire se décide en faveur des ferments, c'est que ces derniers se renouvellent incessamment, parce que de nouveaux combattants, toujours plus nombreux, succèdent à ceux qui se sont usés dans la lutte pour la vie contre les cellules animales ... On peut espérer que des modifications peu considérables de l'organisme humain infecté pourraient entraver la pullulation indéfinie de certains microbes qui l'auraient déjà envahi. »

Le jour où M. le professeur Bouchard a fait cette lecture a

Copenhague, on peut dire qu'il a posé d'une façon définitive les bases de l'antisepsie médicale.

Les notions exposées dans l'introduction relativement à la façon dont les microbes vivent sur notre organisme ou y pénètrent, nous fournissent un plan naturel pour développer ce que nous avons à dire sur le parti que le médecin peut tirer de l'antisepsie.

La vaste étendue de la surface cutanée avec ses glandes innombrables, ses productions pileuses, offre un large champ d'habitation aux microbes. Les uns, indifférents, vivent sans nous nuire sur les couches épidermiques; d'autres pénètrent dans les glandes ; d'autres enfin s'insinuent jusque dans la profondeur du derme quand une perte de substance des couches superficielles le leur permet. Une fois dans le tissu cellulaire intra-dermique ou sous-dermique, c'est-à-dire dans les espaces lymphatiques, les microbes peuvent, suivant les circonstances, pénétrer plus ou moins profondément. Ils donnent ainsi naissance soit à des maladies locales du derme ou de l'hypoderme, qui resteront toujours locales, soit à des maladies primitivement locales qui se généraliseront ensuite.

Les surfaces muqueuses, sinon plus étendues, du moins plus anfractueuses que le tégument externe et surtout d'une texture plus délicate, sont toutes des voies de pénétration pour les microbes.

La muqueuse de l'appareil respiratoire est probablement la porte d'entrée de la plupart des fièvres exanthématiques.

Celle du tube digestif est d'une importance considérable et comme porte d'entrée de certains microbes pathogènes et comme habitat ordinaire d'une foule d'agents de putréfaction.

Les membranes séreuses qui enveloppent les viscères et celles qui revêtent les surfaces articulaires, sont moins souvent envahies directement par les agents septiques; ceux-ci leur sont généralement apportés par l'intermédiaire de la circulation, c'est-à-dire du milieu intérieur.

Les organes génito-urinaires sont le siège de beaucoup de maladies justiciables de l'antisepsie, mais surtout chirurgicale.

Enfin le milieu intérieur, le sang, la lymphe, les humeurs doivent être étudiés spécialement au point de vue de l'antisepsie médicale.

Nous allons donc traiter successivement, dans les chapitres qui vont suivre, l'antisepsie médicale :

1° du tégument externe ;

2° de la bouche et du pharynx buccal ;

3° des voies aériennes proprement dites (fosses nasales, pharynx nasal, bronches et poumon) ;

4° du tube digestif ;

5° des séreuses ;

6° de l'appareil circulatoire et du milieu intérieur.

CHAPITRE PREMIER

ANTISEPSIE DU TÉGUMENT EXTERNE

Sommaire. — Microbes qui existent sur la peau normale. — Propreté et
asepsie du tégument comme moyen prophylactique contre certaines
infections générales qui peuvent s'opérer par des excoriations.
Antisepsie en dermatologie. — Traitement et prophylaxie des teignes.
— Pityriasis versicolor. — Impétigo. — Ecthyma. — Furonculose. —
Erysipèle. — Bouton du Nil ou de Biskra. — Lèpre. — Chancre simple. — Rhinosclérome. — Tuberculose cutanée. — Lupus. — Manifestations cutanées de la syphilis. — Pityriasis simple. — Erythèmes.
— Eczéma marginé. — Érythrasma. — Herpès. — Pemphigus. —
Psoriasis. — Acnés. — Seborrhée. — Sueurs fétides. — Molluscum
contagiosum. — Mycosis fongoïde. — Dermatoses parasitaires chez
les diathésiques.

Il existe à la surface du corps des microbes de tout genre.
La plupart sont indifférents ; quelques-uns sont pathogènes ou peuvent le devenir.

Des microbes disposés en zooglées ont été signalés d'a-
bord par Eberth à la surface de la peau, dans la sueur, dans
les poils axillaires ; c'est dans les parties humides surtout
qu'ils pullulent. Entre les orteils se trouvent de très nombreux microcoques et bacilles. Dans le sébum de l'oreille on
rencontre des microcoques et diplocoques. Dans les pelli-
cules du cuir chevelu on rencontre des champignons, des
saccharomycètes, des microcoques et des bactéries.

Bizzozero (1) a signalé des microcoques dans les poils nor-

(1) *Arch. de Wirchow*, 1884.

maux et notamment deux formes de saccharomyces dans le furfur épidermique du cuir chevelu.

La découverte faite par Bizzozero de parasites vivants dans l'épiderme humain normal a conduit certains médecins à douter de la réalité du rôle pathogène attribué aux parasites dans quelques maladies cutanées ; d'autres médecins ont, par contre, contesté l'innocuité des microphytes de Bizzozero et leur ont attribué diverses lésions de la peau, telles que l'alopécie en aires (pelade), le pityriasis simple du cuir chevelu.

Aussi V. Mibelli (1) a entrepris sur le cuir chevelu normal quelques recherches ayant pour but d'élucider si les microphytes n'existent pas seulement à la superficie de la peau, parmi les détritus épidermiques, mais s'ils pénètrent entre les diverses couches de l'épiderme et s'insinuent dans ses innombrables replis ; pour but aussi de s'assurer s'il existe un rapport entre leur présence dans l'épaisseur de l'épiderme et les modifications spéciales de la peau ambiante, notamment l'alopécie en aires.

Mibelli a enlevé sur des cadavres frais encore intacts des petits carrés du cuir chevelu, il les a examinés par des méthodes appropriées et a constaté que les deux formes de saccharomices décrites par Bizzozero dans le furfur du cuir chevelu peuvent dans des cas normaux se trouver également entre les divers plans de la couche cornée, soit dans les follicules pileux, garnis ou non de leurs cheveux, comme au niveau même du cheveu, et loin de l'orifice des glandes sébacées. Mibelli conclut donc que les deux saccharomices décrits par Bizzozero ne possédent d'abord pas d'action pathogène au point de vue de l'alopécie en aires, puisqu'il n'y a dans cette maladie aucun rapport entre la chûte des cheveux et l'abondance des microbes ; il conclut même que l'existence de ceux-ci dans l'épaisseur de l'épiderme n'a d'in-

(1) *Bull. de la soc. des amis des sc. méd.*, ann. IV, n° 6, 1886.

fluence sur aucune forme d'alopécie, puisqu'on trouve à
l'état normal, sur des cuirs chevelus parfaitement sains,
les microphytes de Bizzozero dans les mêmes points et dans
les mêmes sièges où les avaient trouvés dans des cas pathologiques les auteurs qui leur ont attribué des propriétés pathogènes.

Mais, s'il existe continuellement sur nos téguments beaucoup de microbes indifférents, n'oublions pas que tous les
microbes pathogènes peuvent se trouver à un moment donné
en contact avec nos téguments, les microcoques vulgaires
de la suppuration comme les agents infectieux les plus spécifiques, et que tous ces ennemis qui rodent autour de la place
sont prêts à y pénétrer dès qu'une brèche accidentelle s'y
fera.

Il est donc indispensable de réaliser aussi souvent et aussi
complètement que possible l'asepsie des téguments. La propreté minutieuse confine à l'antisepsie, qui devient indispensable dès que la perte de substance la plus minime se
produit en un point quelconque de l'enveloppe cutanée. Tout
médecin attentif devra donc recommander à ses clients de soumettre soigneusement à l'antisepsie prophylactique certaines
fissures ou érosions des téguments en apparence insignifiantes, qui peuvent servir de portes d'entrée à des maladies
communes ou rares, érysipèle, tuberculose ou syphilis,
morve, charbon ou chancre simple, endocardite septique,
etc., etc.

Les lavages répétés avec des solutions actives d'acide phénique, d'acide borique ou thymique, ou de sublimé, l'occlusion des plus petites érosions par le collodion iodoformé, etc.,
sont des précautions particulièrement indispensables dans
certaines professions.

Pour faire l'asepsie quotidienne relative de la peau, les
solutions dépourvues d'odeur, ou ayant une odeur agréable,
sont de rigueur.

Celles d'acide borique à 3 et 4/100 remplissent la première condition.

En voici une qui répond à la seconde :

Acide thymique .... 1 gramme.
Alcool à 90°.. 4 grammes.
Eau distillée...................................... 995   —

Voici une formule de savon antiseptique à l'acide borique proposée par M. Hélot (de Rouen) :

Acide borique.................................... 15 grammes.
Crème de savon des parfumeurs................ 90 grammes.
Mêlez intimement.

Outre les microbes générateurs de maladies générales ou internes qui peuvent être présents à la surface de la peau, le médecin doit se préoccuper de ceux qui peuvent provoquer les maladies superficielles ou profondes, aiguës ou chroniques de la peau elle-même. Passer en revue ici toutes les dermopathies dans lesquelles les microbes peuvent jouer un rôle, dépasserait notre compétence et sortirait du cadre de ce livre. Cependant, nous ne pouvons nous dispenser d'énumérer rapidement les applications principales qui ont été faites de l'antisepsie à la dermatologie, après avoir encore plus brièvement rappelé les raisons pathogéniques qui ont pu légitimer ces applications.

Sans compter ces maladies de la peau dont on sait depuis longtemps que la cause est un végétal parasite (tricophytie, favus, pityriasis versicolor), on commence, d'après des indices plus ou moins probants, à suspecter d'être engendrées par des micro-organismes, bien d'autres dermopathies épidermiques (pityriasis du cuir chevelu, érythrasma,) vésiculeuses (certains eczémas), bulleuses (certains pemphigus), pustuleuses (impétigo, ecthyma), glandulaires ou intradermiques (certaines acnés), des mycoses plus profondes, comme le mycosis fongoïde, etc., etc.

Des troubles fonctionnels de la sécrétion cutanée (brom-
hydroses ou sueurs fétides), certaines hypertrophies papil-
laires (verrues), tiennent peut-être à la présence de microbes spéciaux.

Et la tuberculose cutanée, le lupus, la lèpre, les syphilides ? Et la furonculose, et l'érysipéle ? Toutes ces maladies spéciales à la peau, aussi bien que les manifestations
cutanées de maladies générales, n'empruntent-elles pas de
plus en plus leurs moyens thérapeutiques à l'antisepsie ?

Les médicaments les plus employés en dermatologie, les
préparations mercurielles, sulfureuses, iodiques, phéniques,
le chloral, l'acide borique, etc..., ne sont-ils pas des antiseptiques ou parasiticides ?

Ce n'est d'ailleurs pas seulement depuis ces dernières années que les médicaments germicides ont été employés dans
le traitement des maladies de la peau: Dès 1869, l'acide phénique, dont Lemaire en France s'était fait l'ardent avocat,
était utilisé comme médicament interne contre certaines dermopathies par Kohn (de Vienne), puis par Neumann, Dou-
trelepont, etc., et l'idée du rôle de plus en plus grand que la
théorie des germes allait jouer dans la dermatologie, se trouvait énoncée dans des articles tels que celui de M. de Seynes,
sur le parasitisme (1).

Teignes

Le traitement et la prophylaxie des teignes ont pour base
l'antisepsie.

L'histoire naturelle des champignons des deux principales
teignes est trop connue pour que nous ayons à en parler. Personne ne doute aujourd'hui que ce ne soit le trichophyton qui
donne naissance à la teigne tondante, à l'herpès circiné, à la
mentagre ou sycosis parasitaire, et que l'achorion de Schœn-

(1) *Archives de dermatologie*, 1869.

lein ne produise le favus. Toutefois, si leur pouvoir pathogène n'est plus discuté, divers points de leur morphologie ont été, il n'y a pas longtemps encore, le sujet de controverses. On trouvera dans l'excellente monographie de H. Feulard (1) toutes les particularités de cette histoire des teignes. Grawitz, en 1877 et 1881, avait annoncé que les champignons de la tondante et du favus étaient identiques, qu'ils ne différaient pas non plus du parasite qui cause le muguet, du microsporon furfur qui fait le pityriasis versicolor, et ne s'écartaient même que par des modifications insignifiantes d'un champignon vulgaire, l'oïdium lactis, identique lui-même au mycoderma vini. Grawitz dut plus tard reconnaître que les analogies morphologiques n'empêchent pas le trichophyton, l'achorion, l'oïdium d'être des êtres distincts; M. Duclaux démontrait à ce moment même que les premières affirmations de Grawitz étaient erronées.

L'accord en revanche est loin d'être fait sur la nature de la pelade (alopécie en aires) ou teigne décalvante; sa contagiosité, admise en général par l'école de St-Louis jusqu'ici, vient d'être remise en question par M. Aug. Ollivier, qui soutient la théorie névro-trophique. Au moment où nous écrivons ces lignes, le litige est pendant devant l'Académie de médecine; mais M. Hardy la défend énergiquement.

Trichophytie

Détruire le parasite, l'empêcher de se reproduire et d'envahir les cheveux de nouvelle formation : tel doit être le double but du traitement de la teigne tondante.

Sans parler de la calotte de poix ni du procédé des bandelettes autrefois usités, l'épilation, remise en honneur par Bazin, est encore le procédé le plus généralement employé; ce n'est donc pas sans exagération qu'Alibert traitait ce

---

(1) Teignes et teigneux (*Histoire médicale.—Hygiène publique*). G. Steinheil, 1886.

moyen « d'acte odieux qui rappelle le supplice de ces anciens martyrs de la foi, qu'on faisait mourir à petit feu ». L'épilation, douloureuse, il est vrai, est cependant généralement bien supportée par les malades, même par les enfants, au bout de deux ou trois séances. Elle comprend habituellement les cheveux de la plaque malade et une petite zône périphérique de cheveux sains ; les séances d'épilation doivent être espacées en proportion de la tolérance du malade et répétées autant qu'il est besoin.

Après chaque séance, on fait une lotion avec une solution de sublimé au 1/500 ou à 1/1000, ou bien des frictions avec une pommade contenant du turbith ou du soufre ; c'est ainsi que M. Jules Simon prescrit la pommade :

<pre>
Axonge benzoïnée............................. 30 gr.
Turbith minéral..............................   4 gr.
</pre>

M. Ern. Besnier emploie de préférence une pommade soufrée contenant 1 à 2 grammes pour 30 grammes d'excipient.

Kaposi, outre les solutions alcooliques et éthérées d'acide phénique et d'acide salicylique, se sert, pour les lotions, de la teinture de fragon et du mélange suivant :

<pre>
Alcool de lavande............................ 50 gr.
Alcool de potasse............................ 25 gr.
Huile de fragon.............................. 15 gr.
Lait de soufre............................... 10 gr.
Baume du Pérou ....   1 gr. 50
</pre>

La méthode de l'épilation, combinée avec les pommades ou mélanges parasiticides, est encore actuellement la meilleure. Elle présente cependant quelques difficultés : elle nécessite de la part de celui qui la pratique une certaine habileté et beaucoup d'habitude ; en dehors des services hospitaliers, à la campagne surtout, l'épilation est difficile à faire, faute d'épileur. C'est alors que, pratiquée par une personne inexpérimentée, elle devient très douloureuse. Ces difficultés pratiques expliquent les tentatives des médecins qui cherchent à obtenir la chute des cheveux malades, sorte d'épilation spontanée en provoquant une dermite par des topiques irritants.

C'est ainsi qu'on a employé des topiques vésicants (Van Harlingen, Duhring), le pétrole (Browne), la poudre de Goa ou ararobo, l'acide phénique, l'acide salicylique, l'iode ou la teinture d'iode, etc, etc. L'iode est très employé à Londres dans la préparation suivante, appelée pâte de Coster :

       Pommade de goudron .... 30 gr.
       Iode .... 7 gr.
   Il faut ajouter l'iode à la pommade graduellement et mélanger lentement.

La teinture d'iode a donné de bons résultats au Dr Lespiau (d'Amélie-les-Bains) ; il se servait du mélange suivant :

       Glycérine .... 20 gr.
       Teinture d'iode............................. 10 gr.
       Tannin..................................... 1 gr.

C'est sans aucun résultat que M. Lailler a employé la teinture d'iode contre la teigne tondante, alors que quelques applications suffisent généralement pour faire disparaître l'herpès circiné.

Les deux méthodes de traitement les plus importantes, en dehors de l'épilation, dont on se soit sérieusement occupé dans ces dernières années, sont les frictions avec l'huile de croton et l'acide pyroligneux.

L'usage de l'huile de croton a été surtout préconisé par MM. Mollière, Ladreit de Lacharrière (1), Descroizilles (2) : voici quel est, avec quelques variantes, le mode de traitement de ces auteurs. Le topique se compose d'un mélange, à parties égales, d'huile de croton, de cire vierge, et de beurre de cacao; on donne à ce mélange, qui est solide, la forme d'un petit bâton de deux centimètres de diamè-

____

(1) *Bulletin de l'Académie de médecine*, juillet 1875. — *Union médicale*, janvier 1884.

(2) *Semaine médicale*, 1883.

tre sur dix centimètres de longueur, et on le recouvre
d'une feuille d'étain pour protéger contre son action les
doigts de l'opérateur. Après avoir rasé la plaque malade,
on la frictionne pendant 30 à 50 secondes avec le cosmétique, et on y applique, après l'avoir soigneusement es-
suyée et même raclée, une plaque de taffetas gommé.

La partie frictionnée se recouvre rapidement de vésicules,
de pustules, puis de croûtes semblables à celles de l'impétigo. On renouvelle les frictions deux ou trois fois, si on le
juge convenable, lorsque les croûtes sont tombées. L'application de quelques cataplasmes de fécule suffit généralement
pour calmer l'inflammation et amener la chute des croûtes.
On applique, pendant quelques jours, de l'huile d'amandes
ou de la glycérine, pour faire cesser le gonflement et la rougeur du cuir chevelu. — « Ce traitement est simple, facile,
exempt de dangers et même d'inconvénients ; il peut être appliqué par tout le monde » dit M. Ladreit de Lacharrière. Voici
en quels termes M. Ernest Besnier (1) a apprécié les avantages
des deux méthodes comparées et répondu au reproche que lui
faisait M. Ladreit de Lacharrière de ne pas employer le traitement par l'huile de croton : « Si les grands services de Saint-
Louis n'ont pas adopté ce traitement facile et sans douleur »,
c'est qu'après l'avoir longuement expérimenté, et après avoir
constaté les résultats de son application, non seulement par
eux-mêmes, mais par divers médecins de la ville (et cela
publiquement et scientifiquement), ils ont dû l'abandonner
et le déconseiller en raison de ses inconvénients multiples,
et surtout à cause des alopécies définitives qu'il produit trop
souvent dans une affection dont la guérison sans trace est la
règle, toutes les fois où une médication inconsidérée n'est
pas intervenue.« Quant à l'épilation qui n'a rien de commun
avec les épreuves cruelles de la calotte, elle se pratique dans

(1) *Union médicale*, 10 janvier 1884.

les limites tellement restreintes autour de la plaque malade,
qu'il y a une exagération inacceptable à la présenter comme
acte de cruauté ; et si les « grands services » la préfèrent, c'est
que les médecins qui les dirigent reconnaissent qu'elle est
nécessaire et parfaitement tolérable, dans les conditions où
elle est pratiquée sous leurs yeux et sous leur surveillance
directe ».

M. le Dr Cramoisy (1) a préconisé l'acide pyroligneux qui, appliqué sur la peau, dissout les graisses, la fibrine et la muco-
sine, et pénètre, par imbition, dans le follicule pileux jusqu'au bulbe du cheveu ; il se sert du mélange suivant :

> Acide pyroligneux. . . . . 1000 gr.
> Acide salicylique. . . . . 2 gr.
> Oxyde rouge de mercure. . . . . 1 gr.

Les deux derniers médicaments sont ajoutés pour rendre
l'acide plus énergique et en faire un parasiticide puissant. —
On fait sur les parties malades, pendant au moins deux ou
trois jours de suite, de légères frictions avec un pinceau de
soies de sanglier un peu raide, imprégné de la solution pure
ou légèrement étendue d'eau, si le sujet est très jeune ou s'il
a la peau irritable. — Du rapport fait sur ce traitement par
M. Besnier à l'Académie, et d'expériences tentées à l'hôpital
Saint-Louis et à Trousseau, on a du conclure que, si l'acide
pyroligneux peut, dans certains cas, guérir la teigne tondante, son emploi n'est pas exempt de dangers.

Aussi, est-ce avec raison que M. Lailler a dit : « qu'on
n'a pas encore pu trouver d'agent qui amène, avec certitude
et dans des conditions de même intensité, une dermite compatible avec une sorte d'exsudation des cheveux et de leurs
champignons, compatible surtout avec la repousse des cheveux ». En l'absence d'un traitement capable de remplacer
avantageusement l'épilation « destinée à disparaître un jour

____

(1) *Traitement des teignes.* Paris, 1882.

ou l'autre » (Lailler), c'est encore à cette méthode qu'il faut avoir recours dans le traitement de la tondante ; en même temps, on cherchera à favoriser l'élimination spontanée du poil infiltré, et on ne déterminera aucune excitation assez vive pour amener une dermite véritable au niveau de la plaque. (Besnier).

Favus.

Si la tondante est si rebelle, si longue à guérir, c'est que l'épilation ne peut être appliquée qu'incomplètement : le parasite altérant profondément le cheveu, celui-ci se rompt quand la pince le saisit et la partie qui reste est malade. Pour les cheveux complètement envahis par le trichophyton, l'épilation est même absolument impossible. « Les cheveux complètement trichophytiques ne s'épilent pas, ils cassent ou on les casse (Besnier) : aussi, dans la tondante, la plus grande part de la guérison peut-elle être attribuée à l'élimination spontanée du parasite.

Il n'en est plus de même dans le favus : parfois le cheveu n'est que peu envahi par le parasite ou l'est généralement moins que dans la tondante. Aussi le cheveu est-il plus résistant, et l'épilation peut-elle se faire d'une manière plus sûre et plus efficace.

Avant l'épilation, on commence par couper au ciseau tous les cheveux qui dépassent les godets faviques ; puis on débarrasse la tête des croûtes à l'aide de cataplasmes, en couvrant les surfaces malades avec un mélange à parties égales de savon mou de potasse et d'axonge ; peu à peu, avec des cataplasmes mis en permanence la nuit, la masse favique se désagrège, se détache, ou est détachée à l'aide de lavages avec l'eau chaude.

On fait raser tout le cuir chevelu, lorsque le favus n'est pas localisé ; puis on cherche à faire disparaître les cheveux envahis par l'achorion et à détruire les éléments parasitaires qui sont restés à l'intérieur des follicules. Pour arriver à ce résultat, quelques auteurs emploient les mêmes moyens que pour la tondante : ils provoquent une inflammation de cuir chevelu avec des frictions d'huile de croton, de térébenthine, d'huile éthérée, etc.; ces moyens ne doivent pas être préférés à l'épilation qui agit dans le favus plus efficacement que dans la tondante. Lorsque, après une première épilation, les cheveux reparaissent assez longs pour être saisis, on recommence l'épilation en arrachant seulement les cheveux altérés ou suspects.

Après chaque épilation, on lotionne le cuir chevelu avec une solution de sublimé à 3 4 ou 5/1000, puis on frictionne la tête avec une pommade soufrée ou au turbith minéral ; Barlow emploie le mélange suivant :

Eau de chaux		220
Savon blanc		18
Alcool rectifié		
Sulfure de potasse	ââ	8

Sans doute, même avec l'épilation, le favus met longtemps à guérir ; malgré les lotions excitantes, les cheveux ne peuvent repousser qu'au bout de plusieurs mois avec leurs caractères normaux, longtemps il ne repoussent qu'onduleux et lanugineux ; longtemps le cuir chevelu reste rouge et lisse ; mais, grâce à l'épilation, le favus guérit presque toujours, à moins qu'il ne soit de date trop ancienne : auquel cas les frictions irritantes seraient loin de remédier à la calvitie.

Pelade.

La nature parasitaire, la contagiosité de la pelade sont, nous l'avons dit, un sujet en cours de controverse. Nous pouvons cependant sans inconvénient indiquer le traitement. L'épilation ne rend, ici, que de médiocres services ; les cheveux tombent d'eux-mêmes, et parfois en peu de temps. L'épilation, inutile à l'entour de la plaque, devient impossible à son centre, puisqu'il n'y a plus de cheveux. « On n'épile pas l'ivoire » (Bergeron).

S'il n'y a qu'une plaque de pelade, on peut se contenter de la raser en dépassant la circonférence d'un centimètre environ, puis on applique sur cette surface des topiques qui sont des révulsifs plutôt que des antiseptiques ; frictions avec teinture de cantharides pure ou associée à un alcoolat aromatique, application d'emplâtre de thapsia, vésicatoire volant (Labric, Vidal), ou simplement liniments ammoniacaux, chloroformés, etc., de manière à entretenir au niveau de la plaque malade une irritation modérée de la circulation et une exfoliation épithéliale (Besnier et Doyon). Toutefois il importe ne pas employer d'agent trop irritant ; cependant le crayon crotoné de Ladreit de Lacharrière peut ici avantageusement être employé à la condition que la dose d'huile de croton ne dépasse pas 25 p. 100. M. Descroizilles (1) a remarqué que dans la pelade le cosmétique à l'huile de croton produisait simplement de la rubéfaction et non de la vésication ; cette faible action des irritants pourrait même servir à faire reconnaître la pelade dans les cas douteux.

S'il y a des plaques multiples, il vaut mieux raser complètement le cuir chevelu, puis employer tour à tour les révulsifs, les excitants, la rasure, l'épilation ; de plus, il faut faire exécuter chaque matin un savonnage de la tête ; puis, lorsque la tête est sèche, faire une friction avec un liniment plus ou moins excitant, suivant la sensibilité du malade. — L'eau froide, l'électricité à courants continus ou induits, n'ont donné, jusqu'à présent, que d'assez médiocres résultats.

(1) *Manuel de pathologie et de clinique infantiles*, page 757.

Le nombre des mixtures indiquées pour le traitement de
la pelade montre qu'elles sont loin d'être efficaces ; qu'il
nous suffise de citer les plus usuelles. C'est ainsi que
M. Besnier emploie le liniment suivant :

<pre>
Alcoolat de Fioraventi...........   100 gr.
Teinture de cantharides..........)
Teinture de noix vomique........ } àà 10 à 30 gr.
</pre>

et fait pratiquer chaque soir une friction sur tout le cuir chevelu avec la pommade :

<pre>
Vaseline......................   100 gr.
Huile de bouleau blanc.........   5 à 10 gr.
Soufre........................)
Turbith minéral............... }   àà 2 à 4 gr.
</pre>

M. Lailler fait raser la tête deux fois pas semaine, puis
frictionner matin et soir avec la préparation suivante :

<pre>
Baume de Fioraventi   )
Alcool camphré   } àà............... 100 gr.
Teinture de pyrèthre)
Ammoniaque liquide.....................   6 gr.
</pre>

ou bien :

<pre>
Baume de Fioraventi) àà ....   100 gr.
Alcool camphré   )
Teinture de cantharides...............   25 à 50 gr.
</pre>

M. Lailler emploie également, en variant un peu les doses
suivant les sujets, le mélange :

<pre>
Alcool à 90° ....   100 gr.
Essence de térébenthine..................   20 gr.
Ammoniaque.............................   5 gr.
</pre>

Si l'odeur de térébenthine déplait au malade, on peut la
modifier ainsi :

<pre>
Alcool à 90°..................... ....   100 gr.
Essence de bergamote.....................   20 gr.
Essence de wintergreen..................   2 gr.
Sulfate de quinine......................   1 gr.
</pre>

C'est un mélange analogue qu'indique Wilson :

Eau de Cologne.........................   50 gr.
Teinture de cantharides.................   6 gr.
Essence de romarin.....................   X gouttes
Essence de lavande.....................   X —

M. Vidal prescrit un mélange qui a l'avantage de pouvoir être préparé par le malade et d'être moins coûteux que les autres :

Décoction de feuilles de noyer.......   200 à 300 gr.
Rhum...................................   15 gr.
Ammoniaque liquide....................   5 gr.

Un point très important dans le traitement des teignes est le traitement général ; il faut mettre le malade, généralement un enfant, dans de bonnes conditions hygiéniques, lui donner de l'huile de foie de morue, des ferrugineux, des toniques et reconstituants. L'hydrothérapie, lorsqu'elle n'est pas contre-indiquée par quelque trouble morbide, peut favoriser la guérison. Ces moyens d'action sur l'état général sont tellement indispensables qu'on voit des faveux guérir assez rapidement lorsqu'on améliore leur situation matérielle ; puis la maladie reparaît au bout de quelques semaines, dès que l'enfant retombe dans un milieu misérable.

Prophylaxie des teignes. — Est-ce à cette thérapeutique que doit se borner l'intervention du médecin dans les teignes ? Non assurément ; il faut empêcher les enfants sains de contracter la teigne et les teigneux d'augmenter l'étendue de leurs lésions et de contaminer les autres.

C'est principalement pour la tondante, plus que pour le favus, que la contagion est à craindre ; quant à la pelade, en présence des divergences d'opinions dont nous avons parlé, nous n'osons trancher la question.

Les partisans de la théorie nerveuse, comme M. A. Ollivier, réclament énergiquement qu'on laisse les peladeux continuer à fréquenter l'école ou le lycée ; les tenants de la contagion demandent le maintien des règlements prohibitifs. Il suffirait en tout cas de quelques précautions pour annihiler les rares chances de contagion de la pelade.

Quant à la tondante et au favus, les mesures prophylactiques doivent être très- rigoureuses ; il est sage, quel que soit le mode de traitement employé, de faire des onctions grasses et de se servir de la pommade soufrée : on empêche ainsi le parasite d'envahir les parties non atteintes du cuir chevelu, et d'être transporté chez un autre sujet. C'est dans ce double but que M. Bucquoy a préconisé un pansement à la fois curatif et prophylactique : ce procédé consiste à appliquer sur la tête rasée une véritable calotte de collodion au sublimé : les mucédinées seraient tuées par le sel mercuriel et les spores ne pourraient se disséminer dans l'atmosphère.

On doit éviter avec grand soin que les coiffures, les objets de toilette (rasoir, peigne), appartenant à des teigneux, servent à des sujets indemnes : M. Lailler a depuis longtemps démontré que les garçons étaient plus facilement contaminés que les filles, parce qu'ils enlèvent volontiers leurs coiffures pendant leur jeux et prennent sans façon à tort la casquette du voisin et en même temps ... sa maladie.

Si l'on observe encore aujourd'hui de nombreux cas de teigne, tant à Paris qu'à la campagne, c'est que les agglomérations d'enfants, nécessitées par leur instruction, créent de bonnes conditions pour la propagation de ces maladies ; aussi la surveillance du médecin doit-elle être minutieuse. Dès qu'un enfant lui est signalé comme présentant quelque chose d'anormal du côté du chevelu, il doit l'examiner avec soin ; tant que le diagnostic n'est pas nettement posé, il est plus sage d'isoler l'enfant que d'exposer toute une école à une contagion possible. Combien d'épidémies locales seraient ainsi évitées !

C'est surtout lorsqu'il s'agit de déclarer un enfant guéri que le médecin doit redoubler de prudence : sa responsabilité est en effet très grande, et un peu de précipitation pourrait être fort préjudiciable à d'autres enfants. « Vous aurez, dit M. Lailler, dans la pratique, à résister aux sollicitations dès parents qui veulent rendre leur enfant à la vie de famille et à la vie d'école ; ne vous laissez pas influencer par ces pressions fort respectables, demandez des délais pour formuler votre jugement, réexaminez attentivement pour vous assurez que la guérison ne se dément pas, alors seulement déclarez que l'enfant vous paraît guéri. » Il est même prudent, lorsque l'enfant est rentré dans l'école, de le surveiller pendant quelques semaines et de faire quelques examens de précaution. — Ne pourrait-on pas ainsi, à l'aide d'une prophylaxie sévère, arriver à faire disparaître presque complètement les teignes et à en préserver les enfants, déjà exposés à tant d'autres maladies plus difficiles à éviter ?

Il faut louer l'Assistance publique d'avoir vulgarisé la prophylaxie de la teigne par la publication des instructions suivantes.

Instructions pour les familles.

A. — L'efficacité du traitement dépend, en partie, des soins particuliers que les teigneux peuvent prendre ou recevoir dans leur famille.

B. — La teigne est une maladie contagieuse, c'est-à-dire qu'elle se transmet facilement de l'individu malade aux personnes qui l'entourent, lorsqu'elles négligent de prendre certaines précautions qui seront indiquées plus loin.

En conséquence :

Pour assurer la guérison, on doit :

1° Savonner chaque matin la tête, avant d'appliquer la pommade qui sera remise, et dont il est indispensable d'enduire tous les jours les surfaces malades ;

2° Peigner et brosser chaque matin les parties non épilées ;

3° Faire prendre un bain au moins par semaine, et examiner avec soin toute surface du corps, afin de signaler au médecin toute éruption suspecte, lors de la première visite à l'hôpital ;

4° Amener ponctuellement le malade aux visites indiquées.

Pour éviter la contagion, les parents auront soin :

1° De ne jamais se servir, pour eux mêmes ou pour leurs autres enfants, du peigne et de la brosse employés pour le teigneux :

2° De tenir la tête du teigneux constamment couverte d'un béguin, qui devra être changé une fois au moins par semaine :

3° De ne pas faire coucher ensemble les individus sains et l'individu malade ;

4° De soigner minutieusement la chevelure des enfants restés sains, et de prendre eux-mêmes les plus grands soins de propreté pour les cheveux et pour la barbe ;

5° De signaler au médecin tout bouton ou toute éruption farineuse survenue chez eux ou chez leurs enfants.

Pityriasis versicolor.

Le parasite de cette dermatose est le microsporon furfur. Ce végétal est d'une vitalité médiocre, puisqu'il suffit de quelques applications antiseptiques pour en venir à bout. Voici une lotion que M. Besnier emploie : ·

> Bichlorure de mercure........................   0 gr. 25 centigr.
> Eau distillée..................................... 125 gr.

Faites dissoudre. Lotionnez la peau après l'avoir frotté avec du savon ponce.

La pommade suivante, formule de M. Hardy, peut être appliquée dans l'intervalle des lotions.

> Soufre sublimé.................................   9 grammes
> Axonge..   80   —
Mêlez.

Impétigo.

Tilbury Fox, en 1864, aurait le premier signalé la contagiosité de l'impétigo. Wooster Beach, en 1883, a décrit une épidémie d'impétigo dans laquelle 40 ou 50 personnes avaient été atteintes.

Parmi les médecins d'enfants qui voient plus de cas d'impétigo que tous leurs confrères, M. J. Simon a toujours enseigné que l'impétigo est contagieux, se basant sur ce qu'il

le rencontrait en même temps chez la mère et chez l'enfant,
ou chez plusieurs enfants d'une même famille.

M. Edm. Chaumier (du Grand-Pressigny) a fait au Congrès de Blois, en 1884, une communication sur une maladie
à manifestations multiples, maladie contagieuse, inoculable, épidémique, dont les manifestations sont si différentes
les unes des autres qu'on les a prises jusqu'aujourd'hui
pour autant de maladies : l'impétigo avec toutes ses formes, la tourniole, et certaines vésicules pemphigoïdes, le panaris, le furoncle, la pustule conjonctivale, sont les principales expressions de cette maladie, — qui n'a pas de nom
jusqu'à présent, M. Chaumier laissant à d'autres le soin de
la baptiser. — M. Chaumier incline à ne pas faire de distinction entre l'impétigo contagiosa et l'eczéma impétigineux
si fréquent derrière les oreilles des petits enfants. L'impétigo
granulata lui semble aussi de même ordre, bien qu'on l'ait
en général considéré comme provoqué par les poux. Il en
rapproche certaines desquamations de la peau et surtout du
cuir chevelu, où le mélange des poussières, de la séborrhée et des écailles épidermiques, donne lieu à une calotte
plus ou moins parcheminée. La conception de M. Chaumier est certainement intéressante, et elle s'appuie sur des
faits cliniques bien observés, réserves faites au sujet de l'impétigo granulata et de la séborrhée. La contagiosité des tournioles est attestée par l'observation. Tout récemment M. Aubry
(*Lyon méd.* 1886) a constaté que dans une école 12 enfants
et la maîtresse, dans la même classe, furent atteints successivement de tournioles ; dans le pus de celles-ci, M. Aubry
a trouvé des staphylocoques et streptocoques.

Impétigo, tournioles, panaris, furoncles, etc., sont des lésions causées toutes peut-être par les microcoques de la suppuration. Mais il se peut aussi que les diverses manifestations
dont parle M. Chaumier, ne soient pas causées par le même
parasite. Tant d'agents infectieux sont répandus à la surface

des téguments et n'attendent pour manifester leur virulence que l'occasion de franchir l'épiderme ou de s'introduire dans les glandes. L'impétigo et les lésions de grattage qui l'accompagnent ouvriraient la porte aux microbes pyogènes de la tourniole, du panaris, du furoncle ; il faut peut-être voir dans la coëxistence de ces diverses manifestations chez les mêmes sujets un exemple de ces infections complexes, si fréquentes en bactériologie, et dont nous aurons plus d'une fois à parler.

Quoi qu'il en soit, voici un traitement de l'impétigo basé sur l'antisepsie qui réussit toujours à guérir les enfants rapidement, et qui a été institué à la Clinique des Enfants Malades par M. Ern. Gaucher, médecin des hôpitaux, à qui M. le professeur Grancher a confié la direction du service dermatologique. On applique d'abord, pour faire tomber les croûtes, des cataplasmes de fécule de pommes de terre refroidis, arrosés d'eau boriquée et on enduit ensuite la surface rouge et suintante mise à nu avec le topique suivant :

> Glycérolé d'amidon .... 30 grammes.
> Acide borique............................... 3 grammes.

Les traitements de M. Besnier et de M. Vidal ont aussi l'antisepsie pour base.

M. Vidal fait tomber les croûtes avec le cataplasme de fécule ; on lave ensuite la région malade avec une solution antiseptique, eau de baryte ou eau-de-vie camphrée diluée. Sur chaque pustule impétigineuse, on applique un petit morceau d'un emplâtre rouge contenant du minium et du cinabre, qui doit être changé chaque jour au moment où on fait la lotion.

M. E. Besnier fait laver au début avec l'eau boriquée à 1/50, puis recouvrir de huit ou dix doubles de tarlatane imbibée d'eau boriquée et de taffetas gommé. Quand la dermite pustuleuse commence à s'apaiser, on ajoute un peu de sublimé à l'eau boriquée, enfin on recouvre les pustules d'un emplâtre agglutinatif dont voici la formule :

Onguent de Vigo.................................... 5 grammes.
Acide borique..................................... 1 gramme.
Vaseline .... 30 grammes.
Étendre sur une toile fine.

Ecthyma.

Les lésions pustuleuses de l'ecthyma simple, non spécifique, contiennent certainement des microbes.

M. Vidal a démontré, en 1872-73, que les pustules d'ecthyma
de la fièvre typhoïde et d'ecthyma simplex sont auto-inocu-
lables, que les pustules obtenues par inoculation ont une
marche identique à celles qui étaient survenues spontanément, qu'elles peuvent à leur tour donner naissance par inoculation à d'autres pustules ; mais le pouvoir reproducteur
a paru aller en s'affaiblissant, au point d'être nul à la 3ᵉ ou
4ᵉ génération.

Nous ne connaissons pas de meilleur traitement pour
l'ecthyma que de lotionner, après la chute des croûtes, la
région envahie avec une solution d'acide borique ou de sublimé, puis de recouvrir en permanence chaque pustule d'une
rondelle d'emplâtre mercuriel de Vigo ou d'emplâtre rouge de
M. Vidal. dont voici la formule :

Emplâtre diachylum........................... 27 grammes.
Minium .... 2 gr. 50.
Cinabre...................................... 1 gr. 50.

Furonculose.

Il n'y a guère de question de pathologie plus propre que
celle-ci à mettre en lumière les conséquences pratiques des
découvertes microbiologiques dans leurs applications à la
thérapeutique. Tant qu'on n'a pas connu exactement la cause
des furoncles, bien des traitements ont été essayés sans

succès, tandis qu'aujourd'hui, leur cause étant connue, la thérapeutique étiologique, la seule rationnelle, triomphe rapidement de cette maladie.

Mais ce n'est qu'à une époque assez récente que la notion de contagion, nettement établie, est venue éclairer toutes les particularités de l'histoire assez bizarre de la furonculose.

Dès l'année 1866, J. Startin (1) notait l'auto-inoculation des furoncles sur le corps des malades eux mêmes par l'acte du grattage, la transmission d'individus à individus cohabitant ou ayant d'intimes contacts, l'apparition des furoncles sur les mains des chirurgiens, soit au niveau de quelque érosion de l'épiderme, soit consécutivement à la piqûre d'instruments tranchants incomplètement nettoyés après l'incision d'une tumeur furonculeuse.

Trastour (de Nantes) raconte l'histoire de religieuses qui, ayant soigné une des leurs affectée de furoncles, contractèrent des furoncles aux doigts, aux mains, aux avant-bras, à la face, et la seule personne de la communauté qui en fut exempte, quoiqu'elle lavât les linges souillés par les pansements, dut l'immunité à la précaution qu'elle avait prise, de les laisser tremper longtemps dans un bassin plein d'eau, et de les toucher non avec les mains, mais avec un morceau de bois (2).

Lœwenberg (3) rapporte une série de faits dans lesquels la contagion est indéniable; d'autre part, les recherches microbiologiques de Pasteur ont permis de démontrer le parasite jusqu'alors soupçonné.

Pasteur a montré qu'il y a entre la parasite du furoncle et celui de l'ostéomyélite grande similitude, sinon identité.

Garré (dans Flügge. *Die mikro organismen;* V° Auflage, p. 148) applique sur la peau de son bras très saine plusieurs co-

<hr>

(1) *Brit. med. Journal.*
(2) *Bull. de l'Acad. des sciences,* 1880.
(3) *Progrès médical,* 1880.

lonies de staphylocoques prises dans du pus d'ostéomyélite ;
ceux-ci, pénétrant dans les conduits excréteurs des glandes
cutanées, produisent des furoncles en grand nombre.

Le microbe de la furonculose a été retrouvé par Lœwenberg. Ce microbe descend le long du poil, comme par un fil
conducteur, arrive au fond des follicules pileux et s'y multiplie si rapidement que bientôt un grand nombre de glandes
sont pleines de colonies de micro-organismes qui provoquent
une inflammation locale soit par une action purement mécanique, soit en produisant une substance irritante.

L'air et l'eau sont les véhicules des microbes du furon-
clé ; ainsi s'explique l'apparition des furoncles sur des parties découvertes du corps, ou fréquemment en contract avec
des eaux impures employées pour le lavage quotidien ; ainsi
s'expliquerait encore le fait, noté par Kaposi, que l'usage des
douches a pu provoquer une éruption furonculeuse. Lorsqu'un furoncle a suppuré, le liquide qui s'en écoule, riche
en microbes, vient souiller les parties voisines ou déclives
de la peau et diffuse le mal, sans compter que les mains
mêmes du malade ou le déplacement du pansement peuvent
devenir des agents de transport des microbes.

La notion de la nature parasitaire du furoncle n'exclut pas
formellement certaines influences étiologiques antérieurement admises, de telle sorte que le microbe ne représente
pas toute la maladie. De quelque microbe qu'il s'agisse, celui
de la furonculose comme celui de la tuberculose, il ne peut
se développer que sur un terrain de culture favorable. L'un
comme l'autre, comme d'ailleurs beaucoup de microbes
pathogènes, transportés par l'air et par l'eau, arrivent au contact de notre organisme et même s'y introduisent sans doute
bien souvent, sans qu'il en résulte de dommage pour nous
tant que nous ne sommes pas en état d'opportunité morbide.

Il peut donc arriver que certains troubles de la nutrition,
certains changements dans la constitution chimique de nos

humeurs soient indispensables pour permettre aux microbes de la furonculose d'exercer dans nos glandes cutanées leur action défavorable. Ces changements de nos tissus et humeurs peuvent être la glycémie, l'uricémie, l'absorption des produits d'une élaboration digestive imparfaite, etc.

La nature parasitaire du furoncle étant démontrée, — que le microbe spécifique soit ou non celui qui a été décrit par Pasteur, Lœwenberg et d'autres, — les moyens qui réussissent presque à coup sûr à guérir, ou en tout cas à empêcher la pullulation, dérivent de cette notion. Ces moyens sont nombreux et d'inégale efficacité : ils ont été énumérés tous dans le travail si complet de M. Gingeot (1), auquel nous les empruntons.

Bretonneau et Velpau préconisaient pour faire avorter les furoncles le nitrate d'argent, les acides énergiques, l'acide phénique, la potasse caustique, le nitrate acide de mercure, le chlorure de zinc, etc. qui agissaient évidemment comme parasiticides.

Plus récemment le nitrate acide de mercure a été employé avec un très grand succès par J. Startin, le premier, nous l'avons vu, qui ait affirmé la contagiosité et l'auto-inculation du furoncle. Il plaçait sur le clou un emplâtre d'opium, ouvert à la partie moyenne au niveau du point où devait porter la cautérisation ; puis, dans cette zône découverte, il appliquait le caustique avec un pinceau de verre filé et terminait en recouvrant le tout d'un cataplasme enduit d'onguent napolitain.

M. Jorissenne (2) disait récemment qu'il avait réussi à faire avorter des furoncles même assez volumineux par des onctions avec une pommade au précipité rouge (0,10 centigr. pour 10 grammes de lanoline).

Peter Eade opérait comme Startin : mais, après avoir tou-

(1) *Bull. de thérap.*1885.
(2) *Annales de la Société méd. chir. de Liège*, 1887.

ché la peau au sommet du furoncle avec le nitrate de mercure, il laissait en permanence comme topique une solution de quatre parties d'acide carbolique ou phénique dans une partie de glycérine (1876).

Hebra conseillait comme abortif une vessie contenant un mélange réfrigérant (sel marin et glace pilée), auquel M. Panas a substitué (1) des compresses d'eau glacée renouvelées incessamment. Le froid agit aussi en modifiant la vitalité des microbes.

Planat (de Nice) a prétendu supprimer toute éruption furonculeuse par l'application d'une mixture d'extrait de feuilles fraîches d'arnica et de miel rosat. La teinture d'arnica unie à l'acide tannique, vantée par B. Halle (2), agissait probablement par l'alcool et le tannin.

L'application répétée plusieurs fois par jour d'alcool camphré sur le furoncle aurait donné les meilleurs résultats à Simon (*France médicale*, 1872), et c'est aussi ce procédé, modifié par lui, que M. Gingeot croit préférable, alors que la furoncle réside sur les parties couvertes de vêtements. Voici en quoi consiste ce procédé : « On prépare un petit morceau d'ouate, auquel on donne une forme circulaire, plane et seulement un peu convexe du côté qui ne doit pas toucher la peau. La largeur de ce morceau varie selon les cas, mais doit toujours dépasser l'étendue de la lésion qu'on veut combattre. Avec un pinceau, on revêt la face cutanée du disque d'ouate d'une couche épaisse de mucilage de gomme au niveau du bord libre. Préparé ainsi, le disque s'applique sur le furoncle, excepté au niveau de la partie centrale du morceau d'ouate : grâce à la gomme, l'adhérence à la peau est très suffisante et se maintient pendant la marche et les mouvements du corps. Cela fait, il est très facile d'imprégner d'alcool camphré le revêtement d'ouate du furoncle ; il n'y a qu'à verser goutte à goutte

(1) *Gaz. des hôpitaux*, 1881.
(2) *Cincinnati Sancet*, 1873.

le liquide sur l'ouate, soit directement de la bouteille, soit
avec un compte-gouttes ou un pinceau. Grâce à l'épaisseur et
à la nature spongieuse de l'ouate, l'humidité persiste pendant un temps relativement long. Le malade peut vaquer à
ses affaires et, au premier moment de loisir, arroser de nouveau d'alcool camphré. » Il paraît que ce traitement, institué
dès le début, peut faire avorter les furoncles et surtout les
empêcher de proliférer.

La teinture d'iode, préconisée par Boinet, vers 1865, n'agit
pas autrement que l'alcool camphré et est encore plus simple.
Elle est un parasiticide pour les microbes du furoncle aussi
bien par l'alcool que par l'iode. On fait des badigeonnages
abondants sur le furoncle jusqu'à ce qu'il se forme à son
niveau une couche épaisse de teinture donnant une teinte
brun foncé et on recommence plusieurs fois par jour les
jours suivants. C'était la méthode dont se servait déjà avec
succès le syphiligraphe Cullerier contre les bubons véné-
riens, en combinant son emploi avec les vésicatoires volants.

Une particularité peu connue au cours de la furonculose
est que les pustules d'ecthyma et les bulles de pemphigus se
mélangent parfois aux furoncles et que bulles et pustules
peuvent à un moment donné de leur évolution se transformer
à leur tour en furoncles par suite de l'inoculation des schizomycètes furonculeux sur un terrain bien préparé. La déduc-
tion pratique de ce fait, c'est qu'il faut, chez les personnes
atteintes de furonculose, badigeonner de teinture d'iode toute
apparence d'ecthyma ou de pemphigus qui se trouve dans le
voisinage. La teinture d'iode doit être très concentrée pour
exercer véritablement une action parasiticide.

Küss (de Strasbourg) et Bach ont proposé l'emploi d'une
solution concentrée de chlorate de potasse.

Plus récemment Loewenberg a vanté l'acide borique en
solution concentrée pour fomentations : ce topique est surtout préférable pour traiter les furoncles du visage ou du

conduit auditif. Loewenberg conseille, en outre, de percer
le furoncle ou mieux la glande qui commence à en être le
siège avec la pointe du bistouri suivant la direction du poil
implanté au sommet, de manière à mettre à découvert les
germes et à permettre à l'agent antiseptique de les détruire
plus facilement.

Il ne s'agit pas seulement de guérir les furoncles, mais
aussi d'éviter les récidives et de remédier à la disposition en
vertu de laquelle l'organisme offre une réceptivité particulière à la furonculose. La médication évacuante (purgatifs
et vomitifs), vantée par Rayer, est abandonnée par la plupart
des auteurs contemporains. Il n'y a pas d'indication à administrer l'ipéca, le tartre stibié ou les sels purgatifs, à moins
que le furonculeux ne présente aussi des signes de catarrhe gas-
tro-intestinal. Bon nombre d'individus couverts de furoncles
conservent néanmoins un excellent appétit et une digestion
convenable. Mais il n'en est pas toujours ainsi ; l'anorexie, les
troubles digestifs font assez souvent cortège aux poussées furonculeuses. Soigner l'état dyspeptique, combattre les fermentations excessives qui s'accomplissent dans le tube digestif,
est alors une indication thérapeutique majeure. L'antisepsie
intestinale a dans certains cas mis fin a une éruption furonculeuse. Nous tenons le fait de M. Bouchard (Voir *antisepsie
du tube digestif.*)

Les accidents généraux qui accompagnent la furonculose
ne s'observent en général que du côté du tube digestif.
Pourtant M. Chambard, médecin des asiles d'aliénés de
la Seine, a publié (1) un cas de pneumonie parasitaire furonculeuse observé chez un aliéné. Cet individu avait dans
la région dorso-vertébrale un vaste anthrax ; il fut pris
bientôt d'une pneumonie double des deux sommets. A
l'autopsie, M. Chambard fut frappé des caractères spéciaux

____

(1) *Progrès médical*, 1887.

des lésions pulmonaires ; celles-ci étaient analogues aux pneumonies symptomatiques de la morve et de l'infection purulente : disposition des parties hépatisées en nodules disséminés sous la plèvre ou dans le parenchyme, avec tendance à la régression centrale de chaque nodule. Au sein des nodules pneumoniques, M. Chambard a constaté la présence d'un microbe identique à celui que Pasteur, Lœvenberg et lui-même ont rencontré dans le furoncle et l'anthrax. Aussi l'observateur conclut-il que son malade, « atteint d'une dermatite infectieuse, a succombé à une pneumonie infectieuse de même nature que l'affection cutanée, due au transport et à la localisation dans les poumons, par des voies et un mécanisme encore fort obscurs, d'un microbe morphologiquement identique à celui que l'on avait constaté dans la manifestation initiale de la furonculose. » — « Ce microbe, ajoute M. Chambard, n'est d'ailleurs à nos yeux nullement spécifique ; c'est le parasite des suppurations localisées, c'est un staphylococcus, et il serait intéressant de rechercher si, dans les anthrax à forme extensive ou érysipélateuse, ce parasite n'est pas remplacé au niveau de la zône d'extension, par un microbe de suppuration diffuse, par un streptococcus. Quoi qu'il en soit, le furoncle n'est pas une affection spéciale, pas plus que la furonculose n'est une maladie spécifique ; la furonculose est une inflammation suppurative de la peau, le furoncle et l'anthrax ne doivent qu'à leur siège dans certaines régions du tégument les caractères anatomo-pathologiques et cliniques qui leur sont propres. »

M. Chambard se prononce catégoriquement pour le traitement antiseptique de la furonculose : aseptiser le pus furonculeux et l'empêcher d'aller produire de proche en proche des inoculations secondaires. Proscription absolue des cataplasmes. Au début, en présence d'un furoncle circonscrit, non encore ramolli, les badigeonnages iodés fréquents, suivant la méthode de Boinet.

Quand il s'agit de furoncles ou d'anthrax ouverts, peu douloureux et bien circonscrits, après avoir fait sortir par la pression le pus bourbillonneux, injecter de l'eau phéniquée à la surface et dans le cratère, saupoudrer largement de poudre d'iodoforme, introduire dans les anfractuosités des crayons iodoformés formés d'un mucilage de gomme adragante et renfermant 80 pour 100 d'iodoforme ; recouvrir d'une compresse de gaze iodoformée et d'ouate.

Quand l'anthrax est douloureux, siège à la face, au cuir chevelu et suit une marche extensive, les incisions larges au thermo-cautère, cruciales ou radiées, sont indiquées. On applique ensuite le pansement iodoformé.

L'arsenic a été très employé par M. Hardy, Schweich, Delioux de Savignac, qui rangeaient les furoncles parmi les affections dartreuses. Ils y ajoutaient l'usage des alcalins ou des balsamiques, l'eau de goudron (Hardy). Les succès qu'ils ont eus ne prouvent nullement que l'arsenic et les alcalins aient une action directe sur les manifestations furonculeuses, puisque l'arsenic, en réveillant la vitalité de l'organisme, en stimulant le système nerveux, et les alcalins, en faisant disparaître la dyspepsie, ont pu exercer une influence indirecte favorable et permettre à l'organisme fortifié de devenir un moins bon terrain de culture pour les microbes.

Nous pensons que c'est surtout par des méthodes externes qu'on doit agir sur la peau afin de la préserver contre les parasites du furoncle. Il faudra se garder, par exemple, de remettre en contact avec la peau un vêtement qui avait été contaminé par le pus de furoncles antérieurs ; car beaucoup de personnes de la classe pauvre, qui ne peuvent changer facilement de vêtements, rendent ainsi interminable la furonculose. Les caleçons et pantalons sont particulièrement à craindre, parce que le frottement qu'ils exercent sur les aines, les genoux peuvent apporter de nouveaux microbes sur ces régions. On peut dire la même chose des vêtements en contact avec les aisselles, avec le cou, gilet de flanelle, chemise, tricot, faux-cols. Les vêtements souillés qui ne peuvent être détruits, doivent être désinfectés à l'étuve, avec des fumigations d'acide sulfureux ou par le séjour prolongé dans l'eau bouillante.

Comme moyen préventif, Loewenberg prescrit les ablutions de tout le corps avec des solutions d'acide borique dans l'eau et, pour que l'activité du remède soit plus grande, il conseille d'ajouter à la solution saturée à froid un peu d'acide en poudre et d'élever la température du liquide de manière qu'il soit tiède quand on s'en sert ; la chaleur dissout l'excès d'acide et la concentration de la solution augmente. Grâce à ces lotions, les microbes, qui ont pu se disséminer sur la surface cutanée, et qui n'ont pas encore pénétré dans les glandes sébacées, se trouvent détruits ; de plus, par suite de l'évaporation, une couche d'acide borique restera abhérente à la peau et continuera les effets prophylactiques de l'ablution.

Kaposi, dans le même but, recommande les bains contenant 1 kilog. d'alun et 20 grammes de sublimé ; Hardy, les bains sulfureux.

L'action favorable des médicaments qui s'éliminent par la voie cutanée, alors qu'ils sont doués d'un certain pouvoir antiseptique, explique la réussite de l'eau de goudron, que M. Hardy considère comme un adjuvant du traitement avec l'arsenic et les alcalins. L'eau de goudron doit pourtant être aussi concentrée que peut le tolérer l'estomac.

Les deux moyens, qui semblent dignes d'une confiance toute spéciale, parmi les agents de la médication interne, sont les hyposulfites et les sulfureux.

L'hyposulfite de soude est appuyé par l'autorisé de Duncan Bulklay (de New-Kork). Il se prend sous forme de solution composée de 30 grammes d'hyposulfite dans 300 grammes d'eau distillée : une cuillerée à café de cette solution trois ou quatre fois par jour, diluée dans le quart ou la moitié d'un

verre d'eau pure ou sucrée. Si la diarrhée survient, et cela
arrive quelquefois, on suspend le remède.

. L'honneur d'avoir indiqué les propriétés curatives des sulfures de potassium, de sodium et de calcium contre les furoncles revient à Sydney-Ringer. De même que M. Hardy conseillait les bains sulfureux, Ringer ordonnait les sulfures pour
modifier la constitution, d'une façon empirique, sans s'expliquer de quelle manière ils étaient utiles. La dose qu'il prescrit est de 6 milligr. de sulfure de calcium toutes les deux
ou trois heures. Les eaux sulfureuses naturelles semblent
moins propres que les solutions artificielles à produire une
rapide saturation de l'organisme par le soufre. Il est facile
de faire prendre au malade quotidiennement, à intervalles
plus ou moins éloignés, de deux à huit doses de 10 centigr.
de sulfure de calcium pulvérisé, qu'on fait dissoudre dans
une petite quantité d'eau ou mieux de lait, dont on peut masquer la saveur par l'addition de quelque essence aromatique,
comme la menthe, l'anis, la mélisse, etc., suivant le goût
du malade.

Si on veut continuer la cure pendant un temps assez long,
il faut éviter de faire naître l'intolérance des voies digestives;
on commencera donc par tâter la susceptibilité individuelle
en prescrivant des doses faibles, qu'on augmentera ensuite
graduellement.

Malgré cette précaution, il se rencontrera un certain nombre de personnes dont l'intolérance se manifestera à propos
de doses modérées ou même minimes, soit parce que leur tube
digestif est particulièrement irritable, soit parce qu'il se produit une congestion des voies respiratoires pouvant aller jusqu'à l'hémoptysie, par suite de l'élimination d'une bonne partie de l'acide sulfhydrique par ces voies.

Il convient de rappeler comment se comportent les sulfures qu'on a introduits dans l'organisme. Après l'ingestion
d'une eau sulfureuse, une partie des sulfures est absorbée en

nature, tandis que l'autre est décomposée par l'acide chlorhydrique du suc gastrique, qui donne naissance à de l'hydrogène sulfuré ; celui-ci passe dans le sang en même temps que le reste de l'hydrogène sulfuré préexistant à l'état libre dans l'eau sulfureuse.

Après cette absorption, dit Rabuteau *(Eléments de thérapeutique)*, on constate qu'une certaine quantité d'acide sulfhydrique s'élimine par les voies respiratoire et cutanée et que les urines contiennent un excès de sulfates. En effet, Wohler a démontré, depuis 1824, que les sulfures s'oxydent dans l'organisme, et si la dose ingérée est forte, les urines reçoivent et éliminent une partie de ces sulfures en nature, comme le prouve la réaction par les sels de plomb qui se colorent en noir. — Un état pathologique des reins, dont l'épithélium peut être intéressé par une néphrite ou irrité par le passage du sucre chez les diabétiques, serait peut-être une contre-indication à l'usage des sulfureux, et c'est probablement aussi pourquoi Ringer, partisan des sulfures dans la furonculose, faisait une exception pour les furoncles des diabétiques (Gingeot).

Le traitement par les sulfureux doit être continué pour produire des effets durables, et il sera opportun aussi d'en reprendre l'usage pendant trois ou quatre semaines, après un ou deux mois de repos.

Erysipèle.

La nature de l'érysipèle a été singulièrement éclairée par les recherches anatomo-pathologiques contemporaines. C'est une inflammation œdémateuse aiguë de la peau, une dermite œdémateuse ; mais cette définition ne suffit pas à la caractériser ; il faut ajouter, avec M. Cornil, que c'est une dermite de nature infectieuse. La nature parasitaire de l'érysipèle, aujourd'hui démontrée, doit être prise en grande considération ; car nous montrerons tout à l'heure que cette notion est notre plus solide base d'appréciation, au point de vue du meilleur mode de thérapeutique.

· Les anatomo-pathologistes du commencement du siècle avaient considéré l'érysipèle soit comme une phlébite (Ribes, Copland, Cruveilhier), soit comme une lymphangite (Blandin). Les travaux contemporains ont fait justice de cette erreur. M. Vulpian (1868) fit remarquer que, dans les mailles du derme, on trouve une accumulation de cellules lymphatiques. Volkman et Steüdner (1868) rattachèrent cette lésion à la découverte que venait de faire Cohnheim, la diapédèse des globules blancs hors des vaisseaux sanguins dans le processus inflammatoire.

Bientôt la notion parasitaire se dégage. M. Nepveu (1870) avait signalé des bactéries dans la sérosité de l'érysipèle, et même dans le sang. Fehleisen (1883) a démontré que l'érysipèle est causé par des bactéries dont on peut déceler la présence dans les préparations faites sur la peau malade, il les a cultivées et inoculées souvent à l'homme. En 1883-84, M. Cornil consacrait, dans ses leçons à la Faculté, l'étiologie parasitaire de la dermite érysipélateuse.

Outre la diapédèse et la multiplication cellulaire, son processus anatomique comporte un exsudat fibrineux dans le derme et le tissu conjonctif sous-cutané, et, en outre, la présence de nombreuses bactéries. Celles-ci ont un diamètre de $0^{m/m},0003$, elles sont constituées par des spores réunies deux à deux ou en chapelets, qui présentent souvent une forme sinueuse. Elles sont réunies en groupes dans les espaces interfasciculaires, dans les vaisseaux lymphatiques ; dans les lobules adipeux sous-cutanés on les voit occuper les cellules adipeuses elles-mêmes, elles sont logées dans le protoplasme qui entoure la gouttelette de graisse.

Un autre siège de prédilection pour les bactéries, c'est la périphérie des poils. Il en existe aussi dans la gaîne des poils qui peuvent être considérés comme une des voies d'élimination des bacilles. Cette disposition peut faire comprendre le mécanisme de la chute des cheveux, qui est presque constante dans les régions du cuir chevelu touchées par l'affection. Il est inutile d'ajouter que c'est la méthode de coloration par les couleurs d'aniline qui permet de distinguer nettement les bactéries de l'érysipèle au milieu des éléments cellulaires de la peau enflammée.

C'est dans le liquide des bulles ou phlyctènes, si fréquentes en certains points de la zône érysipélateuse, que M. Nepveu avait vu tout d'abord les bactéries. Fehleisen, les ayant cultivées, les inocula à des malades dans un but thérapeutique pour chercher à modifier certains états morbides, en particulier le cancer, le lupus.

Ces inoculations ont constamment donné des résultats positifs. Les érysipèles ainsi provoqués ont toujours été bénins, sauf dans un cas où le malade faillit mourir. M. Cornil déclare que, si on se place au point de vue exclusivement scientifique, les expériences de Fehleisen paraissent rigoureusement irréprochables.

Des notions anatomo-pathologiques que nous venons de résumer, plusieurs points doivent être retenus. L'extension de l'érysipèle sur nos tissus et nos muqueuses, s'opère par suite de l'envahissement du réseau lymphatique et des espaces interfasciculaires du tissu conjonctif par les microbes. Nous voyons là une indication thérapeutique toute tracée. Ce sont les substances réputées les plus antiseptiques qui seront logiquement les meilleurs topiques à opposer à l'érysipèle envahissant.

La localisation des microbes au niveau des poils explique la récidive fréquente chez le même individu, à court intervalle, d'un érysipèle qui avait occupé les régions pilifères. M. Verneuil a fait, à la Société de chirurgie, en 1885, une communication fort intéressante sur la pathogénie et la prophylaxie des érysipèles à répétition. Le microbe érysipélateux se cantonne probablement, alors qu'on croit l'affection guérie, dans les cavités naturelles de la face ou d'autres cavités accidentelles, mais surtout dans les régions pilifères, la barbe, les vibrisses des fosses nasales et du conduit auditif externe ; puis, à l'occasion d'un coup de froid, d'une cause dépressive quelconque mettant le sujet en état d'opportunité morbide, les microbes sortent de leurs repaires, et, prenant tout à coup un développement rapide, infectent une région plus ou moins étendue.

On conçoit quelle importance cette notion si vraisemblable acquiert au point de vue de la prophylaxie de ces érysipèles à répétition. Avant de considérer les malades comme complètement guéris, on devra leur faire subir une désinfection rigoureuse, en nettoyant exactement, non seulement toutes les régions envahies par l'érysipèle, mais les régions et cavités circonvoisines, surtout celles qui sont couvertes de poils. Comme le déboisement a contribué peu à peu à faire disparaître les bandits qui infestaient certaines contrées, l'opération de couper ras, au ciseau, la barbe et les cheveux est certainement utile à la prophylaxie des récidives de l'érysipèle.

Il nous a été donné de suivre un exemple bien instructif d'érysipèle récidivant d'après le mécanisme précité. Un sujet notoirement strumeux, atteint d'un érysipèle de la face, était entré à l'hôpital Lariboisière dans le service de notre maître M. Bouchard. Quand l'affection fut guérie, nous lui conseillâmes de faire le sacrifice d'une superbe barbe noire, épaisse et bouclée, qui couvrait son menton et ses joues. La coquetterie le poussa à refuser. — Quelques jours après, récidive. Guérison. Nouvelle proposition de faire couper sa barbe. Nouveau refus. Nouvelle récidive. Nous lui faisons faire des injections d'une solution de bi-iodure d'hydrargyre dans les fosses nasales.— Malgré cette précaution, récidives nouvelles. Cet homme en eut sept successivement, en deux mois de temps, et la disparition ne fut définitive que quand le malade, agacé de ne pouvoir guérir, et enfin convaincu par nos raisonnements, se fut laissé couper la barbe, que toutes les lotions savonneuses et antiseptiques n'avaient pu désinfecter. Un fait fort intéressant, c'est que les récidives avaient été de plus en plus bénignes au point de vue des manifestations générales. Le placard de dermite n'était guère moins étendu ni moins turgescent à chaque poussée nouvelle, mais la poussée fébrile était d'un ou deux jours ou de quelques heures seulement, tandis que la première atteinte avait été accompagnée pendant une semaine de symptômes généraux vraiment typhoïdes.

C'est probablement à tort que, jusqu'à ces dernières années, les médecins qui ont soigné des érysipèles se sont contentés d'appliquer sur les parties malades de la peau, des topiques anodins, simplement destinés à pallier la cuisson éprouvée par les malades. La poudre d'amidon et la classique compresse d'eau de sureau nous semblent avoir fait leur temps et il y a lieu de leur substituer des antiseptiques qui puissent enrayer l'extension des microbes générateurs de la dermatite érysipélateuse. En un mot, le traitement antiseptique local de l'érysipèle doit prendre, pensons-nous, une importance plus considérable.

Il avait beaucoup préoccupé les médecins d'autrefois ; mais, lassés d'essayer infructueusement les substances les plus diverses sans résultat notable, les praticiens ont fini par se laisser décourager de toute tentative ayant pour but d'arrêter le processus local. Combattre les symptômes généraux, quand ils sont intenses, était presque devenu le seul précepte. Trousseau avait donné l'exemple. Depuis que l'anatomie pathologique microbiologique nous a éclairés sur le processus érysipélateux, nous n'avons plus le droit de rester indifférents au traitement local, et voici quelques moyens plus ou moins recommandables.

Bœckel a combattu l'envahissement des zones encore saines de la peau, en circonscrivant la zone érysipélateuse par une série d'injecions sous-cutanées d'acide phénique, en solution à 1 %, répétées quotidiennement matin et soir. Nous n'avons aucune expérience personnelle sur l'efficacité de ce procédé ; on a dit que l'érysipèle disparaissait du 5e au 6e jour sans que les injections eussent donné naissance à aucune irritation locale. M. Sézary, professeur à l'école d'Alger, nous a affirmé devoir de nombreux succès à ce procédé.

M. Cl. Ferreira (1) s'est loué de badigeonnages de l'érysipèle avec une traumaticine antiseptique. On sait que la traumaticine est une solution de gutta-percha dans le chloroforme, à laquelle on incorpore des substances médicamenteuses, qui adhèrent ainsi à la peau et agissent localement. La gutta-percha, abandonnée sous forme de couche mince par l'évaporation du chloroforme, soustrait la peau aux frottements extérieurs. L'excipient se formule.

Chloroforme.	8 parties.
Gutta-percha.	1 partie.

La substance médicamenteuse ajoutée à cette solution doit être soluble dans le chloroforme ou pouvoir y être tenue en suspension.

M. Ferreira ajoute à 60 grammes de traumaticine 0,80 centigrammes de résorcine chimiquement pure et fait badigeonner trois fois par jour les plaques érysipélateuses.

M. Flaminio Tassi a préconisé, vers 1880, des applications sur le placard érysipélateux avec une solution saturée d'acide picrique. Il se proposait à la fois de combattre la pullulation et l'envahissement des microbes et d'obtenir une action astringente sur les tissus, d'anémier le derme et de faire résoudre les exsudats intra-dermiques. Il n'a malheureusement pu citer que quatre cas dans lesquels le succès ait été net ;

(1) *Annales de dermatologie*, 1887.

les malades n'ont d'ailleurs accusé aucune douleur spéciale. (1)

Parmi les topiques, nous citerons le carbonate de plomb en solution huileuse avec enveloppement ouaté : Barnwel, W. Rees, Park's (2), mais les sels de plomb n'ont qu'une place peu élevée dans la hiérarchie des antiseptiques.

Le nitrate d'argent en solution a été employé en badigeonnage.

Le collodion iodoformé, agissant au double titre d'antiseptique et d'astringent, a été préconisé depuis peu. Nous ne l'avons pas essayé.

Rothé (3) a recommandé de badigeonner, toutes les deux heures, les surfaces érysipélateuses avec la mixture suivante, qui ne cause aucune douleur :

Acide phénique...................................	
Alcool...	āā 1 partie
Essence de térébenthine..........................	2 —
Teinture d'iode..................................	1 —
Glycérine.......................................	3 —

Il est évident que la plupart des substances qui entrent dans la composition de cette mixture agissent à titre d'antiseptiques. C'est aussi comme agent antiseptique, probablement, que M. du Cazal a prescrit des onctions avec une pommade boriquée :

Acide borique	20 grammes
Vaseline	60 —

Mais ce sont les sels de mercure qui, sans contredit, doivent primer tous les agents antiseptiques dans le traitement local de l'érysipèle.

Les lotions au bichlorure de mercure (sublimé 1 p. 1000, proportion de la liqueur de V. Swieten) ou au bi-iodure, sèchent trop vite. Elles sont excellentes pour injecter dans les cavités nasales ou le conduit auditif externe, pour désinfecter, à titre prophylactique, la barbe et les cheveux, mais il faut, pour que

(1) *Bulletin de thérapeutique*, 1881
(2) *Medical Record*, 1883,
(3) *Therapeutic Gazette*, 1882

l'action antiseptique soit constante, que le mercure soit incorporé à un corps gras et reste adhérent aux téguments.

La pommade au calomel ne jouit que de faibles propriétés antiseptiques ; on pourrait faire des pommades au bi-iodure.

Le Dr Fraipont, de Liège, emploie le procédé suivant dans l'érysipèle des membres : bain tiède dans une solution de sublimé à 3 0/0 pendant dix minutes ; ou bien lavage prolongé et enveloppement avec compresses imbibées de ce liquide ; irrigation énergique des plaies récentes et suppurantes ; puis pansement avec de la gaze iodoformée imbibée légèrement de la solution mercurielle. Badigeonnage au goudron liquide dépassant de trois doigts la rougeur érysipélateuse. Enveloppement dans un pansement humide et bandage compressif peu serré. Le lendemain, bain ; l'épiderme se détache et laisse un derme saignant : enveloppement dans un pansement humide et sublimé à 1/2 pour 100.

Un topique commode, que nous avons vu employé par M. Bouchard, et qui nous a donné d'excellents résultats, est l'onguent napolitain vulgaire.

Voici donc le traitement local de l'érysipèle que nous recommandons.

Etendre sur les parties envahies une couche légère d'onguent napolitain, mais surtout recouvrir d'une couche assez épaisse de cet onguent toutes les parties limitrophes, c'est-à-dire la peau encore saine jusqu'à deux centimètres au delà du liseré érysipélateux.

S'il s'agit de régions pilifères, il faut d'abord couper les poils ou les cheveux impitoyablement, au ras des téguments, avec des ciseaux courbes, mais non pas au rasoir pour ne pas faire d'excoriations qui ouvriraient la voie à une auto-inoculation plus étendue. Ce sacrifice n'en est guère un d'ailleurs, puisque la chute spontanée de ces phanères suit généralement la guérison de l'érysipèle dans les régions qu'il a envahies.

Matin et soir, lotionner avec une solution antiseptique chaude au bi-iodure ou à l'acide borique, — seringuer avec cette même solution les fosses nasales et les conduits auditifs ; — puis, réappliquer une nouvelle couche d'onguent. Voilà ce qu'il convient de faire dans les érysipèles sans abcès, ni sphacèle. Il faut, bien entendu, surveiller attentivement l'état des gencives et des dents au point de vue de la stomatite mercurielle. On fera gargariser préventivement le malade avec une solution de chlorate de potasse et d'eau alcoolisée alternativement. La stomatite ne se montre guère qu'après plusieurs jours d'applications hydrargyriques, c'est-à-dire à un moment où l'érysipèle est guéri. On les supprime alors.

L'érysipèle, une fois guéri, nous insistons sur la nécessité de faire une désinfection prophylactique minutieuse de toutes les anfractuosités de la face, d'abord avec des lotions savonneuses chaudes, puis avec des lotions et injections hydrargyriques ou tout au moins boriquées chaudes. La chaleur permet aux substances médicamenteuses d'imprégner plus profondément les éléments épithéliaux et glandulaires.

Nous ne nous appesantirons par sur le traitement général de l'érysipèle.

A titre d'antiseptique général, on a le droit d'essayer le calomel (une pilule de 2 centigrammes toutes les deux heures), jusqu'à concurrence de 0 gr. 40 centigr. par jour, en diminuant ou suspendant la dose suivant l'état des gencives.

Le sulfate de quinine peut être donné, soit à titre d'antiseptique, soit à titre d'antithermique. Mais il ne faut pas s'attendre à en obtenir grand résultat. La quinine, qui produit dans la fièvre typhoïde et dans certaines formes d'infection puerpérale de si remarquables abaissements thermiques, ne donne que des abaissements insignifiants ou nuls dans la fièvre érysipélateuse.

Dans plusieurs cas, observés chez des enfants, il est vrai,

nous avons vu l'antipyrine produire un abaissement thermique rapide et définitif. L'opinion de M. A. Robin relativement à l'action antiseptique de l'antipyrine, corroborée par celle de M. Verneuil au sujet de l'efficacité de ce médicament dans certaines septicémies (Académie de médecine, 1887), légitimerait des tentatives continuées dans ce sens.

Bouton du Nil, bouton de Biskra.

C'est M. Duclaux qui a décrit le microbe pathogène du bouton de Biskra (1). M. Chantemesse a cultivé ce micro-organisme pris dans un bouton du Nil, et il a établi (2) que le microcoque décrit par M. Duclaux est un organisme distinct des autres microcoques pathogènes connus. Sa spécificité est certaine. Sa culture pure inoculée à l'homme reproduit la maladie en question. C'est grâce à l'obligeance de notre distingué compatriote et ami, le Dr Fouquet, qui exerce la médecine au Caire avec autant de succès que de talent, que M. Chantemesse a pu étudier le microbe du bouton du Nil. M. Fouquet, qui soigne chaque année beaucoup de cas de cette affection, si fréquente en Égypte, par la méthode antiseptique a bien voulu nous faire profiter de son expérience.

« Le bouton du Nil, dont le microbe est véhiculé sans doute par l'eau au contact des téguments, apparaît de juin à novembre chaque année et atteint un assez grand nombre de personnes.

On l'observe un peu partout, mais principalement aux jambes, aux mains et au visage, au cou et même sur le cuir chevelu. Au début, c'est un petit noyau dur, douloureux sous-dermique ou intra-dermique. La peau ne tarde pas à se colorer en rouge violacé, le noyau dur se ramollit, il s'établit

(1) *Annales de dermatologie,* juillet 1884.
(2) *Annales de l'institut Pasteur,* octobre 1887.

de la fluctuation et l'on a une petite tumeur lisse, hémisphérique, non acuminée, sans bourbillon, contenant un pus rougeâtre crémeux. Si on l'abandonne à lui-même, il dure de quelques jours à six, huit semaines et plus ; arrivée à la grosseur d'un demi jaune d'œuf dur et même à celle d'une petite mandarine, la tumeur s'ouvre spontanément et si l'on ne fait pas intervenir un traitement approprié, la peau décollée et amincie s'altère.

Il s'établit une suppuration qui ne disparaît que quand la saison où règne le bouton se termine et finalement il en résulte une cicatrice indélébile, fort disgracieuse quand elle siège au visage et toujours désagréable. Avec le traitement antiseptique que j'ai inauguré dès mon arrivée en Égypte et successivement perfectionné jusqu'à ce jour, non seulement la durée du mal est abrégée, mais encore on peut souvent faire avorter le bouton et empêcher la suppuration.

1° Traitement abortif: lotions et frictions, loco dolenti, dès qu'un petit noyau apparaît, avec la solution alcoolique de bichlorure à 1 0/0 ou mieux avec la lanoline bichlorurée à 1/60 et à 1/80.

2° Si le bouton n'avorte pas, dès qu'il y a trace de suppuration, faire une très petite ouverture avec la pointe d'une lancette et laver la plaie avec la liqueur de Van Swieten. Injecter un peu de ce liquide dans la petite cavité laissée par le pus, — malaxer un peu le noyau dur qui persiste, et après un bon lavage à l'éponge, essuyer la région et obturer le petit pertuis avec le collodion au salol ou le collodion au bichlorure. La guérison survient dans les 24 ou 48 heures. Pour arrêter les boutons nouveaux, employer le traitement abortif et faire sur la région menacée un lavage au bichlorure à 1 0/0. — Si l'on prenait le soin de ne faire les lavages et ablutions qu'avec de l'eau bouillie, on n'aurait pas à redouter le bouton du Nil. Malheureusement cela n'est praticable que pour les jeunes enfants. Il est facile de faire bouillir un bain d'enfant ;

il est difficile de faire bouillir les douches et les bains des
adultes, l'eau qui sert aux douches surtout sortant de tuyaux
généralement branchés sur la conduite même qui amène l'eau
du Nil ».

Lèpre.

« Dans toutes les espèces, formes et variétés de la maladie
lépreuse sans exception, l'histologie permet de constater une
bactérie caractéristique, dont la découverte appartient à
Armauer Hansen (de Bergen) et qu'il serait juste d'appeler
le bacille de Hansen... Le bacille de Hansen est aussi spé-
cifiquement attaché à la lèpre que la bacille de Koch peut
l'être à la tuberculose » (E. Besnier) (1).

Unna (2) partant de ce principe que le bacille pathogène
est avide d'oxygène, traite la lèpre par les agents de réduction :
les sels d'ichthyol (sulfo-ichthyolate d'ammoniaque 1 gr.
par jour), une pommade ou un emplâtre à la résorcine (à
20 0/0), le pyrogallol à 5 0/0), la chrysarobine. Comme correctif de ces agents réducteurs, surtout du pyrogallol, il fait
prendre aux malades de l'acide chlorhydrique à l'intérieur.
Dans les intervalles des cures de réduction, les emplâtres
salicylique, mercuriel, phéniqué sont employés comme
auxiliaires.

Chancre simple.

« Le chancre simple se comporte exactement comme le
font les affections locales qu'engendrent les microbes, il est
indéfiniment inoculable, sa nature parasitaire nous parait
certaine, bien que le champignon n'ait pas été jusqu'ici cultivé ; on peut en dire autant du phagédénisme vrai, celui

---

(1) Sur la lèpre. Nature, origne, transmissibilité. Modes de propagation et
de transmission. Rapport lu à l'Académie sur le beau Traité de la lèpre, de M. H.
Le Loir (de Lille).

(2) Annales de Dermatologie, 1886.

qui résulte d'une transformation in situ du chancre simple » (Hallopeau) (1).

Ricord employait la solution de nitrate d'argent (1 p. 30) qui guérissait en 25 à 30 jours.

L'iodoforme peut guérir en huit jours.

L'acide salicylique, d'après Hebra, amène la guérison en quatre à six jours.

« Sur la plaie chancreuse bien détergée on applique une couche d'acide salicylique en poudre fine, de façon à couvrir aussi une zône de peau saine. On recouvre d'une mince couche d'ouate et d'un anneau d'emplâtre adhésif. On renouvelle le pansement une ou deux fois par jour, suivant l'abondance de la suppuration, et chaque fois on lave soigneusement la plaie. Une eschare blanche, qui recouvre celle-ci dès la fin du premier jour, tombe vers le quatrième jour. Dès lors, la plaie chancreuse est dépourvue de virulence et ne tarde pas à se cicatriser. » (2).

M. Aubert (de Lyon) nous a appris que la chaleur, c'est-à-dire le séjour de plusieurs heures dans l'eau très chaude, suffit à rendre aseptique la plaie du chancre simple.

Rhinosclérome.

Cette maladie, décrite pour la première fois par Hebra et Kaposi. en 1870, consiste, comme on sait, en une tuméfaction avec épaississement graduel des téguments cutanés et muqueux des ailes du nez, de la cloison des fosses nasales, de la lèvre supérieure, puis de la voute palatine et quelquefois même du pharynx et du larynx. Sa nature parasitaire, a été mise a peu près hors de doute, par les recherches de Frisch, Pellizari, Chiari et Riehl, Cornil et Alvarez. Les bactéries pathogènes déterminent, d'après ces derniers auteurs, « une dégénérescence hyaline du protoplasma cellulaire et la

(1) *Pathologie générale.* 2ᵉ édition 1887.
(2) *Paris médical.*

formation des globes hyalins réfringents qui caractérisent anatomiquement cette maladie » (Hallopeau).

Les moyens qui ont été proposés pour l'enrayer ressortissent à l'antisepsie. O. Simon (de Breslau) a employé avec succès la pommade à l'acide pyrogallique au dixième. Kaposi conseille l'extirpation ou la destruction par la potasse caustique.

Tuberculose cutanée.

Les lésions de la tuberculose cutanées sont très rebelles. La destruction par l'ignipuncture, les scarifications, les injections interstitielles d'éther iodoformé, la pommade au bi-iodure de mercure, que nous avons tour à tour mis en œuvre dans un cas récent, ne nous ont pas donné de résultats bien favorables. La médication interne par la créosote et les applications topiques de ce corps mériteraient d'être essayés.

Lupus.

La plupart des médecins considèrent maintenant le lupus comme une tuberculose locale, atténuée il est vrai, pauvre en bacilles.

Les applications de compresses imbibées de sublimé, les injections interstitielles de sublimé (Tansini), l'emplâtre mercuriel de Vigo, celui de M. Vidal donnent quelquefois des résultats aussi satisfaisants que les scarifications et l'ignipuncture.

Manifestations cutanées de la syphilis.

Les manifestations cutanées de la syphilis réclament comme topiques les spécifiques qui sont alors les plus utiles antiseptiques. Non seulement le chancre, mais les syphilides de la peau, comme celles des muqueuses, guérissent beaucoup plus vite quand on joint l'application locale des mercuriaux à la mercurialisation interne. M. Gilles de la Tourette a fait à la Société de Biologie en 1886 une communication sur ce sujet. « Guidé par cette idée que les lésions locales de la syphilis et particulièrement les efflorescences cutanées sont dues à des colonies infectieuses vivant et fructifiant sur place, j'ai expérimenté les bains de sublimé sur les syphilides psoriasiformes palmaires et plantaires, facilement accessibles aux agents médicamenteux parasiticides. Kaposi prescrit, dans ces cas, une solution de 5 grammes de sublimé pour 500 grammes de véhicule. Il résulte de mes recherches que les bains locaux de sublimé, prolongés dix minutes matin et soir, sont le procédé le plus efficace pour la cure du psoriasis syphilitique ; que la solution de Kaposi est trop forte et trop irritante, surtout lorsqu'il existe des crevasses ; que la liqueur de van Swieten, coupée de moitié eau (0,25 cent. pour 500), est très suffisante même dans les cas invétérés, et qu'on peut encore diminuer sa concentration chez les personnes à peau sensible. Dans trois cas anciens, cette guérison seule, en dehors de tout traitement interne, a permis d'établir le diagnostic de syphilis. »

Les syphilides pustuleuses, les gommes ulcérées seront traitées par des applications d'onguent napolitain, d'emplâtre de Vigo, des pommades à l'iodure de potassium.

Nous parlerons maintenant de dermatoses dont la nature parasitaire n'est que soupçonnée, ou est encore très discutée, mais pour le traitement desquelles on s'est quelquefois bien trouvé de médicaments ou de méthodes relevant de l'antisepsie.

Pityriasis simple.

Bizzozero a vu un saccharomycète ; M. Vidal, le microsporon anomæon. En 1885, de Ferrari (1) leur a donné raison à

____

(1) *Journal of cut. and vener. dis.*, 1886.

tous deux. Il a trouvé le saccharomycète sphérique de Bizzozero dans les régions garnies de poils, le cuir chevelu, et dans les régions glabres le microsporon anomæon de M. Vidal.

Le succès du soufre contre le pityriasis simple du cuir chevelu est connu de longue date.

Voici la formule de M. Fournier :

Fleur de soufre lavée...................... 0 gr. 50 centigr.
Teinture de Benjoin...................... 3 gr.
Moelle de bœuf.......................... 30 gr.
Huile d'amandes douces.................. 10 gr.

F. S. A. une pommade, avec laquelle on pratique une onction sur le cuir chevelu tous les jours, tous les deux jours, ou une fois par semaine, suivant l'intensité du mal ; puis la tête est enveloppée d'un bonnet.

On pourrait probablement employer avec avantage l'huile naphtolée :

Naphtol .... 1 gr.
Huile d'amandes douces .... 99 gr.

Les lotions du cuir chevelu avec une solution faible de sublimé donnent souvent de bons résultats dans certains cas de pityriasis du cuir chevelu.

On pourra aussi appliquer une lotion très complexe dont M. P. Vigier a donné la formule et où entrent des essences.

Chlorhydrate de pilocarpine .... 0 gr. 50
Alcool à 80°................................. 80 »
Alcool camphré .... 5 »
Rhum .... 5 »
Teinture de cantharides..................... 5 »
Glycérine .... 5 »
Essence de Santal.......................... 5 gouttes.
— de Wintergreen .... 5 »
— de roses .... 5 »
— de laurier.......................... 5 »

Faites dissoudre le sel dans l'alcool et ajoutez les autres substances. Mêlez et employez en frictions légères sur le cuir chevelu.

Erythèmes.

Un certain nombre de dermopathies érythémateuses sont probablement de nature microbienne.

L'érythème polymorphe a toutes les allures d'une maladie infectieuse et M. Villemin annonçait, il n'y a pas longtemps, (1) que l'iodure de potassium la guérissait à la manière d'un spécifique.

Eczéma marginé — Erythrasma.

On a traité par les antiseptiques certains eczémas. H. P. Chace (*Thérap. gaz.* 1886) dit avoir employé avec succès comme topique un mélange de résorcine et de glycérine.

Une affection primitivement d'ordre mécanique peut ouvrir la porte à une affection parasitaire. D'après les observations de J. Neumann, un intertrigo simple peut se transformer en eczéma marginé à la suite de la pénétration des éléments parasitaires entre les cellules épidermiques. Bizzozero a confirmé le fait. Les applications de solutions de nitrate d'argent, de solutions iodées ont souvent de bons résultats.

Herpès.

L'herpès nous paraît être dans beaucoup de cas d'origine microbienne, celui des organes génitaux, comme celui des lèvres. La nature infectieuse de certains zonas (fièvre zôstérienne) a été brillamment défendue par M. Landouzy.

On a publié des observations d'herpès contagieux buccal et pharyngien (2). Nous y reviendrons à propos de l'antisepsie de la gorge.

(1) *Académie de médecine,* 18 mai 1887.
(2) J. Brandon Curgenven. *Brit. med. journ.* 1870

Pemphigus.

En 1882, Vidal et Gibier ont trouvé dans des bulles de pemphigus des microcoques.

Certaines éruptions pemphigoïdes s'accompagnent si rapidement d'un état général grave et se caractérisent par une tendance ulcéreuse si nette qu'il est difficile de ne pas éprouver le sentiment qu'on est en face de maladies infectieuses et que l'on doit recourir à des médicaments antiseptiques.

Psoriasis.

M. Tommasoli (1) reprenant les expériences de Lassar, pense avoir réussi, à l'aide d'un mélange de lymphe, de sang et de lamelles épidermiques provenant d'une plaque de psoriasis, à inoculer au lapin une maladie cutanée ressemblant beaucoup, à l'œil nu et histologiquement, au psoriasis de l'homme. Cette maladie a pu être transmise ensuite de lapin à lapin par inoculation directe de lamelles épidémiques sous la peau ou par injection sous-cutanée de sang pris dans la jugulaire.

Lang a décrit un champignon dans les squames du psoriasis ; Beissel (2) l'a trouvé chez deux psoriasiques. Pecirka (3) a trouvé des micro-organismes dans les parties superficielles de la couche cornée, mais non dans ses parties profondes.

Parmi les antiseptiques employés depuis quelques années dans le traitement du psoriasis, il faut citer l'acide pyrogallique, le naphtol, l'acide chrysophanique.

---

(1) *Gaz. degli Ospedali*, 1886.
(2) *Monatshefte f. prackt. derm.* 1886.
(3) *Id.*, 1887.

Acnés.

Certaines acnés sont peut-être parasitaires.

En tout cas le soufre est le topique qui convient le mieux.

M. Vidal conseille une lotion composée de soufre précipité et alcool camphré, ââ ; eau, 250. D'autres préfèrent appliquer une pommade comprenant : soufre précipité, 50 gr. ; glycérine, 30 ; alcool camphré 80.

Séborrhée.

La séborrhée de la tête et de la face est traitée par M. Besnier par des topiques qui appartiennent à la classe des antiseptiques : contre la séborrhée huileuse, pommade avec 5 à 10 gr. de salicylate de bismuth pour 100 ; — contre la séborrhée sèche, des onctions avec le naphtol, la résorcine, le soufre ou l'acide salicylique.

Sueurs fétides.

La bromhydrose est dans certains cas la conséquence de la présence de microbes analogues à ceux de la putréfaction. On a trouvé des micro-organismes dans la sueur des espaces interdigitaux des pieds chez les individus atteints de cette affection.

L'emploi des antiseptiques donne les meilleurs résultats dans le traitement de cette infirmité. Les lavages fréquents avec des solutions boriquées, thymolées chaudes, l'application de poudre fine de salicylate de bismuth et d'acide benzoïque réussissent souvent à débarrasser les malades.

Le docteur Debout, expérimentant sur les soldats d'un bataillon de chasseurs à pied, a obtenu des succès rapides en faisant mettre dans les chaussures des hommes une poudre ainsi composée : à deux parties de plâtre saturé, desséché et pulvérisé on ajoute une partie de plâtre anhydre. La poudre

ainsi obtenue est absorbante par le plâtre anhydre et grâce
au plâtre éteint ne durcit pas et ne fait pas corps dans la
chaussure. 95 parties de cette poudre sont additionnées de 3
à 5 parties de coaltar (goudron de houille) ou de goudron de
bois.

Dans l'armée allemande on a employé avec succès la poudre suivante :

Acide salicylique...............................	3 gr.
Amidon..	20 gr.
Talc en poudre................................	87 gr.

On peut employer l'acide phénique en lavages, l'acide salicylique ou borique, la poudre de tannin.

Nous avons eu de bons résultats en faisant laver les pieds
matin et soir avec une solution alcoolique d'acide thymique
et en faisant saupoudrer ensuite les espaces interdigitaux
avec un mélange de salicylate de bismuth et d'acide borique
à parties égales.

Les succès qu'a signalés M. Armaingaud, par les injections
hypodermiques de nitrate de pilocarpine faites tous les deux
jours dans un point quelconque du corps à la dose de 2 à 4
centigrammes, s'expliquent-ils par une action antiseptique ou
par les modifications dans la quantité de la sécrétion su-
dorale ?

L'enveloppement des pieds dans des bandelettes de spa-
radrap ou les onctions avec l'onguent diachylum, qui ont
réussi dans certains cas à faire disparaître la fétidité de la
sueur, agissent probablement en soustrayant les régions humides au contact des germes que l'air y peut apporter et
qui font fermenter les produits de sécrétion.

Nous citerons aussi comme méritant d'être expérimenté un
traitement publié par M. le docteur Legoux, d'Albert
(Somme), qui lui doit plusieurs succès (1). Après avoir pris
pendant deux jours des bains de pieds froids dans de l'eau

(1) *Gazette de Picardie,* 1887.

de feuilles de noyer, le malade badigeonne matin et soir ses pieds avec un pinceau trempé dans la mixture suivante :

> Perchlorure de fer liquide......................... 30 gr.
> Glycérine... 10 gr.
> Essence de bergamote .... XX gouttes.

M. Legoux, qui semble ignorer la nature parasitaire de la bromhydrose des pieds, suppose que le perchlorure de fer agit en modérant l'activité des glandes sudoripares et en refoulant le liquide sanguin. Suivant nous le succès est dû à une action antiseptique.

Molluscum contagiosum.

Il semble bien y avoir un molluscum contagiosum ; Allen (1) rapporte une épidémie dans une école où 30 petites filles étaient atteintes de molluscum provenant d'une de leurs compagnes qui avait introduit cette maladie dans l'école.

Mycosis fongoïde.

La nature parasitaire de cette dermatose a été avancée par Auspitz, Hammer et Rindfleisch (2). Kœbner, qui n'admet pas que les microbes signalés par ces observateurs soient les vrais agents pathogènes, considère cependant cette maladie comme une infection chronique, qu'il rapproche du lupus et de la lèpre.

Il a obtenu des succès par l'arsenic (injections interstitielles de liqueur de Fowler dans les tumeurs mycosiques et médication arsénicale interne) ; l'arsenic agit peut-être comme antiparasitaire.

Il est encore d'autres dermopathies dans lesquelles des mi-

(1) *Journal of cut. and vener. diseases.* 1886.
(2) Hallopeau. *Pathologie générale.*

crobes ont été rencontrés ; le **chalazion** (Poncet, Boucheron),
le **lichen ruber** (Lassar), la **verruga Perruana** (Izquierdo),
les **verrues vulgaires** (Majori, Babès), etc. Ces microbes
n'ont pas tous pu être cultivés ni surtout inoculés avec succès. Cependant il est indiqué de leur opposer des traitements
basés sur l'antisepsie.

Antisepsie cutanée prophylactique chez les diathésiques.

Les dermatoses parasitaires viennent souvent se greffer
sur certains *états diathésiques*. Les troubles permanents de
la nutrition qui constituent les diathèses amènent dans les
humeurs des modifications chimiques qui y favorisent la
germination des microbes.

La fréquence du pityriasis versicolor chez les *arthritiques*
est bien connue; l'alcalinisation des humeurs de ces individus pourrait peut-être les aider à se débarrasser du germe
parasite.

Chez les *diabétiques* se développent, on le sait, très facilement des inflammations autour du méat urinaire et sur le
gland. D'après le professeur Simon (Congrès de Londres),
on trouve des spores et des tubes de mycélium dans les
tissus néoplasiques et parfois condylomateux de ces diabéti-
des, qu'il appelle balano-postho-mycose. L'urine sucrée
constitue un milieu de culture pour le parasite.

La conclusion de ces données est que l'antisepsie prophylactique des téguments doit être particulièrement rigoureuse
chez les diathésiques, surtout chez les diabétiques.

CHAPITRE II

ANTISEPSIE DE LA BOUCHE ET DU PHARYNX

§ I

Depuis Leuwenhoëck qui les a vus le premier, bien des
micrographes ont étudié les micro-organismes de la bouche.
Rasmussen en décrivait onze espèces. On en connait plus
encore maintenant.

On conçoit que tous les microbes que l'air transporte et
tous ceux que les aliments contiennent, puissent se trouver
dans la bouche ; on y rencontre aussi les bactéries pathogènes d'affections des voies respiratoires et digestives (bacille de la tuberculose, pneumocoque, sarcines). Enfin la bouche est vraisemblablement la porte d'entrée des agents
pathogènes de la plupart des pyrexies infectieuses.

Mais il y a aussi des microbes qui habitent normalement
et constamment la bouche : Cornil et Babès citent le leptothrix buccalis, le spirochæte denticola, un bacille virgule
qui a quelque ressemblance morphologique avec le bacille
du choléra, mais s'en distingue cependant par ses caractères
de culture, le bacterium termo, le bacterium lineola, plusieurs

microcoques et les bactéries de la salive qui donnent au lapin uné septicémie (Pasteur).

Ces microbes se cantonnent les uns dans le tartre au niveau du collet des dents, d'autres dans les cellules épithéliales, d'autres dans la salive, d'autres dans les cryptes amygdaliennes.

Il en est qui sont des agents de putréfaction et engendrent une odeur nauséabonde, fétide dans les cultures (microbes saprogènes) ; tels sont le bacterium termo et, parmi ceux que Rosenbach a décrits, un auquel est attribuable l'odeur des amas caséeux de l'amygdale.

Parmi les microbes qui vivent constamment dans la bouche, plusieurs jouent un rôle dans les opérations physiologiques de la digestion. On le soupçonnait depuis assez longtemps, M. Vignal vient de le démontrer.

Vignal s'est proposé d'étudier l'action que les micro-organismes de la bouche peuvent exercer sur une série de substances alimentaires simples, d'expérimenter *in vitro* l'action du suc gastrique, de la bile et du suc pancréatique sur ces micro-organismes, afin de savoir ce qu'ils deviennent, lorsqu'ils pénètrent avec les aliments et la salive dans le tube digestif.

Vignal a toujours pris soin de recueillir les micro-organismes de sa bouche le matin, après se l'être lavée le soir avec de l'eau stérilisée et une petite brosse également stérilisée dans la vapeur à 120°.

Pour connaître les micro-organismes de la bouche, il ne suffit pas de les étudier au microscope : d'une part, beaucoup d'entre eux se ressemblent tellement qu'il est bien difficile de les distinguer à simple vue ; d'autre part, un même organisme peut se montrer plus ou moins long, plus ou moins gros suivant certaines conditions. Il fallait donc les cultiver, les isoler et en faire des cultures pures. Vignal a procédé ainsi.

Il a trouvé dans l'enduit de la langue et dans le tartre des dents 18 espèces différentes de micro-organismes et il en a isolé 17. La 18ᵉᵐᵉ, qu'il n'a pas réussi à isoler, est le spirochæte denticola. Vignal n'a pas trouvé mieux que ses prédécesseurs dans cette étude, un milieu favorable à la culture de ce micro-organisme. Des 17 espèces cultivées, 16 sont aérobies et une seule anaérobie ; 3 de ces micro-organismes sont des microcoques ; 13, des bacilles et 1 est vibrion. 7 ont été déjà décrits par divers auteurs.

Ainsi le bacterium termo, le bacille de la pomme de terre de Koch, le bacillus subtilis, les staphylocoques pyogènes blanc et doré, le leptothrix. 3 autres ont peut-être été déjà étudiés ; l'un, que Vignal appelle *a*, a été peut-être observé par Miller dans les dents cariées ; le second, le bacille *c* a été peut-être décrit par Chyne et Cheshire sous le nom de bacillus alvei ; enfin le dernier, le bacille *e* est peut-être le bacille ulna ; mais, les caractères assignés par les auteurs à ces trois micro-organismes n'étant pas assez précis, Vignal n'a pas voulu par prudence donner les mêmes noms à ceux qu'il a observés.

Depuis son premier travail Vignal a encore isolé parmi les micro-organismes de la bouche, le micrococcus Pasteuri, de Sternberg (celui dont M. Pasteur avait signalé le premier la présence dans la salive d'un enfant mort de la rage et qui produit chez le lapin une septicémie), et un coccus qu'il a désigné par la lettre *k*. Dans une communication récente à l'Académie des sciences, il a fait entrevoir le rôle physiologique que jouent probablement un certain nombre d'entre eux dans les phénomènes de la digestion. Mais ces détails seront mieux placés dans le chapitre consacré à l'antisepsie du tube digestif.

L'existence de microbes pathogènes dans la salive humaine a été étudiée depuis Pasteur par Rappin, Fraenkel, Rasmussen, Lannelongue et Raynaud, Klein. Biondi, à l'Institut d'hy-

giène de Berlin, a fait des recherches sur la salive de 50 personnes, différentes d'âge, de sexe, de constitution, de santé
et, en expérimentant sur des lapins, cobayes, souris et chiens,
il a par l'isolement, les cultures et les inoculations défini
cinq espèces pathogènes, un bacillus et un coccus septicus,
un microccus tetragenus, déjà étudié par Koch et Gaffky, un
streptococcus septopyæmicus et un staphylococcus pyogènes.

Netter a trouvé des pneumocoques dans la salive de gens
ayant eu des pneumonies et dans celle de gens bien portants
n'ayant pas eu cette maladie.

ANTISEPSIE DES DENTS

Périostite alvéolo-dentaire.

Parmi les microbes si nombreux qui habitent la bouche,
il en est qui n'ont aucune action fâcheuse sur les dents et
d'autres qui peuvent leur être très nuisibles.

MM. Galippe et Malassez ont montré que des parasites sont
la cause de la périostite alvéolo-dentaire. Les micro-organismes de la salive ne peuvent naturellement rien contre la
dent recouverte de son émail; mais, si la gencive vient à se
séparer du collet, ou, pour parler plus exactement, si les
ligaments alvéolo-dentaires sont détruits, par l'interstice les
microbes s'introduisent, arrivent au contact du cément qui
se détruit à son tour. Les observateurs précités les ont vus
dans les canalicules de la dentine.

La nature parasitaire de la périostite alvéolo-dentaire et
de la gingivite expulsive est encore attestée par sa contagiosité ; nous tenons d'un dentiste de nos amis qu'il a soigné une femme galante dont la bouche était saine, mais qui
se mit à perdre ses dents après avoir pris un protecteur
atteint lui-même de gingivite expulsive.

Pour prévenir la périostite, il faut d'abord écarter la
cause occasionnelle ordinaire du décollement des ligaments

alvéolo-dentaires, c'est-à-dire l'accumulation du tartre qui déchausse peu à peu le collet des dents.

Quand la suppuration a commencé, on fait des applications de sublimé à 3 ou 4 p. 1,000. On peut encore cautériser la gencive au niveau de la sertissure des dents avec un pinceau trempé dans l'acide phénique concentré, puis faire faire des lavages fréquents avec une solution comme celle-ci :

Acide benzoïque......................................	3 grammes.
Acide thymique..	0 gr. 10 centigr.
Teinture d'eucalyptus................................	10 grammes.
Eau..	1000 —

(Galippe)

Carie dentaire.

La carie dentaire est certainement d'origine microbienne. Nous n'avons pas à entrer ici dans le détail du traitement ; mais on sait que les substances les plus employées contre elle sont des antiseptiques, la créosote, le benjoin.

Le docteur Popoff écrit, dans le *Ruskaya Meditzina*, qu'il a réussi à faire cesser la douleur causée par la carie dentaire, en conseillant de promener dans la bouche, toutes les demi-heures, une cuillerée à dessert d'une solution à 20 p. 100 de permanganate de potasse, à la condition de garder chaque fois le liquide dans la bouche pendant quelques minutes (1).

Miller (2) dit que le premier stade de la carie dentaire est constitué par une décalcification du tissu de la dent, résultat chimique de la présence des acides produits par les fermentations de la bouche, surtout des fermentations acétique et butyrique ; mais, dans un second stade, ce sont les micro-organismes qui pénètrent dans le tissu ramolli de la dent et le détruisent. L'auteur a trouvé dans les dents cariées cinq espèces de microbes (micrococques isolés ou en chapelets, bacilles, filaments) ayant tous la propriété de faire fer-

---

(1) *The Med. Rec.* 30 juillet 1887.
(2) *Gæhrungsvorgange in menschlichen Munde,* in *Wiener mediz. Wochen.* 1885.

menter des solutions hydrocarbonées. Mais, parmi les divers microbes en chapelets, il en est un que Miller désigne par la lettre α ; il existe à peu près constamment dans la bouche et Miller le rend surtout responsable de la carie dentaire.

En exposant des dents saines à l'action des microcoques qu'il a isolés, Miller a vu que leur tissu commençait à se ramollir au bout d'une semaine; au bout de deux, les canalicules de la dentine étaient pleins de microbes; après trois semaines, on constatait toutes les lésions de la carie dentaire.

Naturellement, à une période avancée de la carie, les cavités pleines de produits putrides, les fistules périostiques alvéolaires fourmillent de micro-organismes de tout genre, les microbes de la suppuration et ceux de la putréfaction donnant chacun leur note (abcès, fétidité de l'haleine).

Voici le tableau de la valeur comparée des antiseptiques sur les microbes de la carie dentaire :

	L'action des micro-organismes est	
	arrêtée par	abolie par
Sublimé.......................	1 pour 500.000	1 pour 100.000
Nitrate d'argent...............	1 — 100.000	1 — 50.000
Iode (solution alcoolique)....	1 — 15.000	1 — 6.000
Iodoforme....................	1 — 10.000	1 — 5.000
Naphtaline	1 — 9.000	1 — 4.000
Essence de moutarde.........	1 — 5.000	1 — 200
Permanganate de potasse....	1 — 2.000	1 — 1.000
Acide phénique..............	1 — 1.000	1 — 500
Acide chlorhydrique.........	1 — 1.000	1 — 500
Acide phénilique............	1 — 500	1 — 200
Acide lactique...............	1 — 250	1 — 125
Carbonate de soude.........	1 — 200	1 — 100
Acide salicylique en solution alcoolique concentrée.....	1 — 125	1 — 75
Alcool absolu...............	1 — 25	1 — 10

Ainsi, d'après Miller, le sublimé arrête la carie dentaire au début en solution très faible (1 p. 500,000) et le sublimé à 1 p. 1,000 ou même à 1 p. 5.000 serait la meilleure eau dentifrice.

Prophylaxie de la carie dentaire.

On peut presque affirmer que, si on prenait dès la naissance tous les soins nécessaires de la bouche sans les discontinuer pendant l'enfance et l'adolescence, tout adulte aurait des dents saines. Malheureusement, par suite de la négligence des familles, on ne songe presque jamais à s'inquiéter de l'état des dents avant l'apparition de la seconde dentition.

Dès que l'enfant commence à s'alimenter avec des aliments solides, c'est-à-dire laissant des résidus dans les interstices des dents, on devrait, par des lavages après chaque repas, chasser ces résidus ; puis apprendre à l'enfant, dès qu'il est en état de le faire lui-même, à se rincer soigneusement la bouche non seulement après chaque repas, mais chaque fois qu'il a mangé entre les repas du pain, des gâteaux et des sucreries. Galippe pense que le pain bis, un peu dur, vaut mieux pour les enfants que le pain blanc et mollet ; car, outre l'avantage d'être plus riche en éléments minéraux (acide phosphorique, chaux, magnésie), il agit mécaniquement d'une façon favorable sur les dents.

Beaucoup de parents se disent que, les dents de lait étant destinées à disparaître, il importe peu qu'elles soient cariées. C'est une grave erreur. D'abord, leur carie cause à l'enfant des douleurs, des complications analogues à celles qui accompagnent la carie des dents permanentes. Si on est obligé d'arracher prématurémenl les dents de lait cariées, le développement des maxillaires est entravé, et la pousse des dents permanentes s'accomplit irrégulièrement.

Les maîtres chargés de surveiller la toilette des collégiens devraient s'assurer que chacun d'eux a une brosse à dents et en fait usage. La brosse sera en soies flexibles, pas assez dure pour faire saigner les gencives ; une poudre composée de craie lavée, additionnée ou non de chlorate de potasse porphyrisé, suffira.

Voici une formule de poudre dentifrice antiseptique :

Acide borique finement pulvérisé..............	2 gr. 50.
Chlorate de potasse........................	2 »
Poudre de gaïac...........................	1 » 50.
Craie préparée............................	4 »
Carbonate de magnésie pulv.................	4 »
Essence de rose ou de menthe........	1 goutte.

Les soins de la bouche sont considérés trop généralement comme une coquetterie, et l'idée ne vient guère au collégien de se servir régulièrement de la brosse à dents que quand il commence à se préoccuper de la forme de son faux-col ou de son nœud de cravate. Aussi la fréquence de la carie dentaire chez les écoliers est-elle grande. Sur 169 écoliers de 8 à 17 ans, Sher a trouvé 189 dents cariées ; les deuxièmes et troisièmes molaires inférieures étaient les plus fréquemment atteintes.

C'est surtout en cas de maladie qu'on doit surveiller avec sollicitude la propreté des dents; dans la plupart des maladies fébriles, la salive devient acide, les enduits saburraux constitués par des amas de cellules organiques en voie de décomposition offrent un terrain de pullulation aux microbes. On devra donc, deux fois par jour, laver soigneusement la bouche et nettoyer les dents avec une solution alcaline.

Certains sujets doivent avoir un soin particulièrement minutieux de leurs dents ; les diabétiques, par exemple.

ANTISEPSIE DE LA BOUCHE

Perlèche.

M. le Dr J. Lemaistre, professeur à l'école de Limoges, a signalé à l'attention de ses confrères une maladie parasitaire nouvelle qu'il a découverte chez les enfants des campagnes du Limousin. La *perlèche*, tel est le nom sous lequel les paysans la désignent, à cause de la sensation de cuisson, qui porte les enfants à se pourlècher les lèvres, se nomme encore *bridou*, parce que les commissures labiales sont comme bridées. Au début, l'épithélium, au niveau des deux commissures, blanchit, se macère et desquame. Ultérieurement peuvent se faire de petites fissures linéaires rayonnantes, un peu douloureuses et saignantes, lorsque l'enfant ouvre largement la bouche. Il existe alors une certaine ressemblance entre la perlèche et certaines rhagades commissurales syphilitiques. La maladie, qui dure en général de 15 jours à un mois, peut se prolonger plusieurs mois par réinoculation ou récidives. Aucun trouble général de la santé n'en découle, et c'est surtout par son étiologie que cette petite affection est intéressante.

M. Lemaistre a démontré que la perlèche est contagieuse et se développe lorsque les enfants ont bu dans des vases malpropres, seaux de bois, de zinc ou cruches de grès, dont se servent à tour de rôle, et sans prendre aucune précaution, les écoliers de la province pour se rafraîchir. Dans les débris épithéliaux des commissures labiales des enfants qui ont la perlèche, M. Lemaistre a trouvé un microbe qu'il convient de placer dans la classe des schizomycètes et dans le groupe des sphéro-bactéries ou cocci. Ce microbe se développe dans les bouillons de culture avec une très grande rapidité, et y forme d'innombrables chaînettes enchevêtrées, d'où le nom de streptococcus plicatilis, dont l'a baptisé M. Lemaistre, qui a retrouvé dans certaines eaux potables, puisées dans un quartier de Limoges où la perlèche est fréquente, les mêmes micro-organismes. Dans les écoles primaires de cette ville un enfant sur 17 est atteint de perlèche, surtout dans la saison chaude.

(1) M. Comby a donné dans le *Progrès médical* (1886) une analyse du mémoire de M. Lemaistre.

Pour amener rapidement la guérison, il suffit de faire des attouchements sur les commissures buccales avec le sulfate de cuivre ou l'alun. L'acide borique ne réussit pas.

D'ailleurs la maladie guérit le plus souvent toute seule et par les soins de propreté.

Cette bénignité n'empêche pas que sa prophylaxie ne doive préoccuper légitimement les médecins inspecteurs des écoles, qui ont le devoir de s'opposer à la promiscuité des vases à boire, agents propagateurs de la perlèche.

Stomatites.

De toutes les maladies de la bouche, le *muguet* ou *stomatite crémeuse* est celle dont la nature parasitaire est le mieux établie. Nous n'avons pas à en rappeler la description clinique ni pathologique ; sur une muqueuse buccale rouge en voie de desquamation épithéliale, décapée, comme disait Parrot, et en outre acide, préparée d'une certaine façon par l'état morbide antérieur du tube digestif et la débilité générale, le champignon parasite amené par l'air probablement, ou par contact avec le sein de la nourrice ou par le biberon ou par le lait, se cultive et prolifère. L'oïdium albicans (syringospora Robinii, Quinquaud) ne serait pas un oïdium, d'après les recherches les plus récentes. Un travail publié par M. Audry nous fournit sur le *saccharomyces albicans* des renseignements qui ne sont pas seulement d'un intérêt botanique. (1)

Le saccharomyces albicans, semé à la surface de milieux solides *neutres* ou *alcalins*, y a végété parfaitement, aussi bien que sur les milieux acidifiés. Cela tendrait à diminuer l'importance qu'on attribue, depuis Gubler, etc., à l'acidité de la bouche, dans sa production.

Cette acidité est pourtant réelle, nous l'avons constatée

(1) *Revue de Médecine*, juillet 1887.

comme le plus grand nombre des cliniciens. Est-elle cause ou effet? M. Audry n'a fait aucune recherche concluante à cet égard, mais il a remarqué que ses bouillons de culture, qui sont neutres à l'état de pureté, deviennent légèrement acides, quand le parasite a commencé à s'y cultiver. Le muguet se développe très bien sur des milieux glycérinés, mais non sur la glycérine pure. Enfin, les bouillons ensemencés, auxquels on ajoute du borax restent limpides; d'où il suit que l'emploi du borax dans le traitement du muguet est parfaitement justifié.

En somme les recherches de M. Audry ne contredisent pas ce que l'expérience a depuis longtemps enseigné; le meilleur traitement du muguet consiste à modifier la réaction chimique des sécrétions buccales, à les alcaliniser par le bicarbonate de soude, mais on peut faire mieux en joignant l'action antiseptique directe par le borate de soude.

L'acide borique, qui est utile dans toutes les stomatites, ayant ce grand avantage d'une toxicité presque nulle, serait aussi efficace dans le muguet (Mac Gregor). On peut l'additionner de chlorate de potasse, le combiner au borate de soude.

Voici un collutoire recommandé dans les *stomatites qui accompagnent les fièvres graves*, la fièvre typhoïde par exemple et qui modifie rapidement l'état fuligineux des lèvres et des dents, la sécheresse des gencives et de la langue (1).

> Acide borique................ 1 gr.
> Chlorate de potasse.......... 0, 75 cent.
> Jus de citron................ 15 gr.
> Glycérine.................... 10 gr.

Parmi les *glossites épithéliales desquamatives* qui sous différents noms ont été décrites par Bergeron, Bridou, Parrot et plus récemment Guinon (2), il est naturel de se deman-

______

(1) *Brit. med. Journ.* et *Paris médical.*
(2) *Revue des maladies de l'enfance*, 1887.

der si une des variétés ne reconnaît pas pour cause un parasite, dont le développement serait préparé par des troubles diges- tifs ; l'évolution des plaques desquamatives, qui s'étendent en aires multiples et fauchent l'épithélium excentriquement, a bien l'allure d'une affection parasitaire. Les recherches dirigées dans ce sens n'ont, il est vrai, jusqu'ici amené la découverte d'aucun parasite spécial, et la bénignité de l'affec- tion fait qu'on s'est peu inquiété jusqu'ici de lui opposer un traitement antiseptique.

Il y a des affections parasitaires de la langue, telles que la *langue noire* décrite par Dessois ou celle que W. Roth, de Vienne, décrivait récemment (1) (productions pseudo-pi- leuses développées sur la langue et formées par des amas de champignons), dans lesquelles le meilleur traitement est l'attouchement avec une solution de sublimé.

La *stomatite aphtheuse* est-elle une affection microbienne? Les auteurs les plus récents tendent à l'admettre. M. le Dr. Th. David publiait récemment des faits qui paraissent éta- blir nettement que cette affection est d'origine bovine ; dès 1764, Sagar avait émis l'opinion que le lait est l'agent de transmission. On a noté la coïncidence d'épidémies de sto- matite aphtheuse avec les épizooties de fièvre aphtheuse (ou cocotte). En 1834, trois vétérinaires allemands, ayant bu vo- lontairement du lait tout fraîchement trait de vaches attein- tes depuis six à huit jours de fièvre aphtheuse grave, furent pris les jours suivants de fièvre et d'une éruption aphtheuse sur la surface interne des joues et des lèvres. En faisant bouillir le lait, on se préserverait de la contagion ; mais la crème et les fromages resteraient dangereux et il serait peut- être nécessaire qu'on interdît la vente du lait des vaches at- teintes de cocotte. Car la fièvre aphtheuse, généralement bé- nigne, peut cependant devenir très grave. M. David a noté

(1) *Annales des maladies de l'oreille* et *Journal de médecine et chirurgie prati- ques*, 1887.

sur 27 observations un cas de mort par gangrène de la bouche, deux cas où des aphthes se sont développés dans l'estomac et l'intestin ; enfin, il dit que chaque année un certain nombre d'enfants succombent à cette maladie. M. Hirtz, dans une clinique publiée en novembre 1887 (1), déclare que la maladie n'est contagieuse à aucun titre. Nous avons vu pourtant plusieurs fois deux ou trois enfants de la même famille atteints simultanément ou successivement de fièvre aphtheuse, et presque toujours dans ces cas il s'agissait d'enfants couchant ensemble. M. Hirtz, tout en paraissant rejeter l'étiologie microbienne, déclare qu'un seul médicament lui a donné « des résultats surprenants et rapides ; c'est le salicylate de soude (médicament antiseptique cependant). Il amende, dit-il, en quelques heures et fait disparaître la cuisson si douloureuse de la stomatite, véritable torture pour quelques malades. On devra l'employer en solution concentrée, 20 pour 100 au moins ; on badigeonnera la muqueuse buccale et pharyngée cinq ou six fois par jour, principalement après les repas. »

La *stomatite ulcéro-membraneuse* a été, comme on sait, démontrée spécifique, épidémique et contagieuse par M. J. Bergeron, qui a fait connaître du même coup les propriétés curatives du chlorate de potasse. Il est vrai que deux médecins de la marine, MM. Catelan et Magette, ont voulu depuis expliquer la pathogénie de cette stomatite par une névrite liée à l'évolution de la dent de sagesse. Cette explication n'a pas prévalu et presque tous les pathologistes continuent à considérer la stomatite ulcéro-membraneuse comme une infection locale. Il est vrai que les recherches sur la nature de l'agent infectieux n'ont pas été couronnées de succès. M. Pasteur avait à l'origine trouvé une spirille dans la bouche d'enfants atteint de stomatite. Netter, pendant son internat chez M. Bergeron, a trouvé cette spirille dans les ulcérations

_____

(1) *Journal de médecine et de chirurgie pratiques.*

gingivo-buccales ; il l'a cultivée, mais les inoculations faites avec les cultures ont donné un résultat négatif.

Galippe, qui s'est beaucoup occupé des micro-organismes du tartre dentaire, estime que parmi les microbes qui pullulent dans le tartre, véritable substance vivante, il en est un qui devient pathogène sous l'influence de troubles que l'évolution dentaire apporte dans la composition des liquides buccaux ; dès lors un travail ulcératif apparait au niveau des gencives. Cette *gingivite ulcéreuse* peut se propager à la face interne des joues et la stomatite ulcéreuse est constituée.

M. Bergeron concède qu'il peut y avoir, outre la stomatite spéciale qu'il a décrite, une autre maladie ulcéreuse de la bouche d'origine dentaire ; les différences principales entre elles seraient pour la stomatite dentaire le début constant autour d'une dent, la fréquence du trismus, l'impuissance du chlorate de potasse et la plus longue durée.

Henoch admet une sorte de gradation parmi les diverses stomatites ; la forme simple ou *érythémateuse* étant susceptible de devenir *aphtheuse*, puis exsudative et *fibrineuse*, et même *ulcéro-nécrosique*. Le chlorate de potasse lui paraît agir aussi efficacement dans les formes aphtheuse et fibrineuse à la façon d'un spécifique. Il a toujours vu ce médicament donné en potion, en gargarismes, en collutoires faire disparaître rapidement la fétidité de l'haleine et la salivation.

Le chlorate de soude a été employé avec presque autant d'avantages.

Nous avons vu M. Hutinel prescrire avec succès des applications de chlorure de chaux sec sur les ulcérations ; cette pratique était, croyons-nous, celle de son maître M. Henri Roger.

Quand la stomatite est rebelle, Henoch emploie pour badigeonner les surfaces malades trois fois par jour l'une des deux solutions suivantes : sulfate de zinc 1 gr., eau dist. 20 gr., ou sulfate de cuivre 0,50 pour eau dist. 20.

Quand la stomatite revêt la forme nécrosique, Henoch emploie encore le chlorate de potasse associé à la décoction de quinquina ; il y joint des irrigations avec des solutions de permanganate de potasse, d'acide phénique ou d'acide salicylique.

Dans la *gangrène de la bouche*, affection évidemment parasitaire, comme tous les processus gangréneux, les caustiques ont été beaucoup employés : badigeonnages à l'acide nitrique fumant, au perchlorure de fer, à l'acide phénique concentré ; la destruction du foyer microbien par le thermo-cautère semble avoir mieux réussi ; au moins on est maître de l'agent destructeur et on en limite à volonté les effets.

L'antisepsie doit être pratiquée avec le plus grand soin, on a préconisé l'application d'une pâte épaisse préparée avec du camphre. Les irrigations très fréquentes avec les solutions d'acide phénique, salicylique ou thymique sont préférables ; quand la chute de l'eschare laisse à nu une surface bourgeonnante, Henoch applique dessus un tampon de charpie imbibé de vin camphré.

§ II.

Sommaire. — Amygdalites infectieuses. — Angine œdémateuse. — Angine herpétique. — Angine phlegmoneuse. — Infections mixtes et successives de la bouche et du pharynx. — Angine diphthéroïde. Traitements antiseptiques de l'angine diphthérique. — Mercuriaux. — Iodoforme. — Iodure de potassium. — Brome et bromures. — Soufre et sulfures. — Acide salicylique et salicylate de soude. — Benzoate de soude. — Acide borique et borax. — Chloral. — Acide lactique. — Acide oxalique. — Résorcine. — Quinoline. — Essence de térébenthine et goudron de houille. — Acide phénique et camphre. — Perchlorure de fer. — Créosote. — Associations d'agents antiseptiques. — Conclusions personnelles : ce qu'il faut faire et ce qu'il ne faut pas faire. — Mesures prophylactiques.

Amygdalites infectieuses.

Dès 1880, M. le professeur Bouchard enseignait que l'amygdalite aiguë, l'angine tonsillaire simple doit être considérée comme une maladie infectieuse. Il appuyait cette opinion sur sept observations. Quatre fois il avait vu l'amygdalite s'accompagner de néphrite infectieuse, l'urine charriant des bactéries bacillaires. Dans un cas, la néphrite, qui avait paru guérir en même temps que l'amygdalite, récidivait seule au bout d'une douzaine de jours ; cette fois des accidents typhoïdes se montraient et amenaient la mort.

Dans un autre cas où la néphrite s'était montrée huit jours après le début de l'amygdalite, elle devint chronique.

M. Bouchard vit un père et une fille, atteints simultanément d'angine, présenter l'un et l'autre une albuminurie passagère avec bactéries dans l'urine.

Il a cité deux observations dans lesquelles, au déclin d'angines tonsillaires aiguës, apparut un pseudo-rhumatisme, occupant surtout les jointures des doigts et intéressant principalement les tissus fibreux périarticulaires. Dans un cas d'amygdalite phlegmoneuse, M. Bouchard a constaté dans le pus, dès l'ouverture de l'abcès amygdalien, une énorme quantité de bactéries bacillaires courtes et très minces.

Sans doute on ne peut nier que l'action du froid, de l'humidité ne joue un rôle dans l'étiologie de l'amygdalite ; mais c'est un rôle semblable à celui qu'il est légitime de lui attribuer dans la pneumonie. Le froid crée l'opportunité morbide qui permet aux microbes charriés par les liquides de la bouche, déposés par la salive ou l'air sur les amygdales, d'envahir les cryptes, de pénétrer plus profondément et d'aller infecter l'organisme.

Si l'organisme est en mauvais état déjà, si le malade est un surmené, un mal nourri, un alcoolique, l'infection aura plus de prise sur lui. Chez de tels sujets on voit survenir des formes dans lesquelles l'état infectieux est si accusé que tout médecin, même peu favorable aux idées parasitaires, sera obligé de reconnaître la maladie générale.

M. Dubousquet-Laborderie (de St-Ouen) a insisté récemment (1) sur les allures peu rassurantes des amygdalites qui évoluent ainsi. Des frissons, une fièvre violente, l'anorexie et la céphalée ouvrent la scène comme dans toute amygdalite aiguë ; mais, en outre, le malade accuse une courbature extrême, quelquefois un lumbago insupportable ; la déglutition est douloureuse, le pharynx hyperesthésié, et pourtant on ne trouve que de la rougeur et du gonflement de la muqueuse, point d'exsudat ni herpétique, ni diphthéritique. Cependant il existe un engorgement plus ou moins considérable des ganglions sous-maxillaires. Des complications analogues à celles des maladies les plus sûrement infectieuses peuvent se montrer : symptômes typhoïdes, vomissements, diarrhée fétide, albuminurie avec débris épithéliaux et bactéries dans l'urine, arthropathies pseudo-rhumatismales, jusqu'à l'orchite et à l'ovarite que Joal a signalées, comme on les voit dons les oreillons.

Voici une observation bien curieuse recueillie par M. le professeur Henrot (de Reims) qui fut tour à tour spectateur et acteur ou victime dans le drame pathologique. Elle se trouve dans le mémoire intéressant de Dubousquet-Laborderie.

« M. le docteur H. Henrot est appelé, le 1er mai 1886, auprès d'un client qui avait passé trois ou quatre jours à Paris où il s'était surmené pour ses affaires. En wagon, le voyageur sent un léger courant d'air et, le soir, en rentrant chez lui, il est pris d'une vive douleur dans la gorge qui l'empêche de dormir. Au moment de cette première visite, qui a lieu le matin, il n'y a que de la rougeur du pilier et de l'amygdale gauche. Depuis quelque temps le malade s'occupait de choses

(1) *Bulletin général de thérapeutique*, 1886, et Congrès de Nancy.

sérieuses et il était devenu nerveux et impressionnable, si bien que la douleur accusée paraît exagérée, car la rougeur est peu intense et peu étendue. Le soir il y a de l'œdème de la luette. Le 2 mai, la luette est immense, grosse comme le pouce, sans gonflement notable des autres parties de la bouche. Il est difficile de s'expliquer un œdème aussi considérable. Pas de tuméfaction au-dessous du maxillaire. Dans la soirée du 2 mai, la luette s'est encore allongée et se replie sur la langue, elle a les dimensions du petit doigt. Le 3 mai, la déglutition d'une goutte d'eau est impossible. La langue est si tuméfiée à sa base que l'exploration devient impossible. La respiration est encore libre par la glotte. On ne sent aucune fluctuation. Le 4 mai, au matin, la langue ne tient plus dans la bouche, fait hernie à travers les vides des dents et dépasse les arcades. Le soir, tuméfaction générale du cou. A minuit, M. le professeur Verneuil arrive. Depuis le matin tous les tissus sont œdémateux, le plancher de la bouche a quadruplé d'épaisseur, la mâchoire inférieure est immobilisée, pas de tirage. M. Verneuil, après avoir recherché la cause de cette singulière maladie sans avoir pu rien saisir de précis, fait avec beaucoup de résolution et d'habileté de profondes incisions au thermo-cautère. Le tissu est résistant, lardacé ; pas de pus. Le 5 mai au matin le malade est un peu soulagé. Constipation opiniâtre, fort peu d'urine depuis le début de la maladie, adynamie profonde. Il semble y avoir détente générale et l'intelligence est intacte. A trois heures dans la journée, on fait rappeler M. Henrot qui trouve le malade en plein subdélirium auquel succède le coma, et le 6 mai, à 8 heures du matin, le patient succombe.

Au point de vue clinique, il manque l'analyse de l'urine et l'examen au microscope, mais le complément de cette observation constitue une sorte d'expérimentation, comme le dit M. Henrot. Dans le principe, MM. Henrot et Verneuil avaient pensé à un œdème charbonneux dû à des poussières charbonneuses ayant pénétré dans une gorge granuleuse. Mais ce cas a, continue M. Dubousquet-Laborderie, de grandes analogies avec plusieurs de mes observations, l'une d'entre elles surtout, incomplète malheureusement, parce que je n'ai vu le malade qu'une fois et que je n'ai pu recueillir tous les renseignement désirables. Il s'agissait d'un homme de quarante ans, sujet aux maux de gorge, qui fut pris subitement d'une violente douleur dans la gorge avec gonflement énorme des amygdales, de la luette, de la langue, des tissus sous-maxillaires et qui mourut trois jours après d'infection inconnue sans avoir présenté aucun produit diphthéritique dans la bouche, ce qui me fait incliner à penser que, dans le cas de M. Henrot, il s'agit encore d'une intense infection buccale tombant sur un terrain préparé dès longtemps à l'avance et chez qui le froid a été la cause occasionnelle.

Le complément de l'observation de M. le Dr Henrot est des plus curieux.

M. le Dr Henrot est d'une bonne santé habituelle et ne souffre que de quelques granulations pharyngiennes. Le jour de l'opération faite par M. Verneuil, il fit toute la journée un air vif et froid et M. Henrot sentit un peu de sensibilité du côte de la gorge. Dans la journée, il visite quatre ou cinq fois le malade, lui donne des soins, respire son haleine fétide, assiste le soir à l'opération et éprouve cinq jours après une violente douleur au pharynx, a des frissons et de la fièvre ; le 12 mai, fièvre intense, grand abattement, prostration extrême, douleur très vive au-dessus de la clavicule gauche au niveau du golfe de la jugulaire. Bientôt cette douleur est accompagnée de tuméfaction semblable à celle de la formation d'un abcès. Le 13, fièvre vive, le gonflement s'étend à la partie latérale du cou. Le 14, la fièvre disparaît, mais l'empâtement persiste. Le 15, le Dr Henrot se lève, garde la chambre trois jours et reprend ses occupations. »

L'amygdalite infectieuse, loin de conférer l'immunité, récidive fréquemment; elle est de la catégorie de l'érysipèle et non de celle des fièvres éruptives.

L'hypertrophie amygdalienne chronique constitue une prédisposition à contracter fréquemment l'amygdalite; car, au lieu de supposer, comme Kannenberg, que la maladie infectieuse se décharge sur les amygdales comme si elles étaient chargées d'éliminer l'agent nuisible, il est plus naturel d'admettre avec MM. Bouchard, Landouzy, Dubousquet-Laborderie, que les amygdales servent d'entrée à l'agent infectieux.

Les personnes qui ont le plus souvent mal à la gorge sont des lymphatiques ayant de grosses amygdales anfractueuses. D'ailleurs, l'amygdale, par sa structure lymphoïde et par ses rapports intimes avec le système lymphatique, offre une voie de communication facile aux microbes du dehors jusqu'au milieu intérieur.

Des notions précédentes dérivent plusieurs indications au point de vue de la thérapeutique, qui doit être antiseptique.

Le traitement local de l'amygdalite doit se proposer de réaliser l'asepsie. Les gargarismes avec l'eau boriquée, les solutions d'acide salicylique, de borate de soude sont utiles. Le gargarisme suivant est formulé souvent par M. Bouchard :

Borate de soude...............................	6 gr.
Teinture de benjoin...........................	10 gr.
Infusion de feuilles de ronces..................	250 gr.

M. Coupard préconise des badigeonnages de teinture d'iode pure, grâce auxquels il a plusieurs fois jugulé des amygdalites.

Comme traitement général et antiparasitaire, M. Dubousquet-Laborderie recommande la quinine et la résorcine. M. Joal pense que l'émétique est favorable, non seulement parce qu'il décongestionne les amygdales grâce à l'action mécanique du vomissement, mais en produisant une modification générale de l'économie qui neutralise l'influence nocive des microbes.

La prophylaxie doit s'inspirer de l'antisepsie. Les sujets qui ont une hypertrophie amygdalienne, surtout de la forme molle, doivent se maintenir la bouche et la gorge aussi aseptiques que possible par l'habitude de gargarismes astringents et antiseptiques. Comme les amygdales hypertrophiées, dont les cryptes pleines de débris épithéliaux plus ou moins caséifiés, vrais nids de microbes, sont des points d'appel, des foyers permanents d'infection, leur destruction plus ou moins complète par l'ignipuncture, ou tout au moins leur réduction et leur transformation en tissu scléreux s'impose. Agir ainsi, c'est encore faire indirectement de l'antisepsie.

L'amygdalite *herpétique,* qui peut exister seule ou coïncider avec plusieurs autres poussées d'herpès, a certainement toutes les allures des maladies infectieuses. Le grand frisson initial, l'hyperthermie rapide, le brisement des membres et la rachialgie, rien n'y manque; on croit au début d'une grave maladie et tout l'orage se résout en quelques vésicules sur les amygdales. Nous sommes très enclin à considérer l'angine herpétique comme contagieuse; bien des fois déjà nous avons vu plusieurs personnes, habitant ensemble, atteintes successivement et d'autant plus vite que leurs rapports sont plus intimes, mari et femme, mère et enfant tout jeune. En général, l'angine herpétique est bénigne, malgré ses allures bruyantes ; aussi s'inquiète-t-on peu d'ordinaire, une fois le diagnostic posé, de faire exécuter un traitement local ; ou du moins la plupart des médecins prescrivent des gargarismes émollients, mucilagineux. Il nous paraît au contraire indiqué formellement de faire gargariser fréquemment le malade avec une solution antiseptique, jusqu'à ce que les ulcérations qui succèdent à la destruction des vésicules soient cicatrisées ; autrement on expose le malade à quelque complication par infection secondaire. On a cité des cas d'herpès buccal et pharyngien devenu gangréneux. Nous avons observé un cas dans lequel une amygdalite herpétique a été suivie de phlegmon amygdalien (1), complication qui eût été évitée probablement si on n'avait pas cessé prématurément de maintenir l'asepsie de la bouche et du pharynx.

On voit souvent dans les salles des hôpitaux d'enfants une bulle de varicelle devenir le point de départ d'une inoculation d'impétigo ou d'ecthyma. Les infections mixtes sont fréquentes dans la bouche comme sur la peau, parce que, ici comme là, les microbes les plus divers abondent. Nous avons publié un cas de stomatite ulcéro-membraneuse coïncidant avec une amygdalite pultacée (2).

Parmi les angines à exsudat, il en est dont l'aspect clinique rappelle par certains caractères la diphthérie; on les appelle quelquefois *diphthéroïdes*, sans attacher à cette expression un sens étiologique. Un certain degré de tuméfaction ganglionnaire, un exsudat plus grisâtre que blanc, plutôt adhérent que pultacé, assez facile à enlever par un frottement modéré, mais se reproduisant plusieurs fois de suite, l'état général restant assez bon, et les urines ne contenant pas d'albumine, sont les traits habituels de cette affection qui peut durer 3 à 5 jours. Quelques-uns de ces cas pouvant être des formes très atténuées de diphthérie, nous croyons qu'il est prudent de les traiter de façon antiseptique, et nous faisons deux fois par jour en pareil cas un attouchement avec une solution de sublimé plus ou moins concentrée et des gargarismes boriqués fréquents.

Diphthérie.

De tous les traitements préconisés contre la diphthérie, ceux qui ont l'antisepsie pour base doivent seuls nous occuper ici.

(1) *Concours médical*, 1887, n° 44.
(2) *Eodem loco.*

Notre tâche sera d'énumérer rapidement les médicaments qui ont été employés contre la diphthérie à titre d'antiseptiques, en insistant sur quelques-uns qui paraissent plus dignes d'attention, ou qui ont plus particulièrement préoccupé le public médical dans ces derniers temps.

Mercuriaux.

Dans un article fort érudit (1), comme tous ceux qu'il signe, M. Ch. Éloy a rappelé les noms des médecins qui, il y a bien longtemps, se servaient du mercure dans la diphthérie, avec un but autre que l'antisepsie ; en faisant des insufflations de poudre de précipité rouge ou de calomel, en cautérisant avec le nitrate acide de mercure, en faisant vomir avec son sulfate, en demandant une action fondante, contro-stimulante ou purgative aux mercuriaux suivant les doses auxquelles ils les employaient, les observateurs antérieurs à la période contemporaine faisaient, comme cela s'est vu souvent, de l'antisepsie sans le savoir, l'antisepsie des surfaces accessibles, et peut-être même l'antisepsie du milieu intérieur.

Depuis que les médecins, convaincus, à peu près tous, de l'étiologie microbienne de la diphthérie, ont orienté résolument leur thérapeutique vers l'antisepsie, la grande puissance microbicide du mercure et de ses composés les signalait d'une façon spéciale à l'attention médicale. Aussi après avoir remis successivement à l'essai toutes les préparations mercurielles antérieurement employées, a-t-on appelé à la rescousse celles qui avaient été négligées comme trop incommodes ou trop dangereures à manier.

(1) *Gazette hebdomadaire*, 1887.

Sublimé.

Burrow, en 1864, administrait, par cuillerées à café et d'heure en heure, une solution aqueuse de sublimé à la dose quotidienne de trois à quatre grains (0,18 à 0,24 centigrammes).

En 1879, *Lynn* prescrivait 0,003 milligrammes de bichlorure toutes les trois heures.

En 1881, *W. Pepper* faisait connaître, dans une conférence au Congrès de l'Association des médecins américains, la pratique d'un médecin des environs de Pittsbourg : elle consistait à donner méthodiquement une dose de un quart de grain à un demi-grain (1 centigr. 1/2 à 3 centigr.), suivant l'âge des enfants. Ce traitement interne par le sublimé s'est répandu vite en Amérique sous le nom de traitement de Pepper ; il a reçu l'approbation de Burckhard, Hoyan, Mourraile, Forsyth, Mays, Garrow, Stuard.

Jacobi considère que le mercure donné au début de l'angine diphthérique prévient l'envahissement du larynx. Il emploie des solutions à 1 p. 3000 et 1 p. 5000 et dit que des enfants très jeunes peuvent supporter une dose quotidienne de 0,03 centigrammes.

Herr (de Philadelphie) donne aux enfants au-dessous de 10 ans 1/10 à 1/16ᵉ de grain de sublimé toutes les deux heures,

J. Kaulich a employé le sublimé de toutes les façons.

Avec une solution à 1 p. 1000, il badigeonne le pharynx et lave la plaie de la trachéotomie. — Avec une solution forte à 15 p. 1000, il fait faire des inhalations. — Enfin il utilise l'absorption pulmonaire en faisant pulvériser dans les voies aériennes de l'eau albumineuse tenant en suspension 1 à 2 centigr. de sublimé. A l'intérieur, Kaulich administre chaque jour aux jeunes enfants 0,005 de sublimé enrobé dans 100 gr. d'un excipient formé de jaune d'œuf, sirop de sucre et cognac. Il augmente la dose avec l'âge.

C'est aussi pour ménager la susceptibilité du tube digestif et favoriser l'absorption du sublimé que Rothe a proposé la formule suivante :

Eau distillée...............................	120 gr.
Teinture d'aconit............................	1 à 2 gr.
Chlorure de sodium..................... ⎫	
Pepsine.............................. ⎬ aa	0,05 cent.
Bichlorure d'hydrargyre........	0,01 à 0,15 cent.

Une cuillerée à café d'heure en heure.

Korcinski a institué une manœuvre qui a pour but d'utiliser le *sublimé à l'état naissant*. Dans un premier temps, le malade se gargarise ou on lui badigeonne la gorge avec une solution de chlorure de sodium à 5 ou 10 p. 100. Dans un second temps on insuffle rapidement du calomel en poudre sur les parties malades, ce qui donne lieu à une production de sublimé à l'état naissant.

Le résultat local serait très avantageux : on verrait la fausse membrane se rider, se contracter, puis se détacher en 36 heures. En outre, on espère qu'une certaine quantité de sublimé, déglutie avec la salive, peut produire de l'antisepsie générale.

Hugo Schulz (de Greifswald) a proposé les injections hypodermiques de sublimé. Jacobi les pratique avec une solution à 1 p. 1000 à la dose d'une seringue Pravaz.

Parmi les plus chauds partisans du sublimé, citons *Rudolph Canstatt* (de l'Uruguay), fils du professeur d'Erlangen, qui n'a jamais perdu, dit-il, de diphthéritique depuis qu'il badigeonne toutes les heures, avec une solution à 1 p. 10,000, les parties atteintes.

W. Thollon est aussi partisan du sublimé à haute dose.

Calomel.

Guersant et *Bretonneau* l'employaient à doses altérantes, comme on disait alors.

Schorts (de Ludington), en 1883, a proposé de revenir au calomel. C'est à dose énorme (3 grammes par jour), mais en prises espacées, chez un enfant de moins de cinq ans, qu'il l'a donné.

Cyanure de mercure.

Erichsen, en 1877, l'ayant administré à l'intérieur, en même temps qu'il faisait des attouchements du pharynx avec la teinture d'iode, aurait eu 23 guérisons sur 25 cas de diphthérie.

Annuschat fait prendre nuit et jour, par cuillerées à thé toutes les heures, une potion contenant 0,10 à 0,40 centigr. de sel mercuriel dans 100 gr. d'eau de menthe poivrée. D'autres, en continuant l'administration interne du cyanure d'hydrargyre, substituent les attouchements avec le benzoate de soude ; sur 20 cas, 3 décès seulement.

Rothe, en 1881, s'est proposé de rendre le cyanure moins irritant pour les muqueuses en l'associant à la teinture d'aconit. Il emploie la formule suivante :

Eau distillée......................................	60 gr.
Teinture d'aconit.................................	1 gr.
Cyanure d'hydrargyre...........................	0 , 02 cent.

Une cuillerée à café d'heure en heure.

Schultze, en 1883, vante les bons effets du cyanure qu'il administre à la dose de 1 à 4 drachmes par jour au moyen d'une solution contenant 0,01 centigr. de sel mercuriel pour 120 gr. d'eau.

On a, plus récemment, proposé d'essayer, comme pour la syphilis, le *peptonate* et *l'albuminate de mercure*.

On a parlé encore du *phénate* et du *salicylate* de mercure.

Frictions mercurielles

Nicolas et *Couch* avait fait autrefois des frictions jusqu'à salivation. *Autenrieth, Roth, Bartels* en ont fait aussi, et en 1873, *Randchfluss* les conseillait de nouveau.

Iodoforme.

L'iodoforme a été préconisé par *Leichtenstern* en 1881 ; puis exprimenté par *Korach* (de Cologne), par *Iesemann* (en Russie), par *Benzan* (de Vienne), *Voje* (aux Etats-Unis), *Max Herz*.

Les procédés d'utilisation ont été les suivants. Badigeonnages six fois par jour avec une solution à 1 p. 10 ; — ou avec un mélange d'iodoforme, de baume de tolu et d'éther :

```
Ether...................................... 25 gr.
Baume de tolu.............................  5 gr.
Iodoforme..................................  2 gr. 50.
```

Pulvérisations sèche, toutes les heures dans les cas graves, ou toutes les deux heures, avec la poudre d'iodoforme (1 p.) et de sucre (3 p.) au moyen de l'appareil de Galante (*Iesemann*).

Attouchements avec un fort pinceau chargé de la poudre.

Crayon d'iodoforme solidifié au moyen de la gélatine ou de la glycérine et de la gomme arabique (*Iesemann*).

Les résultats statistiques ont été les suivants.

Korach : sur 112 cas, mortalité de 7 p. 100. Cet auteur n'a jamais noté d'intoxication, tant qu'il n'a pas dépassé 0 gr. 50 d'iodoforme par jour.

Benzan : sur 6 cas (1 enfant, 5 adultes), 6 guérisons.

Voje : sur 24 cas, 6 décès ; 3 des malades n'ayant été vus qu'*in extremis*.

Frichwald, à la clinique infantile de Widerhofer, a eu de moins bons résultats : sur 26 malades, 10 décès.

Les partisans de l'iodoforme vantent surtout ses bons effets locaux : chute rapide des fausses membranes, qui n'ont pas de tendance à se reproduire ; suppression de l'odeur fétide, anesthésie des parties touchées par le médicament. — Mais un nombre au moins égal d'observateurs, et nous sommes de ceux-là, ont vu les fausses membranes se développer parfaitement sous l'iodoforme. Quant à l'effet général, il est nul et probablement même fâcheux.

Iodure de potassium.

C. L. Stepp (1) pense que l'iode est le seul médicament capable d'entraver l'évolution de la diphthérie « lorsqu'il est administré à doses fréquentes et élevées. » L'iodure de potassium absorbé met en liberté dans l'organisme une grande quantité d'iode, qui rend les milieux avec lesquels il se trouve en contact, défavorables au développement des microbes.

La dose d'iodure de potassium doit varier avec l'âge du malade et la gravité du cas. Stepp donne d'heure en heure aux enfants de 1 à 3 ans une cuillerée à soupe d'une solution d'iodure de potassium de 2 à 4 pour 100.

Brome et bromures.

Ozanam avait vanté le brome sous forme d'eau bromée. On use aujourd'hui surtout des bromures. *Hiller* (1) l'emploie en badigeonnages et en inhalations, parce qu'il lui attribue le pouvoir de s'opposer au développement des organismes végétaux. Avec la solution suivante :

Brome pur.............................. }	aa 0,50 à 1 gr.
Bromure de potassium....................... }	
Eau distillée.............................	200 gr.

(1) *Deutsch. med. Wochen.* 1886. (Analysé dans le *Moniteur thérapeutique*).
(1) *France médicale*, 1ᵉʳ avril 1884.

il fait badigeonner le pharynx toutes les deux ou trois heures ; on se sert pour les inhalations de la même solution diluée d'un tiers.

Peyraud (de Libourne) a vanté les insufflations de bromure de potassium pulvérisé.

Soufre et sulfures.

Barbosa (de Lisbonne) a fait 3 à 4 fois par jour des insufflations de *fleur de soufre* non lavé qui, au contact de l'eau, donne une réaction légèrement acide. En outre le gargarisme suivant est donné :

> Huile d'amandes douces............................ 180 gr.
> Fleur de soufre..................................... 2 gr. 50

Rilliet et Barthez préconisaient le *sulfure de potasse* à l'intérieur, aux doses de 5 à 10 centigr. au-dessous de 2 ans, de 0,10 à 0,20 centigr. chez les enfants plus grands, et de 1 gr. en 24 heures chez les adultes, l'excipient pouvant être un looch, de l'eau sucrée ou de la poudre de réglisse pour la forme pilulaire.

Le *sulfure de calcium* a été beaucoup vanté dans ces derniers temps. Il est vrai qu'il a été rarement employé seul.

Brondel (d'Alger) l'unit au benzoate de soude ; — *Galicier* (de Versailles), à la digitaline. Ce dernier donne toutes les heures, jusqu'à sédation des symptômes graves, une pilule contenant :

> Sulfure de calcium........................ 0 gr. 05 centig.
> Digitaline .... }
> Arséniate de quinine...................... } aa 0 gr. 001 millig.

Pour les enfants la dose est moitié moindre.

Acide salicylique et salicylate de soude.

C'est *Letzerich* qui a préconisé l'acide salicylique contre la diphthérie. D'après lui, l'inoculation à des lapins des micro-organismes diphthérogènes (il est probable qu'il n'a pas vu les microbes que, depuis les travaux de Lœffler, on incline à regarder comme pathogènes) devenait innocente, lorsque le liquide chargé de microcoques avait été préalablement additionné d'acide salicylique. Il conseillait donc des gargarismes avec: acide salicylique, 1 gr., eau, 250 gr.; — des badigeonnages avec une solution à 1 0/0 — et à l'intérieur 0 gr., 30 d'acide salicylique toutes les deux heures.

Hanow, *Wagner*, *Fontheim* ont donné l'acide salicylique associé au phosphate de soude.

Ory (France médicale, 1884) fait, avec un très gros pinceau de charpie, des badigeonnages de l'arrière-gorge avec la solution suivante:

```
Eau distillée...  ...............................  100 gr.
Glycérine..........................................   10 gr.
Eau de laurier-cerise..............................    1 gr.
Acide salicylique..................................    0 gr. 30
```

C'est une solution concentrée, qui tient souvent en suspension des cristaux non dissous.

Le salicylate de soude a reçu l'approbation de *G. Séc*, de *Bergeron*; *Weber* (de St-Pétersbourg) lui attribuait la guérison dans une série de 19 cas graves.

Schüler a contesté l'efficacité de l'acide salicylique, en s'appuyant sur la statistique suivante: sur 79 cas de diphthérie, les malades étant âgés de 7 mois à 30 ans, 41 furent traités par le chlorate de potasse, 6 morts; 23 par l'acide phénique, 1 mort; 15, par l'acide salicylique, 7 morts.

Henoch n'a pas été plus heureux.

Benzoate de soude.

C'est aussi *Letzerich* qui l'a proposé, à la suite d'expériences faites par *Graham-Brown* dans le laboratoire de *Klebs*. Il citait, il y a quelques années, une statistique de 24 enfants et 3 adultes traités par le benzoate de soude, et sur lesquels un jeune enfant seul avait succombé.

Au-dessous d'un an, Letzerich prescrivait :

Eau distillée....................................	} aa 40 gr.
Eau de menthe..................................	
Sirop d'écorces d'oranges......................	10 gr.
Benzoate de soude.............................	5 gr.

Une demi-cuillerée à bouche toutes les heures.

Les doses étaient, pour une potion de 140 grammes et par jour, suivant les âges : de 1 à 3 ans, 7 à 8 gr.; — de 3 à 7 ans, 8 à 10 gr.; — chez les adolescents, 10 à 15 gr.; — chez l'adulte, 15 à 25 grammes.

Hoffmann a cité douze succès par cette méthode. Mais *Guandige* (de Vienne) a eu 7 morts sur 17 enfants.

Acide borique et borax.

L'acide borique a été employé en gargarismes et en irrigations, associé à la glycérine (*Atkinson*); acide borique, glycérine, eau distillée, parties égales ; — en badigeonnages fréquents (*Hanies*), plus de 100 cas; acide borique, borax et glycérine (*Allan Jamieson*).

En raison de sa toxicité presque nulle, c'est le plus commode des antiseptiques pour les irrigations; *M. Hutinel* s'en sert avec prédilection et nous n'avons eu comme lui qu'à nous en louer.

Chloral.

Vanté à diverses reprises (*Barduzzi, Rokitanski*), ce médicament vient d'être préconisé tout dernièrement par M. *A. Mercier* (de Besançon), dans une brochure intitulée : *Angine couenneuse* (croup), *sa guérison en 48 heures par le chloral*. Notre confrère fait prendre au malade, par cuillerées toutes les demi-heures, 2, 3, 5 grammes de chloral, suivant l'âge, en se servant du sirop de chloral du Codex (à 1/20). Pour que la gorge reste imprégnée de chloral, on donne au malade ses boissoins ordinaires avant le sirop, ce qui d'ailleurs prévient les douleurs d'estomac.

Au bout de 24 heures, dit M. Mercier il n'y a jamais le moindre changement dans l'état du malade. Au bout de 48 heures, les fausses membranes ont complètement disparu (!). Chez les personnes à peau très blanche, à cheveux très blonds, les fausses membranes peuvent ne disparaître que le troisième jour (??).

M. Mercier incline à admettre que le chloral pourrait bien agir en pareil cas comme antiseptique général : « Le délai de 48 heures, nécessaires pour la guérison, s'expliquerait par cette hypothèse : c'est qu'il faudrait précisément ce temps pour amener à saturation l'économie entière, considérée comme terrain de culture du micrococque. »

Acide lactique.

On connaît les formules de Bricheteau et d'Adrian.
Pour pulvérisations :

Eau..	500 gr.
Acide lactique..................................	5 gr.

En gargarisme :

Eau..	100 gr.
Sp. d'oranges..................................	30 gr.
Acide lactique..................................	3 gr.

En collutoire.

Glycérine...	60 gr.
Acide lactique..................................	3 gr.

Acide oxalique.

L'*acide oxalique* a été employé à l'intérieur et à l'extérieur.
Voici des formules de Cornillon ; à l'intérieur :

Infusion de thé vert	130 gr.
Sirop d'écorces d'oranges amères	30 gr.
Acide oxalique	1 gr. 50

Une cuillerée à bouche de trois heures en trois heures.
En même temps on fait prendre au malade la tisane suivante :

Eau	1.000 gr.
Feuilles fraiches d'oseille	150 gr.

En badigeonnages on emploie la solution :

Eau distillée	20 gr.
Acide oxalique	1 gr.

Ou bien :

Glycérine	100 gr.
Acide oxalique	1 gr.

Résorcine.

La résorcine retirée, comme l'acide phénique, du goudron
de houille, n'en diffère que par un équivalent d'hydrogène en
moins, et un équivalent d'oxygène en plus.

M. *Leblond* a préconisé un mélange de résorcine et de glycérine à 1 p. 15 pour faire des badigeonnages toutes les
2 heures. M. *Fraigniaud* (à 4 p. 30), M. *J. Besnier* ont
publié des observations favorables.

M. *H. Callias*, qui a étudié d'une manière toute particulière les applications multiples de la résorcine, a insisté surtout sur les bons résultats qu'elle donne dans la diphthérie de
la gorge et du larynx ou les accidents diphthéritiques des
plaies.

Il conseille de commencer les badigeonnages des plaques diphthéritiques avec une solution aqueuse de résorcine à 5 p. 100, additionnée d'un peu de glycérine neutre et aseptique, et de les continuer toutes les heures même chez les plus jeunes enfants ; si les résultats avantageux tardent à se manifester, augmenter la dose jusqu'à 10 p. 100.

En solution plus concentrée, la résorcine doit être appliquée moins fréquemment et par le médecin seul ; mais celui-ci ne doit pas redouter de produire des eschares, la résorcine étant beaucoup moins caustique que l'acide phénique. En même temps, M. Callias fait pratiquer des pulvérisations d'une solution à 2 p. 100 pendant deux ou trois minutes toutes les deux heures, ou plus souvent dans les cas graves.

Sur les plaies diphthéritiques, on doit appliquer des compresses permanentes imbibées d'une solution de 1 à 2 p. 100 et recouvertes de taffetas gommé ; M. Callias emploie aussi une pommade à l'iodoforme et à la résorcine dans la même proportion.

Quinoline.

Ce produit, extrait du goudron de houille, après avoir été employé dans la chirurgie dentaire, a été essayé comme topique contre la diphthérie par *Donath*, sous forme de tartrate de quinoline, en solution au cinquantième et au vingtième.

C'est un corps assez vivement caustique ; aussi les attouchements doivent-ils être espacés.

Il a été employé encore par *Otto Seiffert*, *Unruh* (de Dresde), avec une mortalité de 17 p. 100.

Essence de térébenthine.

La térébenthine, essayée depuis assez longtemps, avait été à peu près abandonnée. Elle a repris un regain de faveur lorsqu'on a su que Koch avait constaté la perte de la vitalité des bacilles et même des spores du charbon à la dose de 1 d'essence de térébenthine p. 75000.

On l'a employée, à l'intérieur en attouchements, en inhalations.

Hampeln (de Riga), en la donnant par cuillerées à café, pensait avoir sauvé un enfant presque mourant.

Satlow donne aux enfants une cuillerée à café, aux adultes une cuillerée à soupe, deux fois par jour. Il n'a eu qu'un décès sur 43 cas.

Lunin (de Saint-Pétersbourg) a donné 10 gouttes toutes les deux heures, soit à peu près 8 grammes par jour. Sur 23 enfants, mortalité, 43 p. 100.

Hübner l'incorpore à un mucilage pour irriter moins le tube digestif. Ses incovénients sont en effet l'irritation de l'estomac, de l'intestin et des voies urinaires (albuminurie, hématurie, strangurie).

Le procédé de *Delthil* (de Nogent-sur-Marne) nous arrêtera davantage, à cause du grand retentissement qu'il a eu.

Le 25 mars 1884, M. Delthil communiquait à l'Académie « un traitement spécifique de la diphthérie par la combustion d'un mélange d'essence de térébenthine et de goudron de gaz ». — Mode opératoire : placer dans la chambre du malade des plats très larges contenant 1 kilogr. de goudron de gaz, sur lequel on verse sept à huit cuillerées d'essence de térébenthine et environ 100 gr. d'huile de cajeput et on allume ; il est prudent de mettre le récipient dans un autre plus grand en cas de rupture du premier. Il suffisait, disait M. Delthil, de brûler en moyenne 200 gr. de goudron et 60 gr. d'essence de térébenthine toutes les deux ou trois heures, en espaçant ultérieurement les séances de combustion au fur et à mesure de l'amélioration, pour faire disparaître rapidement les fausses membranes, les empêcher de se reproduire et préserver l'entourage de la contagion.

Le 9 mai 1884, M. Féréol rapportait, à la Société des hôpitaux, un cas de succès, qui l'avait frappé d'autant plus qu'il s'agissait d'une de ses parentes et que dans la même famille trois personnes traitées autrement avaient succombé. Dans la même séance on citait aussi un cas de guérison obtenu par un médecin de l'Isère et par le Dr Dussaussay, ainsi que l'opinion d'un vétérinaire d'après qui les vapeurs carburées auraient une action curative ou préventive sur la diphthérie des gallinacés.

M. Delthil fut prié par les médecins de l'hôpital Trousseau d'appliquer lui-même son traitement sur les malades du pavillon de la diphthérie ; mais, au bout de quelques jours, M. Delthil se retira. L'expérience fut continuée par M. Cadet de Gassicourt qui, au mois de mai 1886, venait en dire le résultat à la Société des hôpitaux.

Il a insisté sur un point préliminaire que ne doivent jamais perdre de vue les médecins qui expérimentent des traitements contre le croup. C'est que le croup peut guérir sans intervention, tant qu'il n'a pas dépassé la période des accès de dyspnée ; pour affirmer l'efficacité d'un traitement, il faut donc que la guérison se soit produite à la période de tirage permanent. Mais il ne faut pas non plus confondre avec le tirage permanent le tirage passager qui suit les accès de suffocation.

Le traitement de M. Delthil a été expérimenté à l'hôpital Trousseau dans les conditions suivantes. Dans une petite pièce, sur un foyer situé à l'angle le plus éloigné du lit, on faisait évaporer le mélange de deux tiers de goudron de houille et d'un tiers d'essence de térébenthine.

L'action directe des vapeurs de goudron et de térébenthine a été nulle sur des fausses membranes placées dans une capsule et exposées à ces vapeurs pendant plusieurs heures et même un jour. Elles s'étaient seulement colorées en noir. Au contraire, on a pu constater que des fausses membranes, placées comparativement dans l'eau de chaux, s'y désagrégeaient peu à peu.

En éliminant les cas d'angine diphthérique sans croup, les cas toxiques d'emblée, ceux où la trachéotomie était urgente ou prochaine, les malades soumis au traitement de M. Delthil se divisent en trois catégories : ceux qui étaient à la période d'asphyxie, et qu'il a fallu opérer tous ; ceux qui étaient au début du tirage permanent (12 malades); ceux qui, ayant eu des accès de suffocation, ont guéri sans trachéotomie (7 malades), mais pour lesquels la preuve de l'utilité du traitement de M. Delthil ne peut être admise à cause des raisons énumérées plus haut.

Or, pour les 12 enfants de la deuxième catégorie, 12 fois l'opération est devenue nécessaire, et pas une seule fois on n'a noté la plus légère amélioration. Au contraire, le plus souvent, la fumée noire et épaisse a augmenté la toux et les accès de suffocation.

On a soumis au traitement un enfant trachéotomisé ; un quart d'heure après, la canule était absolument obstruée par le charbon et il fallait retirer non seulement la canule interne à chaque instant, mais plusieurs fois l'externe. A l'autopsie de cet enfant, qui avait de la bronchite pseudo-membraneuse, on trouva de la poussière de charbon jusqu'aux dernières ramifications bronchiques.

Il ressort, d'ailleurs, des expériences faites par II. Frémont, ancien interne de M. Lannelongue, que, chez des lapins et des cobayes trachéotomisés et soumis aux fumigations de M. Delthil, on trouve des traînées de charbon non seulement dans les bronches, mais dans le tissu cellulaire sous-pleural, dans les alvéoles, et des noyaux de broncho-pneumonie développés promptement autour des amas charbonneux.

M. Cadet de Gassicourt ajoute que, dans le seul cas où le traitement ait paru réussir, l'enfant, qui avait semblé à l'in-

terne de garde atteint de croup, a été reconnu, le lendemain,
simplement affecté de laryngite striduleuse.

Il y aurait, en résumé, même de l'optimisme à dire que
le traitement de M. Delthil ne fait ni bien ni mal.

Au Congrès de Nancy, en 1886, M. Delthil disait
pourtant que son traitement lui avait donné 126 guérisons
sur 134 malades, et qu'il avait, grâce à ses vertus prophylactiques, permis seulement 3 cas de contagion bénins sur
670 personnes ayant assisté les malades. Outre les fumigations, M. Delthil fait des badigeonnages réitérés à l'essence
de térébenthine.

A propos du traitement de M. Delthil, M. *Bouchut* a rappelé que, depuis 15 ans, le traitement auquel il s'était arrêté
consistait en injections antiseptiques de *coaltar saponiné*,
toutes les heures, et en fumigations antiseptiques faites dans
la chambre avec du goudron additionné d'essence de térébenthine, de thymol, d'acide phénique.

Acide phénique.

Essayé contre la diphthérie dès que Lemaire eût fait connaître ses propriétés antiseptiques, l'acide phénique a toujours, sous une forme ou sous une autre, tenu une grande
place dans le traitement de la diphthérie. Nous allons donner quelques détails sur les plus récents modes d'emploi.

Parmi les applications de la méthode antiseptique et
notamment de l'acide phénique au traitement de la diphthérie, il convient de signaler d'une façon particulière celle que
M. Renou (de Saumur) a préconisé en 1883. La méthode de
M. Renou n'a peut être pas semblé nouvelle, parce qu'elle
ne fait appel à aucun médicament nouveau. M. Renou a seulement proposé de substituer la *vaporisation* de substances
antiseptiques, employée à l'exclusion de tout autre intervention, à la *pulvérisation* de ces substances habituellement

usitée comme simple adjuvant des autres procédés thérapeutiques. Le spray antiseptique d'acide phénique, d'eucalyptus, de thymol, de sublimé, d'acide salicylique fait en effet
partie de l'ensemble des moyens généralement combinés
depuis quelques années dans le traitement de la diphthérie.
Mais il est certain que son efficacité est à peu près nulle ;
le brouillard phéniqué ou aromatique ne dépasse probablement guère l'isthme du gosier et, d'ailleurs, si fréquentes
qu'on suppose les pulvérisations dirigées sur la gorge du
malade, elles n'auront jamais qu'une action intermittente.

L'élévation de la température de l'air augmentant sa capacité hygrométrique, M. Renou a pensé qu'en maintenant
suffisamment élevée la température d'une chambre de malade
on peut espérer saturer cette atmosphère limitée de vapeurs
antiseptiques et porter celles-ci jusqu'aux dernières ramifications de l'arbre aérien.

M. Renou installe son malade dans une chambre convenablement aérée et ventilée, pas trop vaste, et y maintient une
température de 20° à 22° centigrades. Si la pièce est grande,
on peut, au moyen de paravents et de couvertures, y circons-
crire un espace de moindre dimension pour y placer le
malade et concentrer la vapeur sur la tête de celui-ci au
moyen d'un rideau entourant le fourneau vaporisateur et la
tête du lit. La vaporisation est effectuée au moyen d'un ou
deux petits fourneaux de cuisine à pétrole, portant une ou
deux casseroles ; celles-ci contiennent environ deux litres
d'eau en ébullition, dans laquelle on verse toutes les trois
heures une cuillerée à bouche de la solution suivante :

Acide phénique............................	280 gr.
Acide salicylique..........................	56 gr.
— benzoïque	112 gr.
Alcool rectifié.............................	468 gr.

Chaque cuillerée représente 5 gr. d'acide phénique, 2 gr.
d'acide benzoïque, 1 gr. d'acide salicylique, de sorte qu'en

24 heures on vaporise en moyenne 40 gr. d'acide phénique,
16 gr. d'acide benzoïque, 8 gr. d'acide salicylique. On peut
d'ailleurs proportionner la quantité de substances antiseptiques vaporisées à la gravité du mal, au cubage atmosphérique de la chambre et aussi à l'âge du malade. Celui-ci
doit rester dans le milieu saturé de vapeurs antiseptiques
jusqu'à la disparition entière des accidents et, s'il a été
trachéotomisé, jusqu'à cicatrisation de la plaie. On l'alimente
le plus possible ; on lui donne les toniques et les stimulants
d'usage : café, vin, cognac, mais on ne touche pas à la
gorge. On ne fait ni badigeonnages, ni irrigations, ni cautérisations, ni arrachement des fausses membranes. Quand
l'indication de la trachéotomie existe, on opère.

Lorsque notre confrère, M. Renou, que tout le monde
s'accorde à considérer comme un médecin instruit, sage et
bon observateur, a fait connaître en 1883 à la Société de
médecine d'Angers cette méthode, appliquée depuis un an
seulement par lui et ses confrères de Saumur, il citait 15
angines diphthériques graves avec ou sans croup, avec ou
sans trachéotomie, sur lesquelles on comptait 13 guérisons.
On pouvait croire seulement à une série heureuse. Mais,
depuis cette époque, M. Renou et ses confrères de Saumur
ont continué à obtenir de beaux résultats.

D'autres médecins de la région de Nantes ont fait connaître
des succès encourageants, et l'année dernière notre ami et
ancien collègue d'internat à l'hôpital des Enfants, P. Geffrier
(d'Orléans), dont nous apprécions le talent d'observation
et l'esprit critique, vient d'inspirer une thèse très favorable à la méthode de M. Renou, thèse qui a été sou-
tenue devant la Faculté de Paris par M. le Dr Daniel
Paterne.

M. Paterne n'a pas employé exactement la formule du
mélange de M. Renou (de Saumur). Il a gardé l'acide phénique seul, laissant de côté l'acide benzoïque et l'acide salicyli-

que. — L'acide salicylique en pulvérisations provoque la toux d'une façon gênante. — Après avoir démontré que c'est sur l'emploi des antiseptiques que tout traitement de la diphthérie doit reposer, et cité les principales médications ayant l'antisepsie pour base qui ont été usitées jusqu'à ce jour, l'auteur défend la supériorité de la méthode des vaporisations sur les autres modes d'administration des antiseptiques, en disant que ceux-ci sont par ce moyen plus facilement administrés, plus sûrement et plus rapidement absorbés.

M. Paterne ajoute que les vaporisations antiseptiques agissent de deux façons, et par la vapeur d'eau, et par l'agent antiseptique.

Il rappelle que beaucoup de médecins considèrent une atmosphère chaude et humide comme un adjuvant précieux dans le traitement d'un grand nombre d'affections des voies aériennes ; les vaporisations semblent déterminer une sécrétion plus abondante des muqueuses et une expectoration plus aisée, et combattent l'élément spasmodique en agissant sur les terminaisons nerveuses. Par les inhalations de vapeur d'eau chaude, Aberlin (de Stockholm) a vu tomber la mortalité de la bronchite capillaire des enfants de 48 à 18 p. 100 (*J. de méd. et de chir. pratique*, 1872). Parrot conseillait les bains de vapeur dans l'asthme ; Graves et M. Peter ont fait ressortir l'utilité qu'il y a à prescrire l'évaporation de grandes cuvettes d'eau bouillante près des enfants atteints de laryngite striduleuse. W. Budd, Archambault, d'Espine et Picot ont vanté l'air chaud et humide, les inhalations de vapeur d'eau dans le traitement du croup.

Quant au choix de l'antiseptique véhiculé par la vapeur d'eau, M. Paterne accorde jusqu'à nouvel ordre la préférence à l'acide phénique: « Les succès de la chirurgie listérienne, dit-il, le désignaient d'avance à l'expérimentation ; les résultats qu'il nous a donnés sont trop encourageants pour que nous songions à le rayer de notre formule. »

Ainsi, au lieu de la solution des acides phénique, benzoïque et salicylique dont M. Renou a donné la formule, M. Geffrier et M. Paterne ont employé la solution phéniquée forte de Lister à 50 p. 1000, additionnée de quelques feuilles sèches d'encalyptus.

Si nous récapitulons le bilan de la méthode des vaporisations antiseptiques, nous apprenons que la statistique de M. Renou, au mois d'août 1886, comprenait 48 cas bien constatés de diphthérie avec ou sans croup et il ne comptait que 8 décès ; 22 trachéotomies lui avaient donné 16 guérisons. M. le Dr Barthélemy, à Nantes, sur 17 cas de diphthérie, dont 11 avec croup, n'a compté que 6 décès.

M. le Dr Couëtoux (de Blain), sur 43 observations de diphthérie avec ou sans croup, compte seulement 7 décès.

Dans l'épidémie de l'Hôtel-Dieu d'Orléans, relatée par M. Paterne, sur 30 cas de diphthérie des voies aériennes dont 29 avec croup, il y a eu 24 guérisons et 6 décès. Presque tous ces cas ont présenté un caractère nettement infectieux et les complications pulmonaires ont été fréquentes. Toutefois les observations ne signalent pas de diphthéries à bubons. Pratiquée 23 fois, la trachéotomie a donné 18 succès et, parmi les enfants trachéotomisés avec succès se trouvent un enfant de 2 ans, un de 21 mois, un de 11 mois.

Dans les cas où la mort est survenue, elle a été causée 5 fois par broncho-pneumonie, une fois par ulcération du tronc brachio-céphalique artériel huit jours après l'opération, une fois par asphyxie accidentelle, la canule n'ayant pas été désobstruée en temps opportun. Au moment où cette belle série était obtenue à l'hôpital, M. Geffrier constatait avec surprise que la mortalité était plus grande dans sa clientèle de la ville, c'est-à-dire le contraire de ce qu'on observe habituellement. Sur 14 diphthériques, 6 sont morts, mais M. Geffrier a remarqué que, dans les 6 cas suivis de décès, les vaporisations n'ont pas été faites ou l'ont été mal.

Une première objection se présente. Schotte et Gartner, qui ont fait des expériences sur la désinfection par les vapeurs d'acide phénique, disent que l'acide phénique ne se volatilise pas facilement.

Si pourtant on arrive par l'ébullition prolongée à saturer l'atmosphère de vapeurs phéniquées, on se demande comment l'absorption continue d'une pareille quantité d'acide phénique ne produit pas rapidement une intoxication dont la gravité chez les enfants surtout est incontestable. On a publié déjà bien des cas de collapsus mortel chez des enfants à la suite de lavements phéniqués ou d'injections phéniquées intra-pleurales.

Cependant, M. Renou déclare que l'intoxication phéniquée ne s'est montrée qu'exceptionnellement chez ses malades. Elle s'est montrée cependant, et il cite deux cas où la mort a pu lui être attribuée. Mais, si l'intoxication est rare et si l'efficacité de la méthode était incontestable, il serait naturel de ne pas renoncer à la méthode par la seule crainte de l'intoxication. Grâce à une surveillance attentive, on pourrait toujours suspendre le traitement dès qu'on verrait les urines devenir noires et l'hypothermie se manifester d'une façon inquiétante.

L'expérience seule, entreprise sur une grande échelle, permettrait de résoudre la question ; malheureusement l'expérimentation des traitements de la diphthérie dans les hôpitaux d'enfants à Paris est devenue presque impossible depuis la création des pavillons d'isolement, dont le service est fait par chacun des médecins de l'hôpital pendant deux mois seulement. Il est bien difficile en deux mois d'aboutir à une conclusion, et il est rare qu'un médecin continue à expérimenter la méthode inaugurée par son prédécesseur.

D'autre part, dans la clientèle il est presque impossible d'instituer depuis le début jusqu'à la fin un seul traitement méthodique chez un malade, surtout lorsqu'il s'agit d'un traitement dans lequel on ne touche pas à la gorge, on ne *cautérise* pas. Combien de parents consentent à laisser le médecin faire uniquement ce qu'il veut jusqu'à la fin ! Les conseils de chacun intervenant, les critiques pleuvant sur le médecin, celui-ci a bien de la peine à ne pas céder aux sollicitations et à ne pas essayer simultanément plusieurs moyens, parmi lesquels il est impossible de savoir, en cas de guérison, lequel a été le véritable agent de salut.

Cependant, défiance des familles mise à part, la méthode Renou sera toujours plus facile à appliquer que la suivante qui mérite cependant, elle aussi, grande considération, car elle a déjà donné plusieurs remarquables succès à notre connaissance entre les mains d'un observateur dont il faut louer l'excellent esprit, M. *Ernest Gaucher*, médecin des hôpitaux de Paris. Cette méthode, toute contraire à celle de M. Renou, consiste à concentrer tous ses efforts sur la destruction des fausses membranes et la cautérisation antiseptique de la muqueuse sous-jacente.

Laissons la parole à M. Gaucher lui-même (1) :

« Il y a, dans la diphthérie, un accident local qui précède l'infection générale, et celle-ci découle de la présence et du séjour des fausses membranes dans la gorge ou sur un autre point de la surface cutanée ou muqueuse.

En d'autres termes, l'angine n'est pas la manifestation de l'infection diphthéritique, elle en est le point de départ.

Si l'on est convaincu par ces arguments et si l'on admet avec moi que la fausse membrane est la source de l'infection de l'organisme, dans l'angine diphthérique il faut, de toute nécessité et avant tout, détruire la fausse membrane pharyngée. On a objecté à ce mode de traitement que l'ablation de la fausse membrane dénudait la muqueuse, enlevait l'épithélium et ouvrait la porte à l'infection. Cette objection est juste, si on se contente de l'ablation simple de la fausse membrane. Il faut, en

(1) Sur une méthode de traitement de l'angine diphthérique par l'ablation des fausses membranes et la cautérisation antiseptique de la muqueuse sous-jacente. (*Archives de laryngologie et de rhinologie*, 1887).

même temps qu'on enlève la fausse membrane, cautériser la muqueuse sous-jacente : il faut employer, comme caustique, un agent antiseptique et caustique à la fois, qui tue le germe infectieux et cautérise la muqueuse. Or il m'a semblé que de tous les antiseptiques, l'acide phénique concentré était celui qui remplissait le mieux ce double but.

L'acide phénique, en solution concentrée dans l'alcool, est donc un meilleur topique à employer contre l'angine diphthéritique. Au lieu d'acide phénique pur, j'emploie habituellement une préparation qui a été formulée par M. Soulez, sous le nom de *camphre phéniqué* (1). C'est une solution de camphre et d'acide phénique dans l'alcool, additionnée d'huile d'amandes douces. L'application de ce topique est un peu moins douloureuse que celle de l'acide phénique simple ; mais je me suis servi parfois, avec le même succès, de la solution alcoolique concentrée d'acide phénique, étendue de partie égale en volume d'huile d'olives ou d'huile d'amandes douces sans addition de camphre. Le mélange de camphre et d'acide phénique est cependant préférable, bien que, dans ce topique, le camphre ne soit que d'une importance secondaire ; l'agent essentiel est l'acide phénique.

Le Dr Soulez (de Romorantin), dont je viens de rappeler le travail, avait préconisé le camphre phéniqué contre l'angine diphthérique ; mais il ne l'employait qu'en attouchements. Il lui attribuait « l'avantage de ne pas être un caustique, de respecter les surfaces avoisinantes », de ne pas léser l'épithélium, « dont la destruction est une des circonstances qui favorisent le plus l'envahissement diphthéritique ».

Or, je pense, au contraire, que la solution phéniquée forte, camphrée ou non, est un caustique énergique, et c'est précisément l'avantage que je lui trouve. Je ne l'emploie pas simplement en attouchements ; mais je cherche, par un frottement énergique, à enlever mécaniquement les fausses membranes, au moyen du pinceau imbibé de la solution caustique, sans crainte de dénuder la muqueuse, qui se trouve cautérisée par l'agent antiseptique. Je combine l'action mécanique à l'action caustique et antiseptique. Le topique que j'emploie est de M. Soulez, je l'ai dit et je le proclame une fois de plus, mais je crois pouvoir dire aussi que la méthode thérapeutique m'appartient.

Non pas que la cautérisation de la gorge, dans l'angine diphthéritique, soit une méthode nouvelle ; on cautérisait jadis les fausses membranes diphthéritiques avec le nitrate d'argent et avec l'acide chlorydrique, et l'on obtenait des succès, plus de succès certainement qu'en

____

(1) Voir *Bulletin de thérapeutique*, 1878, p. 18.

respectant les fausses membranes ; mais cette méthode était imparfaite, car la cautérisation alors ne prévenait pas l'infection générale ; on a même pu dire, avec raison quelquefois, qu'elle la favorisait. L'avantage de l'acide phénique, je le répète, est d'être à la fois caustique et antiseptique.

Tel est le principe de la méthode thérapeutique que je propose, après l'avoir employée avec un succès constant : enlever ou détruire la fausse membrane, cautériser la muqueuse sous-jacente, et en même temps prévenir l'infection, grâce à l'emploi d'un caustique antiseptique.

L'application de ce traitement présente quelques difficultés, et il importe d'en préciser tous les détails.

La solution formulée par le Dr Soulez renfermait 9 gr. d'acide phénique, 1 gr. d'alcool et 23 gr. de camphre, soit 35 gr. de camphre phéniqué, auquel on ajoutait un volume égal d'huiles d'amandes douces.

Le liquide que j'emploie habituellement est un peu différent, et on peut faire varier les proportions de camphre et d'acide phénique suivant la gravité de l'angine et d'après la susceptibilité du malade. On fait dissoudre de 5 à 10 gr. d'acide phénique et de 20 à 30 gr. de camphre dans 10 gr. d'alcool à 36°, et on ajoute à cette solution un volume égal d'huile. On peut même se servir de solutions plus faibles dans les cas bénins.

Il ne suffit pas, comme je l'ai déjà dit, de badigeonner la gorge avec le topique ; il faut, en même temps, enlever les fausses membranes par un frottement énergique. Je me sers d'un pinceau de blaireau un peu dur taillé en brosse, ou, plus simplement, d'une sorte d'écouvillon formé d'un peu de ouate enroulée autour de l'extrémité d'un petit bâton quelconque. Cet écouvillon est trempé dans la solution caustique et bien imbibé, mais il doit être égoutté avec soin, car il faut éviter de laisser tomber des gouttes de liquide dans la bouche et surtout plus profondément, dans le larynx.

La bouche étant largement ouverte et la langue abaissée, on porte l'écouvillon au fond de la gorge, sur les amygdales, sur le voile du palais, partout où on voit des fausses membranes. On frotte vigoureusement les points malades, de façon à enlever les fausses membranes, qui restent adhérentes à la ouate sous forme de débris plus ou moins ténus ou de lambeaux plus ou moins larges. Après chaque frottement, l'écouvillon est lavé dans une solution phéniquée ; ces frottements doivent être répétés plusieurs fois à chaque séance, jusqu'à ce que toutes les fausses membranes aient été enlevées ou détruites. On porte une dernière fois l'écouvillon dans la gorge, pour toucher avec le topique caustique toutes les surfaces dénudées et dépouillées des fausses membranes qui les recouvraient.

Cette opération doit être répétée matin et soir, et, dans l'intervalle des cautérisations, on fait toutes les deux heures, dans la gorge, de grandes irrigations avec de l'eau phéniquée au centième. Il est même bon de faire une de ces irrigations, aussitôt après chaque cautérisation, pour calmer la douleur et la cuisson que celle-ci a déterminées dans la gorge.

La douleur est en effet quelquefois très vive, et dans certains cas il faut, comme me le disait un de mes maîtres, un courage terrible pour continuer l'opération. On peut toutefois atténuer la douleur provoquée par l'agent caustique, en faisant faire préalablement dans la gorge, suivant le conseil donné à un de mes malades par M. le professeur Grancher, des pulvérisations avec une solution de cocaïne à 2 ou 3 pour 100.

L'opération est donc douloureuse, je le reconnais, mais la réaction inflammatoire qui lui succède n'est pas si intense qu'on l'a dit. Si la déglutition est gênée, elle ne l'est pas notablement plus que dans toute angine couenneuse grave, dans laquelle les fausses membranes recouvrent tout le pharynx. Mais encore, je concède la douleur, je concède la réaction inflammatoire et la gêne de la déglutition; j'admets que la cautérisation antiseptique peut entraîner tous ces inconvénients; — qui ne consentirait à endurer les plus vives douleurs pour assurer sa guérison? Je reconnais qu'il vaudrait mieux trouver un traitement moins douloureux et aussi sûr; mais, en attendant qu'on l'ait trouvé, je préfère un traitement douloureux et sûr à un autre traitement moins douloureux et incertain.

Un autre inconvénient qui peut se produire, c'est la coloration noire des urines, due à l'élimination de l'acide phénique. Il est certain qu'à la suite des cautérisations et des irrigations phéniquées, auxquelles j'attache aussi une très grande importance, une petite quantité d'acide phénique doit être absorbée. Cette absorption ne peut qu'être avantageuse pour combattre l'infection générale; jamais je ne l'ai vu produire d'accidents graves; jamais je n'ai observé, à proprement parler, d'intoxication phéniquée.

Depuis 1879, j'ai traité, par la méthode que je viens d'exposer, seize cas d'angine diphthéritique grave et de diagnostic non douteux. Je laisse de côté intentionnellement toutes les angines pseudo-membraneuses bénignes, de nature un peu douteuse, auxquelles j'ai appliqué le même traitement.

Sur seize cas, j'ai eu seize guérisons. La plupart de ces cas étaient de

la plus haute gravité ; plusieurs même, comme celui de M. Albarran,
qui a été rapporté par   M. Le Gendre, étaient des cas désespérés, pou
lesquels je n'ai été appelé qu'en dernier ressort. »

Les seules critiques que nous ayons à faire à notre ami
Gaucher sont les suivantes, au devant desquelles il va lui-
même, sans les réfuter, croyons-nous, suffisamment.

Les souffrances du malade sont telles qu'il faut s'armer
vraiment de stoïcisme pour passer outre. S'il s'agit d'un
adulte courageux et confiant dans son médecin, celui-ci pourra
réussir ; s'il s'agit d'un enfant, il faut avoir gagné d'une façon rare la confiance de la famille pour lui faire accepter une
deuxième séance de badigeonnages caustiques après qu'elle
aura assisté aux douleurs causées par la première.

En outre, une critique grave à faire à cette méthode, c'est
l'entrave qu'elle apporte à la déglutition et à l'alimentation
par l'intensité de la réaction inflammatoire qu'elle provoque.
Cependant, c'est peut-être elle qui a conservé à ses nombreux
amis un interne du plus brillant avenir, M. Albarran, lorsque,
ayant contracté la diphthérie pour la deuxième fois de l'année à la Clinique de l'hôpital des Enfants, il allait succomber très probablement, vu la gravité croissante des accidents ; M. Gaucher appliqua dans toute sa rigueur la méthode ci-dessus décrite, et c'est à partir de ce moment que
s'est manifestée une amélioration qui a abouti à la guérison.

C'est aussi ce traitement que M. Gaucher a appliqué à
notre cher collègue L. Queyrat, quand il a contracté la diphthérie l'année dernière dans le service de la Clinique. L'invasion du mal avait été violente, la fièvre était ardente, elle
s'est mise à décroître après les premières applications de la
méthode de Gaucher.

En résumé, nous pensons que la méthode de M. Gaucher
pourra rendre de grands services dans le traitement des
adultes, mais ne pourra presque jamais être appliquée aux
enfants.

Perchlorure de fer.

M. Guelpa (1) pense que « les injections avec la solution de perchlorure de fer à 5-10 pour 1000 constituent le traitement qui a donné le meilleur résultat sur une grande série de cas et à différentes époques. Ces injections doivent être faites le plus tôt possible et tous les quarts d'heure le jour et toutes les demi-heures la nuit ou plus rarement, suivant la gravité des cas, et il est nécessaire de les faire *larga manu* avec une poire en caoutchouc, ou avec un clysoir quelconque. A moins de cas très légers, il faut que ces irrigations, en même temps que dans la gorge, soient faites aussi dans le nez et qu'elles soient complètes, c'est-à-dire que l'eau qui entre par une narine sorte par l'autre et par la bouche. »

L'auteur ajoute : « J'ai la conviction que d'autres liquides auraient pu rendre le même service, car pour moi *l'action thérapeutique du médicament qui entre dans la solution doit être bien secondaire*. La preuve en est que le perchlorure de fer a déjà été employé et de différentes manières, mais jamais avec un pareil succès.

Ce qui constitue vraiment la base du traitement, c'est le lavage, l'irrigation le plus fréquemment possible. »

Créosote.

M. Legroux, professeur agrégé, médecin de l'hôpital Trousseau, a la bonté de nous donner communication des résultats qu'il a obtenus par la créosote dans le traitement de la diphthérie, en septembre et octobre 1887, au Pavillon Bretonneau de l'hôpital Trousseau.

« Pendant cette période de deux mois, 68 diphthériques ont passé par le Pavillon (38 filles et 30 garçons).

(1) *Bulletin de thérapeutique*, 1887.

Tous les malades ont été traités, systématiquement, par la créosote de hêtre, suivant le mode suivant :

1° Pulvérisations constantes de créosote dans l'atmosphère du pavillon, de façon à imprégner le milieu des vapeurs médicamenteuses. La formule de la solution pulvérisée au moyen du grand pulvérisateur à vapeur est la suivante :

> Créosote.................. 100 gr.
> Alcool.................... 1000 gr.

2° Badigeonnages créosotés de la gorge, répétés toutes les 4 ou 5 heures, avec un pinceau imbibé de :

> Glycérine . . . . 20 gr.
> Alcool . . . . 10 gr.
> Créosote de hêtre. . . . . 1 gr.

3° Enfin, dans les cas les plus graves, angines ou croups, administration de la crésote par la voie hypodermique en injections. Le véhicule employé a été l'huile d'olives pures, stérilisée. La solution est ainsi formulée :

> Huile d'olives aseptique. . . . . 180 gr.
> Créosote de hêtre. . . . . 20 gr.

Ces injections de créosote sont employées depuis longtemps par le docteur Gimbert (de Cannes), dans le traitement de la tuberculose pulmonaire, au moyen d'un appareil injecteur dont il est l'auteur ; l'injection se fait au niveau des hypocondres. La solution étant au dixième, en injectant 1, 2, 3 centimètres cubes de la solution, on injecte 10, 20, 30 centigrammes de créosote.

L'injection est facile et assez rapide. Dans aucun cas, elle n'a déterminé d'accidents inflammatoires ou septiques. Nous avons noté seulement, que, chez certains sujets, elle a provoqué une sensation douloureuse, qui a persisté quelques heures.

L'emploi de la créosote, dans la diphthérie, est rationnel. C'est une substance inoffensive aux doses thérapeutiques, antiputride, antiseptique et qui joint à ces qualités générales le privilège d'une action modificatrice locale, heureuse sur la muqueuse respiratoire. Il était donc permis d'en espérer quelques résultats, dans une maladie, qui, comme la diphthérie, attaque l'organisme en infectant le sang et en obstruant les voies respiratoires.

L'emploi topique extérieur de la créosote, en badigeonnages et en attouchements, n'est pas suffisant : on ne porte ainsi au mal qu'une atteinte trop superficielle et trop incomplète.

Au contraire, en introduisant l'agent médicamenteux, par les voies rapides et directes, dans la circulation, on apporte le remède à la muqueuse diphthérisée par une sorte de mouvement tournant, de dedans en dehors ; par là, on peut espérer prendre la fausse membrane, pour ainsi dire, entre deux feux : le médicament intérieur, qui s'élimine dessous, et le médicament extérieur, qu'on dépose dessus. Ces vues théoriques trouvent leur confirmation dans l'action curative des balsamiques sur la blennorrhagie : action double, dans laquelle le médicament stérilise la muqueuse, et par le sang qui la nourrit en dedans, et par l'urine qui la baigne en dehors.

Le résultat de ce traitement a été assez favorable au point de vue local. Ses fausses membranes semblent se détacher plus aisément qu'avec l'eau de chaux ou le jus de citron ; la gorge, une fois nettoyée, se recouvre moins vite de nouvelles membranes qu'avec les topiques. La fétidité de certaines angines disparaît aussi très vite ; les faits que nous constations, ont été vite appréciés par la surveillante du pavillon, dont la pratique en la matière est à considérer.

Il nous a paru également que, sous l'influence de ce médicament, les râles des bronchites et des broncho-pneumonies secondaires devenaient plus rares et plus gros. L'état bronchique, en général, se modifiait heureusement et vite.

Le traitement a donc été, dans l'ensemble des cas, favorable. Mais, comme tout autre traitement, il a été impuissant dans les cas graves et rapidement mortels.

.Voici, à titre de document, la statistique résumée de nos deux mois :

Septembre :	Guérisons : 20.	Morts : 10.
Octobre :	Guérisons : 10.	Morts : 28.
Total :	Guérisons : 30.	Morts : 38.

Voici le résultat des trachéotomies pratiquées dans ces deux mois :

Septembre :	Guérisons : 12.	Morts : 8.
Octobre :	Guérisons : 2.	Morts : 22.
Total :	Guérisons : 14.	Morts : 30.

Septembre a été exceptionnellement favorable, octobre exceptionnellement funeste. Ainsi se contrebalancent les résultats, et se neutralisent deux séries contraires. En résumé : 30 guéris sur 68 malades, plus des 3/7, et sur les trachéotomisés 1 sur 3 de sauvés, ou à peu près, n'est-ce pas là un résultat satisfaisant ?

Un mot, avant de finir.

Si nous n'avons pas trouvé dans la créosote, administrée à l'intérieur, un médicament antidiphthérique suffisant, nous y avons, en revanche, trouvé un antithermique fidèle et puissant.

Dans tous les cas où nous l'avons donnée, la température a subi un abaissement proportionnel à la dose, et vraiment remarquable. Les doses injectées ont varié, suivant l'âge et l'état des malades, de 40 centigrammes à 1 gr. 20. La dose habituelle oscillait autour de 60 centigrammes. Régulièrement, la température s'abaissait de 1 à 2 degrés pour 50 et 60 centigrammes de créosote, de 2° 5 pour 70 centigrammes, et dans un cas où un gramme fut administré, de 3 degrés, dans un autre cas où 1 gr. 20 furent injectés, de 3 degrés 8 dixièmes. L'abaissement thermique se constatait 4 heures après l'injection. Les courbes que nous avons recueillies frappent par leur concordance, et ne laissent aucun doute à cet égard. Dans quelques cas, la température, après l'injection, n'a pas varié, ou s'est abaissée de quelques dixièmes seulement : ces cas, tous mortels, sont relatifs à des angines hypertoxiques ou à des bronchopneumonies diffuses terminales.

On possède donc, dans la créosote injectée sous la peau, un remarquable agent anti-thermique, dont l'emploi peut se généraliser; principalement dans les cas où la maladie pyrétogène est justiciable elle-même de la créosote, comme la tuberculose où ses heureux effets ont été prouvés, il y a déjà longtemps, par MM. Bouchard et Gimbert.

Associations d'agents antiseptiques.

Voici quelques exemples de formules complexes. L'association des antiseptiques a sa raison d'être, notre maître M. le professeur Bouchard et M. le professeur Lépine ayant montré que l'action des antiseptiques s'additionne.

Mixture prise tiède, par cuillerées à café ou par cuillerées à dessert, toutes les heures :

Jus de citron...	300 gr.
Chlorure de sodium.................................. }	
Sulfate de soude....................................... }	aa 10 gr.
Miel..	15 gr.
Saccharate de chaux.................................	2 à 4 gr.
Phénate de soude......................................	20 à 30 gr.

Cette mixture peut servir pour les gargarismes.

(Bouffé).

Voici d'autres mélanges pour topiques,

Eau de chaux.........................	120 gr.	à 300 gr.
Solution de perchlorure de fer...........	2 gr.	à 8 gr.
Acide phénique.......................	0 gr. 06	à 1 gr.
Miel rosat............................	30 gr.	

(Lolli).

Borax.. ⎫
Chlorate de potasse......................... ⎬ aa 5 gr.
Acide phénique............................. 0 gr. 25
Glycérine.................................. 10 gr.
Miel blanc................................ 30 gr.

(*Le Gad*).

Trois fois par jour, attouchements du pharynx et des amygdales avec le mélange suivant :

Teinture de ratanhia........................ 10 gr.
   — de benjoin............................. 5 gr.
   — d'aloès................................ 3 gr.

Chaque attouchement est suivi d'une insufflation de la poudre suivante :

Tannin..................................... 1 gr. 50
Soufre sublimé............................. ⎫
Chlorate de potasse........................ ⎬ aa 2 gr.

(*Osiecki*).

S'il fallait énumérer tous les traitements de la diphthérie, ce seul chapitre deviendrait un volume. Ces quelques pages, parues en 1887 sous forme de Revue dans les Archives de laryngologie, nous ont valu plusieurs réclamations de médecins, nous reprochant de passer sous silence telle ou telle médication qui leur a donné les plus beaux succès ; un journal belge nous a accusé notamment d'avoir passé sous silence la médication employée par M. Hubert (de Louvain) : insufflation de tannin en poudre sur les fausses membranes, — dont acte.

CONCLUSIONS PERSONNELLES.

En terminant cette revue, nécessairement incomplète et assez décourageante, nous indiquerons le traitement auquel nous nous sommes arrêté pour *notre pratique personnelle* encore modeste naturellement.

Trois ou quatre fois par jour, attouchement sur toute l'étendue des fausses membranes et un peu au delà avec une *solution de sublimé à 1 p. 100 dans l'alcool.* (Nous nous servons, pour bien localiser le topique, non pas d'un pinceau, mais d'un tampon d'ouate solidement attaché au bout d'un petit bâton, ou d'un fragment d'éponge tenu avec des pinces. Bien exprimer le tampon après l'avoir imbibé.)

Toutes les deux heures, *irrigations* abondantes suivies de *pulvérisations*, avec une *solution saturée d'acide borique* (4 p. 100) chaude. Les pulvérisations peuvent être faites toutes les heures et même plus souvent dans les cas les plus graves. On obtient facilement des enfants qu'ils se tiennent pendant quelques minutes la bouche ouverte devant le jet du pulvérisateur à vapeur.

Comme médication interne, le *benzoate de soude*, fabriqué avec l'acide de benjoin, de 3 à 12 grammes, suivant l'âge et l'état des voies digestives, dans une potion prise par cuillerées d'heure en heure. *Alcool* sous forme de vins de Bordeaux, d'Espagne et de Champagne. *Café.*

La fréquence des irrigations et le soin avec lequel elles sont pratiquées sont d'une importance capitale. Aussi, croyons nous qu'il n'est pas inutile de rappeler à quelques confrères, qui ont peu d'occasions de traiter des enfants atteints de diphthérie, comment on doit procéder pour pratiquer les irrigations dans la gorge.

L'enfant est roulé dans un châle, les bras le long du corps, pour qu'il ne puisse se débattre ; il est assis sur les genoux d'une personne qui, étant elle-même assise sur une chaise à dosier droit, ne peut se reculer, et lui maintient la tête immobile contre sa poitrine, en l'entourant de ses deux mains au niveau du front.

Une autre personne tient une cuvette sous le menton et un irrigateur chargé de la solution antiseptique.

On pince le nez de l'enfant ; si le pincement du nez est insuffisant, on presse légèrement du bout de l'index la région crico-thyroïdienne. Dès que la bouche s'ouvre, on place un coin de bois entre les molaires, pour maintenir l'écartement des mâchoires, et on dirige vers les différents points de l'isthme du gosier la canule de l'irrigateur, le robinet étant ouvert assez pour fournir un jet suffisamment énergique. En effet, si le jet est trop faible, l'enfant avale une partie du liquide et, comme il crie, risque de suffoquer par pénétration de liquide dans le larynx, tandis qu'un jet vigoureux provoque un réflexe de contraction du pharynx buccal, réflexe par suite duquel le liquide injecté reflue aussitôt dans la bouche et s'écoule au dehors sans que l'enfant ait le loisir de faire un seul mouvement de déglutition. — Nous demandons pardon de tous ces détails à ceux de nos lecteurs qui ont l'habitude de soigner des diphthéries ; mais nous avons la conviction qu'il n'est pas inutile de les donner à ceux qui ont peu d'expérience de cette maladie. Car nous avons déjà eu plus d'une occasion de vérifier que bon nombre de médecins se trouvent en pareil cas presque aussi embarrassés que la famille.

La manœuvre précédente, exécutée avec décision, s'accomplit en quelques minutes en évitant à l'enfant surpris beaucoup plus de cris et d'agitation fatigante qu'il n'en éprouve pour de simples tentatives maladroites d'examen de la gorge. Quand on l'a exécutée ponctuellement comme nous venons de le dire, la famille, qui jusque-là a manqué d'énergie, comprend qu'elle doit à tout prix collaborer au traitement de l'enfant d'une façon effective, et chacun de ses membres s'emploie utilement à l'exécution des prescriptions médicales.

Enfin, quel que soit le médicament auquel on accorde sa confiance, il ne faut jamais oublier que jusqu'à nouvel ordre le médecin prudent fera bien de se pénétrer des principes suivants sur lesquels tous nos maîtres sont d'accord, et que trop souvent cependant des confrères oublient dans la pratique.

Ce qu'il ne faut pas faire. — C'est de badigeonner la gorge avec des caustiques quels qu'ils soient, parce qu'ils ont ce double résultat néfaste, d'abord de favoriser l'extension des fausses membranes, en irritant et en dénudant de son épithélium les parties voisines de la muqueuse encore saines ; ensuite d'accroître la dysphagie par la turgescence réactionnelle des tissus cautérisés. Ce qu'il ne faut pas faire, c'est donner des médicaments capables d'entraver les fonctions digestives, d'augmenter le dégoût et l'anorexie.

Ce qu'il faut faire. — Ce sont des badigeonnages, des irrigations *aussi fréquentes que possible* avec des solutions antiseptiques, quelles qu'elles soient ; — c'est administrer des toniques de tout genre, une alimentation constante obtenue par la *variété* des aliments offerts et l'*insistance* avec laquelle on les offre, au besoin grâce à la sonde molle facile à introduire par une narine (quand il n'y a pas de coryza couenneux), et par des lavements de peptone ; — c'est aérer et ventiler l'appartement en maintenant l'atmosphère un peu humide et aseptique ; — c'est enfin, dans l'intervalle des soins nécessaires, laisser l'enfant reposer et dormir, s'il le peut, pour ne pas épuiser sa force nerveuse.

A l'Hôpital des Enfants, pendant les mois de septembre et d'octobre 1887, époque à laquelle le service de la Clinique était chargé du pavillon de la diphthérie pour deux mois, nous avons, avec l'autorisation de notre chef, M. Hutinel, professeur agrégé, qui remplaçait pendant les vacances M. le professeur Grancher, institué le traitement tel que nous venons de le formuler. Tous les enfants qui ont succombé étaient entrés avec le croup confirmé ou une intoxication générale déjà profonde. A ces deux catégories de malades nous ne savons rien faire d'utile, sinon la trachéotomie et le traitement tonique,

Mais nous n'avons pas perdu d'enfant atteint d'angine diphthérique sans complication, si étendues que fussent les fausses membranes sur la muqueuse buccale, les amygdales et les piliers ; plusieurs ont guéri, qui avaient des fausses membranes dans les fosses nasales et le pharynx supérieur, avec adénopathies. Aucun des enfants qui étaient entrés avec une angine, le larynx étant indemne, n'a pris le croup dans le pavillon.

Les mesures prophylactiques à mettre en œuvre quand on est appelé à soigner des diphthériques sont ainsi résumées par M. Dujardin Beaumetz. « Les précautions nécessaires en pareil cas consistent surtout dans l'usage que les personnes qui soignent le malade doivent faire des liquides antiseptiques. Lavages à l'acide phénique, au thymol, aux vinaigres antiseptiques de tous les objets qui ont été en contact avec le malade, destruction des fausses membranes contenues dans l'expectoration, aération fréquente de la chambre, atmosphère phéniquée, tous ces moyens doivent être mis en usage. »

Quelques médecins ont pensé même faire œuvre utile en administrant aux personnes de l'entourage des médicaments à titre de préservatifs. Ainsi W. Thallon leur prescrit une potion dans laquelle entrent le bichlorure de mercure et le perchlorure de fer.

Mieux vaudrait faire préventivement deux ou trois fois par jour un attouchement de la gorge des personnes de l'entourage avec la solution de sublimé à 1 pour 1000.

CHAPITRE III.

ANTISEPSIE DES VOIES AÉRIENNES

§ I.

Sommaire. — Antisepsie des fosses nasales (1). — Plaies chirurgicales ou accidentelles. — Affections ulcéreuses spécifiques. — Coryza aigu simple. — Coryza purulent. — Coryza blennorrhagique des nouveau-nés. — Blennorrhagie nasale de l'adulte. — Ozène. — Tuberculose nasale. — Lupus du nez. — Accidents syphilitiques. — Cancer. — Asthme des foins. — Antisepsie nasale comme prophylaxie de la pneumonie.

Affections ulcéreuses non spécifiques.

L'emploi des antiseptiques est indiqué, à priori, dans toutes les affections ulcéreuses des fosses nasales, spécifiques ou non.

Par affections ulcéreuses non spécifiques, il faut entendre non seulement les ulcérations provenant de coups d'ongles du sujet, et qui sont vraisemblablement les seules vraies ulcérations non spécifiques de cette région, mais aussi toutes les pertes de substance de la muqueuse nasale qui proviennent soit de traumatismes accidentels, (piqûres, coupures, etc.), soit de traumatismes chirurgicaux. Il s'agit alors,

---

(1) Pour la rédaction de ce chapitre nous avons utilisé beaucoup de notes qu'a bien voulu nous remettre notre ami le Dr A. Ruault, fondateur des Archives de laryngologie et de rhinologie, chargé de la clinique laryngologique à l'Institution Nationale des Sourds-Muets.

si on peut employer cette expression, d'organiser une antisepsie *défensive*, ayant pour but d'empêcher les germes
atmosphériques de venir irriter la plaie, et de l'infecter localement, ou tout au moins de les balayer avant qu'ils aient
eu le temps de nuire, s'ils ont pénétré accidentellement
malgré les précautions prises.

Il ne faut jamais non plus perdre de vue que les pertes de
substance de la muqueuse du nez sont une porte d'entrée
fréquente de l'érysipèle, complication plus rare que les
inflammations banales, mais dont l'éventualité mérite d'attirer toute l'attention du chirurgien.

Quand on songe que les germes atmosphériques pénètrent
dans le nez à chaque inspiration, et que l'une des plus
importantes fonctions des fosses nasales est précisément de
filtrer l'air avant qu'il n'arrive dans les voies respiratoires plus profondes, on est enclin à conclure que les plaies
des fosses nasales sont une cause fréquente d'infection. En
réalité il n'en est rien ; ces plaies, comme certaines plaies
de la région buccale, semblent jouir d'une immunité particulière.

Cela est particulièrement vrai pour les plaies par arrachement : Lemeré (1), qui a écrit une thèse sur les *accidents
consécutifs à l'arrachement des polypes des fosses nasales*,
n'a pu réunir que trois observations d'accidents suppuratifs
à la suite de cette opération. Les deux premières (Broca,
Demarquay) ont trait à des abcès de sinus frontal, qui gué-
rirent. La troisième est celle d'un vieillard qui eut deux fois
un érysipèle de la face après des tentatives opératoires, et
qui, à la troisième tentative, pris de graves accidents
inflammatoires du nez et des sinus, mourut de méningite.

M. Després attribue la bénignité des plaies de la bouche
à ce fait que ces plaies se trouvent tout naturellement
traitées par un pansement humide. Nous nous garderons

(1) Lemeré. *Thèse de Paris*, 1877.

bien de proposer pour le cas qui nous occupe cette explication peu vraisemblable ; mais on peut trouver assez aisément une autre explication satisfaisante, croyons-nous, de la bénignité des plaies consécutives à l'arrachement des polypes.

Les polypes muqueux s'insèrent en effet presque toujours dans la partie supérieure des fosses nasales ; la plaie qui résulte de leur ablation par arrachement est par conséquent située très haut. Or le courant d'air respiratoire ne passe guère que dans la région inférieure des cavités nasales, pendant la respiration tranquille, c'est dans ces régions qu'il se brise sur les parties anfractueuses qui retiennent les germes ; pour faire pénétrer un peu largement l'air dans les parties supérieures du nez, et jusque dans la région olfactive, il est nécessaire de dilater activement les narines et de faire la série d'inspirations courtes et brusques qui constitue le reniflement.

Les *plaies des fosses nasales par instruments piquants, tranchants ou contondants* s'enflamment plus aisément que celles par arrachement, et il semble probable que ces inflammations sont le plus souvent dues à la malpropreté de l'arme ou de l'instrument qui a causé la blessure. Sinon, comme dans les plaies par arrachement, du reste, la narine est vite comblée par des caillots qui empêchent l'entrée de l'air et protègent les parties lésées. Cependant, il est toujours indiqué de faire un pansement antiseptique.

Il y a deux cas à considérer : ou l'on a affaire à une plaie qui saigne, ou il n'y a pas d'écoulement sanguin.

Dans le premier cas, il faut d'abord faire l'hémostase avant d'appliquer le pansement définitif ; mais tout d'abord il est nécessaire de laver soigneusement la plaie. L'acide phénique est irritant, et difficile à supporter pour une muqueuse aussi sensible que celle du nez ; il est préférable d'employer soit l'acide borique, soit la résorcine. — On fera donc, à l'aide d'une seringue convenable, un lavage soigneux de la cavité avec une solution d'acide borique à 30 pour 1000. Souvent le contact du liquide froid arrête l'écoulement sanguin ; sinon, la fosse nasale ayant été soigneusement lavée, on badigeonnera avec soin toute la muqueuse abordable au pinceau à l'aide de la solution suivante :

Chlorhydrate de cocaïne.............................. 2 gr.
Eau.................................... }
Glycérine.............................. } àà   5 gr.

La cocaïne est le meilleur hémostatique du nez (Ruault). Le plus souvent l'écoulement sanguin s'arrêtera presque immédiatement. Plus rarement il sera nécessaire de répéter le badigeonnage deux ou trois fois à quelques minutes d'intervalle.

Dans les cas où les lésions seront limitées à la muqueuse, peu profondes ou peu étendues, il est rare que le *tamponnement* soit nécessaire. S'il s'imposait, on le pratiquerait à l'aide de ouate iodoformée, préparée suivant la formule suivante :

Iodoforme... 4 gr.
Ether... 80 gr.
Alcool.. 20 gr.
Glycérine neutre.................................. 1 gr.
Ouate... q. s.

L'ouate ayant été imbibée, on la laisse sécher en l'exposant à l'air.

On peut employer aussi l'ouate boriquée :

Acide borique.................................... 4 gr.
Glycérine.. 4 gr.
Alcool... 20 gr.
Eau.. 60 gr.
Ouate.. q. s.

Imbiber et laisser sécher à l'air.

Mais, si, *ce qui est la règle après l'emploi de la cocaïne*, l'écoulement sanguin s'arrête sans tamponnement, il suffira d'insuffler, à l'aide d'un instrument spécial ou simplement d'un tube de verre, de l'iodoforme *très finement* pulvérisé sur les parties lésées, et de boucher la narine correspondante à l'aide d'un tampon d'ouate stérilisée.

Ce pansement est indiqué non seulement dans le cas de plaies et d'ulcérations accidentelles, mais encore après toutes les opérations intra-nasales, résections de la muqueuse hypertrophiée, arrachement de polypes, cautérisations *profondes* au galvano-cautère.

De plus dans le cas des opérations intra-nasales, il est toujours utile de faire immédiatement avant l'opération un lavage très complet des parties, soit avec la solution boriquée, soit avec une solution de résorcine à 3 pour 100, précaution bien naturelle, et qui n'est pas cependant recommandée dans les livres.

Le pansement doit être renouvelé de temps en temps, matin et soir, par exemple, jusqu'à la cicatrisation et la chute de la croute ou de l'eschare, s'il y a eu perte de substance ou brûlure. Chaque insufflation d'iodoforme doit être précédée par un lavage et suivie du tamponnement, non de la fosse nasale, mais seulement de la narine, comme l'a indiqué M. Ruault. Grâce à ces précautions, on n'observera probablement jamais de rhinite post-opératoire.

Il est nécessaire au malade comme au médecin d'avoir beaucoup de patience et de se conformer scrupuleusement aux règles ci-dessus indiquées. Il va de soi que, dans les cas d'affections bilatérales, il faut attendre qu'un côté soit guéri complètement avant d'opérer l'autre ; car la sensation d'obstruction des deux côtés est très pénible au malade et le prive quelquefois du sommeil, s'il n'est pas habitué à respirer par la bouche. On n'est autorisé à agir autrement que dans les cas où la maladie qui légitime l'opération cause par elle-même l'obstruction complète du nez.

Affections ulcéreuses spécifiques.

Les affections ulcéreuses *spécifiques* des fosses nasales sont toutes justiciables de la médication antiseptique.

Avant de passer en revue les médications qui se présentent, dans ces divers états morbides, nous devons d'abord parler des coryzas purulents.

Dans le *coryza aigu simple,* que de bons observateurs considèrent comme une maladie spécifique, microbienne, contagieuse (au moins contagieuse pour une muqueuse atteinte d'hyperémie irritative), les antiseptiques ne trouvent guère leur emploi qu'à la période de sécrétion muco-purulente; encore ne doit-on pas les employer sous forme de solution, les lavages des fosses nasales ne présentant aucun avantage; mais les insufflations d'acide borique et de résorcine sous la forme suivante :

> Acide borique pulvérisé.... 1
> Résorcine 1
> Sucre blanc................. 1

donnent de bons résultats à la période de sécrétion muco-purulente, dans les poussées aigues qui surviennent dans le coryza chronique simple.

Existe-t-il un coryza purulent *simple* ? Il est en tout cas fort rare. M. Ruault n'en a jamais vu qu'un cas, chez l'adulte. Il était limité à une seule narine, avait donné lieu à des concrétions caséeuses abondantes (coryza caséeux de Duplay) et a cédé à un curage de la narine, suivi de lavages abondants au borate de soude et de cautérisation de la muqueuse au galvano-cautère.

Chez les enfants nouveau-nés le coryza purulent, comme l'ophthalmie purulente, paraît dû à la contagion directe (blennorrhagie de la mère). Quelquefois cependant ce coryza est moins grave, et, s'il est dû aussi à un contact des parties avec des sécrétions vaginales, il semble qu'il soit seulement catarrhal, puisqu'il est susceptible de guérir seul assez rapidement.

Néanmoins il est urgent dans tous les cas de le soigner immédiatement, à cause de la gravité de l'occlusion nasale chez les nouveau-nés qui sont alors incapables de teter et de dormir.

La résorcine, en solution à 1 0/0 ou plus, est peut-être le meilleur antiseptique à employer dans ce cas ; mais il ne faut pas pratiquer de lavages des fosses nasales chez les jeunes enfants sans prendre quelques précautions pour empêcher le liquide de pénétrer dans les voies aériennes. Il est donc indispensable de fermer les orifices postérieurs des fosses nasales, en introduisant un porte-tampon courbe en arrière du voile du palais. L'occlusion se fera à l'aide d'un tampon d'ouate, de volume approprié, qu'on introduira d'abord. Ensuite, on fera le lavage de chaque fosse nasale, successivement.

Chez l'adulte, on pourra avoir à soigner une *blennorrhagie nasale*. Il en existe quelques cas : Sigmund (1851) en a vu un cas chez un homme qui avait mis son nez au contact des parties génitales d'une femme contaminée. — Edward, quelques années après, en a vu un cas grave chez une vieille dame qui s'était mouchée, étant enrhumée du cerveau, dans un mouchoir dont son propre fils, jeune blennorrhagique, s'était servi pour envelopper les parties malades. — On pourrait employer en pareil cas la résorcine à 3 ou 4 0/0 ou le sublimé à 1/10,000 — en pulvérisations.

Ozène.

La nature parasitaire de l'ozène est généralement admise surtout depuis le mémoire de Lœwenberg. La lésion anatomique consiste, on le sait, en une rhinite atrophique. La muqueuse s'amincit, les cornets s'atrophient, surtout l'infé· rieur, les fosses nasales s'élargissent. Mais il n'y a pas d'ulcération de la muqueuse, bien qu'elle se recouvre de croûtes solides, adhérentes. Dans le mucus nasal, qui 15 fois sur 16 est alcalin, Lœwenberg a toujours trouvé un gros coccus presque toujours en diplocoques ou en chaînettes. Cet auteur pense que le coccus amené par l'air, comme une foule d'autres, est fixé par le mucus nasal ; mais chez certains sujets, soit par suite de la structure particulière des fosses nasales, soit par suite d'une perversion de la sécrétion du mucus, le coccus de l'ozène se multiplie à l'exclusion de tous les autres microbes. En tous cas c'est aux antiseptiques que Lœwenberg a du tous ses succès. Voici en quoi consiste le traitement journalier.

1° Douche nasale au bichlorure de mercure à 1/10000.

2° Bain nasal qu'on pratique à la fin de la douche, en inclinant la tête en arrière jusqu'à ce que les narines forment le point le plus élevé des cavités naso-pharyngiennes, et en laissant couler doucement la solution de sublimé.

3° Insufflations de poudre impalpable d'acide borique, faites pendant que le malade soutient *la voyelle a* pour empêcher la poudre de tomber dans le pharynx (1) .

Voici la méthode de traitement conseillée par M. le docteur Noquet (de Lille), dans la *Revue de laryngologie* et *d'otologie*, méthode peu différente, d'ailleurs, de celle de M. Moure. Il conseille au malade de pratiquer deux fois par jour une douche naso-pharyngienne avec toutes les précautions usitées. Un litre d'eau tiède, dans lequel on a dissous une cuillerée à bouche de chlorate de potasse (Michel), doit passer, chaque fois, dans les fosses nasales. Après cette douche, le malade fait, par chaque narine, une pulvérisation tiède avec la solution suivante :

(1) *Union médicale,* 1884.

Hydrate de chloral......................	50 centigrammes.
Acide borique..........................	6 grammes.
Glycérine pure.........................	10 grammes.
Eau dist. de laurier-cerise..............	20 grammes.
Eau distillée...........................	200 grammes.

L'embout du pulvérisateur est dirigé d'abord horizontalement pour atteindre l'arrière-cavité, puis un peu dans tous les sens, mais sans trop insister toutefois, quand on lance le jet vers le haut. On recommande au malade de continuer la pulvérisation jusqu'à ce qu'il éprouve le besoin de cracher et de tousser. Dans le milieu de la journée, et sans douche préalable, il pratique une autre pulvérisation, avec de l'eau contenant du vinaigre antiseptique (une cuillerée à café pour 200 gr. d'eau environ). Après huit jours on remplace le chlorate de potasse par l'acide phénique, en s'arrangeant de façon que chaque litre d'eau contienne environ 2 gr. d'acide. On alterne ainsi régulièrement entre les deux substances. De plus on badigeonne deux ou trois fois par semaine, trois fois au début, et, dans les cas intenses, la muqueuse de l'arrière-cavité et celle des fosses nasales avec une solution de chlorure de zinc à 20/100. On obtient une solution limpide en faisant ajouter à l'eau une petite quantité d'acide chlorhydrique. M. Noquet se sert, pour le pharynx nasal d'un porte-ouate courbé en S allongé, et pour les fosses nasales du porte-ouate coudé ordinaire. Il est bon d'avoir recours à l'ouate hydrophile. On parvient à enlever, de cette façon, les mucosités situées à la hauteur du bord libre du voile du palais.

L'ensemble du traitement amène très rapidement un soulagement marqué. La fétidité disparaît, mais il ne faut pas se relâcher, on doit continuer même quand la guérison semble bien assurée et qu'il n'y a plus de sécrétion. On peut toutefois, après trois mois, apporter le plus souvent un certain adoucissement au traitement, en ne faisant qu'une douche et une pulvérisation par jour. Quant aux badigeonnages avec le chlorure de zinc, il faut les espacer de huit jours après le premier mois, et les cesser presque toujours à la fin du quatrième mois. (1)

Voici d'autres traitement basés aussi sur l'antisepsie.

Masini, après avoir bien nettoyé le nez par des lavages, fait exécuter deux fois par jour une pulvérisation de résorcine (1/2 pour 100).

Massei préfère des irrigations faites plusieurs fois par jour avec 2 gr. de résorcine pour 600 gr. d'eau.

Malacrida a recommandé l'essence de térébenthine. On imbibe de cette essence une boulette d'ouate, on enveloppe cette boulette imbibée d'une couche d'ouate sèche, de façon à obtenir une boulette plus grosse, et à éviter l'irritation due au contact direct de l'essence avec la muqueuse. On introduit cette boulette dans la narine, et on l'y laisse 2 heures environ, matin et soir.

M. Rochet a préconisé l'emploi du talc iodé, qui amènerait toujours la suppression de la fétidité de l'haleine dans un laps de temps très bref, et, quelques jours après, celle de la sécrétion purulente. M. Rochet n'a pas obtenu de cure avérée. Les bénéfices du traitement ne durent que si celui-ci est continué. Chaque jour le malade prise un certain nombre de fois dans la journée la poudre de talc, et chaque matin il enlève l'excès de la poudre par un lavage à l'eau savonneuse. Le talc iodé se compose de talc de Venise préalablement porté au rouge dans un creuset pour le stériliser et auquel on incorpore 1 gr. pour 100 d'iode métallique. Le mélange est opéré dans un mortier et par voie humide au moyen de l'alcool. Le talc iodé est légèrement caustique à 2 p. 100 (*Thèse d'agrégation* de Lemoine).

M. Ruault estime que divers antiseptiques usités dans le traitement de l'ozène sont passibles de critiques. Le chloral

(1) *Journal de médecine et de chirurgie pratique.* 1887

est irritant ; le sublimé est trop toxique et peut donner lieu à des accidents.

L'acide phénique ne peut être employé qu'à doses faibles, le permanganate de potasse tache le linge.

Or le traitement de l'ozène est très long. Le mieux est donc, et telle est la pratique de Ruault :

1° Faire des lavages alcalins pour détacher les croûtes : bicarbonate de soude, biborate de soude, salicylate de soude, chlorate de soude.

2° Faire suivre ces lavages de pulvérisations de résorcine à $\frac{5}{100}$, ou de sublimé à $\frac{1}{1000}$, mais peu souvent et peu longtemps.

Puis introduire des tampons térébenthinés. Si l'affection ne cédait pas, il semble qu'on serait autorisé à s'ouvrir une voie pour pénétrer largement dans les sinus. En effet, puisque l'affection est microbienne, le micro-organisme doit pénétrer dans les sinus, et la ténacité de la maladie est vraisemblablement due à cette cause.

Tuberculose nasale.

La tuberculisation de la muqueuse nasale est rare, si on ne compte pas comme lésion tuberculeuse le lupus. M. Cartaz, qui vient de consacrer une très intéressante monographie à ce sujet, n'a pu réunir que dix-huit observations. Il résulte de ce travail que la tuberculose nasale se montre sous deux formes : l'une consiste en ulcérations, l'autre en une véritable tumeur. Dans les deux cas l'antisepsie est indispensable au traitement.

Les petites ulcérations doivent être attaquées par le galvano-cautère, après insensibilisation des parties par une solution concentrée de cocaïne (15 à 20 p. 100). Si l'ulcération est étendue et torpide, l'acide lactique (à 20, 30 et 50 pour 100) donnera de bons résultats. M. Cartaz ajoute que l'acide lactique n'offre pas, dans la cavité nasale les dangers que quelques praticiens ont signalés pour les applications laryngées.

Le pansement le meilleur pour les ulcérations tuberculeuses du nez est la poudre d'iodoforme qui n'a d'autre inconvénient que son odeur; avec un insufflateur on en applique une couche sur toute la surface de la plaie et dans le voisinage. Par dessus on place un tampon d'ouate glycérinée imprégné d'iodoforme. Le pansement doit être renouvelé quotidiennement.

En cas de sécrétion un peu abondante, on fait précéder l'application d'iodoforme de pulvérisations phéniquées, d'irrigations d'eau goudronneuse ou d'un autre liquide antiseptique.

Dans la forme de tuberculose nasale constituée par des granulômes non ulcérés, la tumeur est enlevée avec le couteau ou l'anse galvano-caustique, le point d'implantation râclé avec la curette et la plaie pansée à l'iodoforme.

M. Ruault, qui a observé deux cas d'ulcération tuberculeuse nasale, a adopté aussi les insufflations d'iodoforme après lavages boriqués et les tampons iodoformés.

Lupus.

Le traitement du lupus du nez ne diffère pas des règles générales relatives au traitement du lupus. Quand on pratiquait les scarifications avec plus de confiance, on les faisait dans le nez comme ailleurs. Mais il fallait surveiller attentivement les hémorrhagies à cause de la vascularisation de cette muqueuse. Maintenant que la crainte de favoriser l'infection générale a poussé les dermatologistes à substituer l'ignipuncture aux scarifications (E. Besnier), c'est avec le galvano ou le thermo-cautère qu'on détruira les tumeurs lupiques en s'entourant de toutes les précautions antiseptiques.

Contre le lupus ulcéré, l'iodoforme ou les mercuriaux seront employés.

Syphilis.

Les *accidents syphilitiques* des fosses nasales, surtout fréquents dans le cas de syphilis ancienne, nécessitent l'emploi des antiseptiques. Dans les cas de lésions osseuses, il est indispensable de s'adresser à des désinfectants pour faire disparaître ou au moins pallier l'odeur repoussante répandue par les malades. Le permanganate de potasse (1 %), la résorcine (1 à 3 0/0), l'acide borique (3 à 4 0/0), trouvent ici leur emploi. Les lavages sont suivis d'insufflations d'iodoforme et de l'application de tampons imbibés de solutions de sublimé. Les accidents primitifs et se condaires des fosses nasales très rares (rares dans les régions antérieures des fosses nasales, un peu moins rares à la partie postérieure), nécessitent également l'emploi des lavages antiseptiques. Les syphiliographes sont d'accord sur la nécessité de traiter localement les plaques muqueuses pour en hâter la guérison, en ne se contentant pas d'attendre l'action du traitement général.

Cancer.

A la période d'ulcération, on fera des lavages avec des solutions chaudes de chlorate de potasse. On sait que M. Reclus a fait connaître l'utilité du chlorate de potasse contre certains épithéliomas. L'iodoforme en poudre ou en pommade servira aux pansements.

Lèpre.

Dans un cas observé et soigné quelque temps par M. Ruault, les pulvérisations d'acide phénique à $\frac{1}{1000}$ ont été utiles, —

Dans ce cas, la muqueuse infiltrée est peu irritable et supporte bien l'acide phénique. Mais, en somme, cette dose de $\frac{1}{1000}$ parait bien faible comme antiseptique, et les doses plus fortes sont, dans tous les cas, bien difficilement supportées. — Le lépreux soigné par M. Ruault souffrait quand il faisait des lavages phéniqués à $\frac{3}{1000}$. Des attouchements avec une mixture de baume de gurgum et d'eau de chaux, recommandés par Vidal pour le pansement des lésions cutanées de la lèpre, pourraient peut-être être utiles aux lésions nasales.

Nous ajouterons un dernier mot à l'antisepsie des fosses nasales envisagée au point de vue des relations qui existent entre les maladies du nez et de certains autres organes, bronches et poumons surtout.

Antisepsie nasale contre l'asthme des foins.

Les relations de la pituitaire avec l'asthme des foins légitiment peut-être le traitement local suivant dont les antiseptiques font la base (1). On se sert d'une mixture composée de :

Glycérine	25 gr.
Acide phénique	6 gr.
Chlorhydrate de quinine	4 gr.
Sublimé	3 gr.

La quinine ne se dissout qu'à la condition de chauffer le mélange. On commence par nettoyer les fosses nasales du mucus qui les encombre par une douche d'eau tiède contenant 30 grammes de boro-glycéride par demi-litre. On plonge ensuite un pinceau dans le mélange phéniqué, on exprime l'excédent et on porte le pinceau à l'intérieur des narines. On le dirige la pointe en haut et on badigeonne la paroi supérieure de la fosse nasale. On retire le pinceau pour le charger de nouveau et on procède de même sur la paroi inférieure de la cavité nasale jusqu'au pharynx.

(1) *Brit. Méd. journal*, juin 1887.

Antisepsie nasale comme prophylaxie de la pneumonie.

M. Thost a signalé en 1886 l'existence dans le mucus des fosses nasales d'un microcoque encapsulé ayant les caractères morphologiques et pathogéniques du pneumocoque de Friedlænder. En 1887, cet auteur a confirmé son opinion et invoqué à l'appui la fréquence du coryza et du rhume avant le début de la pneumonie. Le pneumocoque de Frænkel, qui a été trouvé dans la bouche et est plus souvent en cause dans la pneumonie (Weichselbaum, Netter), doit se trouver aussi dans le mucus nasal, à ce que pense M. Thost, qui se demande s'il ne serait pas de bonne prophylaxie au point de vue de la pneumonie de traiter, dès le début, le coryza par des douches nasales contenant 0,50 de salicylate de soude et de bicarbonate de soude pour 100 d'eau (1).

§ II

Sommaire. — Traitements antiseptiques de la coqueluche. — Inhalations et pulvérisations de liquides antiseptiques, injections et insufflations nasales de poudres antiseptiques.
Antisepsie du larynx. — Laryngite diphthérique. — Rubéolique. — Laryngo-typhus. — Laryngite tuberculeuse. — Laryngite syphilitique, — lépreuse.

Coqueluche.

La contagiosité de la coqueluche étant certaine, l'idée de la traiter par les médicaments antiseptiques devait venir naturellement. Nous ne savons, il est vrai, rien de précis sur l'agent pathogène.

Après Poulet, Letzerich, Heuke, Hallier, Tschamer ont signalé des micro-organismes dans l'expectoration des coquelucheux.

(1) *Bulletin médical*, 1887.

Burger (de Bonn) a décrit plus récemment de petits corpuscules d'inégal volume, paraissant à un très fort grossissement avoir une forme en biscuit, disséminés irrégulièrement ou disposés linéairement, et ressemblant un peu au leptothrix buccalis, se colorant par la fuchsine et le violet de méthyle. Ces micro-organismes n'ont été ni cultivés, ni inoculés avec succès.

Tout dernièrement le Dr Aphanasieff (1) a publié sur la bactériologie de la coqueluche un travail dont les conclusions se résument ainsi :

1° Il y a dans les crachats de la coqueluche des bacilles très fins, courts, qui se distinguent de tous les autres, pathogènes ou non, par des caractères morphologiques et biologiques spéciaux.

2° Inoculées dans les voies respiratoires de jeunes chiens ou de lapins, ces bactéries sont éminemment pathogènes. La maladie qu'elles provoquent peut s'appeler *coqueluchiforme* et se complique souvent de broncho-pneumonie.

3° Ces bactéries, chez les animaux contaminés, se fixent de préférence sur la muqueuse des bronches, de la trachée et du nez.

4° Les mêmes bactéries se trouvent dans les cadavres d'enfants morts de la coqueluche, sur la muqueuse des voies respiratoires.

5° On peut donc considérer la bacille comme cause essentielle de la coqueluche et le nommer *bacillus tussis convulsivæ*.

6° Le traitement de la coqueluche par des inhalations et des insufflations de substances médicamenteuses est parfaitement rationnel.

Quel que soit le microbe pathogène, ce qu'il importerait surtout de connaître, c'est le lieu où il se cantonne.

La première supposition qui devait se présenter à l'esprit,

(1) *Bulletin médical*, novembre 1887.

c'est qu'il existe dans les voies respiratoires, et notamment dans les bronches. De là les nombreuses tentatives faites pour guérir la coqueluche par des inhalations de médicaments antiseptiques. Dans ce nombre on peut ranger les vapeurs hydrocarburées des usines à gaz, que l'expérience a depuis longtemps condamnées comme exposant les enfants à contracter des broncho-pneumonies. L'atmosphère des salles d'épuration renferme surtout du sulfhydrate d'ammoniaque, de l'acide phénique et du goudron.

Plusieurs médications ayant l'antisepsie pour base ont été préconisées depuis quelques années.

Les pulvérisations ou inhalations d'*acide phénique* ont été surtout essayées avec différents modes opératoires.

Ortille (de Lille) fait placer devant la bouche du malade, au moment de l'inspiration sifflante qui suit la quinte, un flacon à large ouverture contenant une solution phéniquée. La nuit, une assiette remplie d'acide phénique, de pétrole et de benzine est à découvert dans la chambre.

Scheiding fait tendre autour du chevet du malade des draps que l'on arrose trois ou quatre fois par jour avec une solution phéniquée à 1/100.

Robert Lee fait inhaler pendant 10 à 15 minutes toutes les quatre heures 7 grammes d'une solution d'acide phénique à 1/10 dans 120 grammes d'eau.

Gerhardt et Burchardt ont institué des pulvérisations avec la vapeur d'une solution phéniquée à 1 gr. 50 pour 100, trois fois par jour à 10 centimètres de la bouche.

Thorner a essayé les inhalations avec des solutions progressivement croissantes de 1/100 à 1/50.

Tout récemment encore, M. Goldschmidt (de Strasbourg) a vanté les pulvérisations d'une solution d'acide phénique à 4 ou 5 0/0. Le jet du pulvérisateur est dirigé non seulement vers le malade, mais dans tous les recoins de la chambre, sur les tentures et les objets de literie. L'opération est renouvelée toutes les deux ou trois heures et l'on pulvérise chaque fois 40 à 60 grammes de la solution, suivant la grandeur de la pièce. Il faut qu'en y pénétrant du dehors on sente une forte odeur d'acide phénique. Car c'est à la condition de tenir les sujets dans une atmosphère chargée en permanence de molécules d'acide phénique que M. Goldschmidt a obtenu, dit-il, depuis douze ans, et sur une centaine d'enfants « des résultats parfois étonnants, satisfaisants toujours. »

Pick emploie un masque contenant une boulette de coton imbibée de 15 à 20 gouttes d'acide phénique pur liquide, il dit n'avoir pas eu d'accidents.

Davezac (de Bordeaux), pulvérise en abondance une solution à 1/500e, coupée de moitié d'eau.

C'est par la voie gastrique qu'Oltramare (de Genève) emploie l'acide phénique ; il prescrit l'usage d'une potion contenant :

Acide phénique.....................................	1 gr.
Sirop de menthe.......	40 gr.
Eau...	80 gr.

Cory, Suckling, Illingworth sont aussi partisans de l'emploi interne de l'acide phéniqne.

C'est le *pétrole* qu'Hildebrandt emploie en inhalations, au moyen de petits chiffons imprégnés de pétrole qu'on laisse traîner sur l'oreiller ou de petites assiettes contenant du pétrole disposées en divers points de la chambre.

La *quinine*, sous diverses formes (à l'intérieur, en insufflations, en pulvérisations) et à l'état de chlorhydrate, (Lasinski) de sulfate ou de tannate (Binz, Poskin) a été très-vantée (Thorwton Parkes, Percra, Misrach, Sauerhering, Campbell, Kolover).

Le *sulfate de quinine*, que Heuke s'efforce de faire pénétrer dans les voies aériennes, a été administré à l'intérieur par Edw. Bruen aux doses de 0 gr. 30 à 1 gr. 20 par 24 heures suivant l'âge. Keating emploie des doses moins fortes

(0,60 au moins), mais il associe la quinine au *carbonate d'ammoniaque*.

Tordeus prescrit le *benzoate de soude*, à l'imitation de Letzerich, en potion à la dose de 5 gr.

Poulet conseille de tenir les malades dans une atmosphère antiseptique formée par l'évaporation du mélange :

Thymol......................................	10 gr.
Alcool......................................	250 gr.
Eau...	750 gr.

A l'intérieur il prescrit les sirops de goudron, de thymol, d'acide phénique, d'eucalyptol, de pin maritime, etc.

M. Bouchut a aussi employé le thymol.

L'acide salicylique a été employé par Otto. Le *salicylate de soude* en inhalations ou à l'intérieur a été préconisé par Gonzalès, Mirande, Neubert, Perroud et Nodet (de Lyon).

Kolover, après avoir échoué avec les applications d'acide salicylique dans les narines et l'administration de la quinine à l'intérieur, a obtenu des succès en injectant dans la bouche une solution de quinine aussi profondément que possible, auprès du bord postérieur du pharynx. Pour arriver à ce résultat, la mère de l'enfant abaisse la langue avec un objet approprié et fait prononcer à l'enfant la lettre A. Dans un grand nombre de cas, les attaques cessèrent ou diminuèrent considérablemet en trois jours ou tout au plus en huit jours. Ce mode de traitement est parfaitement supporté par les petits malades. Kolover donne la formule suivante de la solution qu'il emploie :

Sulfate de quinine................................	4 gr.
Acide sulfurique..................................	2 gr.
Eau distillée......................................	190 gr.

Pendant les trois premiers jours, on fait, toutes les deux heures, une injection avec une seringue pleine et toutes les trois heures seulement pendant les quatre autres jours.

M. Moncorvo (de Rio de Janeiro) a pensé, lui, que le lieu

de séjour de l'agent pathogène était le larynx et c'est par des attouchements au niveau des cordes vocales inférieures qu'il pense en avoir raison. Moncorvo avait essayé d'abord l'acide salicylique. Maintenant il fait un attouchement préalable avec une solution de cocaïne à 10 p. 100, puis il badigeonne la glotte avec une solution de *résorcine* de 1 à 3 pour 100.

W. Hedger fait des pulvérisations de résorcine en solution à 2 pour 100 pendant cinq minutes toutes les trois heures.

On a encore employé *l'essence de térébenthine* en inhalations (Baréty, Bodier et Legroux), l'eau térébenthinée (Keppler, Widerhoffer), la térébenthine à l'intérieur (Otto Ringh et Schliep).

Enfin on a vanté les inhalations d'*acide sulfureux* (Mohn, Schonberg, Kaurin, Schliep, Féréol, P. Vigier).

Quand on eut appris par les travaux de Hack l'importance des réflexes partis des fosses nasales et la fréquence des accès d'asthme, des spasmes bronchiques, des accès de toux d'origine nasale, on pensa que la présence d'un agent pathogène dans les fosses nasales était le stimulus des quintes coqueluchiales. Il est certain que souvent les petits coquelucheux se plaignent de vives démangeaisons dans les fosses nasales peu de temps avant l'explosion d'une quinte et qu'on les voit alors se frotter énergiquement le nez.

C'est Michael (de Hambourg) qui a préconisé *l'insufflation dans le nez de poudres médicamenteuses*, comme mode de traitement de la coqueluche; comme poudres, il a essayé des antiseptiques, associés ou non à des poudres inertes : quinine, benjoin pulvérisé, puis acide borique, acide salicylique, iodoforme, tannin, bicarbonate de soude, poudre de marbre.

Voici la statistique de Michaël sur 250 cas. Aucun résultat dans 25 p. 100 des cas, 75 fois sur 100 effets très prononcés, quelquefois surprenants : 7 fois sur 100 guérison en deux ou trois jours ; 23 fois sur 100, en moins de vingt jours.

Mortalité : 1 p. 100, au lieu 11 à 18 pour 100 (mortalité moyenne de la coqueluche à Hambourg).

Chez nous, le Dr Guerder a vanté les insufflations de poudre de café et d'acide borique.

« Le café torréfié contient encore beaucoup d'eau ; après l'avoir moulu, on le fait sécher sur un feu doux ; puis on le pulvérise au mortier en poudre fine ; on fait sécher de nou-veau pendant deux heures et on y mélange l'acide borique. Cette poudre est un peu grasse et se tasse facilement, mais pas assez toutefois pour qu'on ne puisse l'insuffler aisément. On peut se servir d'un tube en verre, d'une plume d'oie ou d'un insufflateur à poire en caoutchouc. Si on emploie ce dernier instrument, dans lequel la poudre en sortant du réservoir passe par un tamis qui la divise pendant la projection, il faut avoir soin d'agiter préalablement l'instrument et de comprimer assez vivement la poire. »

M. Guerder a reconnu que les résultats obtenus étaient bien meilleurs quand il pratiquait lui-même les insufflations matin et soir, les mères ne réussissant point toujours à les faire convenablement.

Sur 30 enfants traités par les insufflations nasales, 18 avaient déjà été traitées par un sirop calmant, mais 17 ont été soumis exclusivement aux insufflations sans autre médicament qu'un ou deux vomitifs, dans quelques cas, pendant la période catarrhale. En général, en un espace de temps variant de 2 à 6 jours, les quintes tombaient de 15 ou 20 à 4 ou 5 dans les 24 heures. En même temps elles diminuaient d'intensité ; les vomissements et les épistaxis devenaient rares, parallèlement le catarrhe nasal disparaissait ainsi que l'injection de la muqueuse, et les mères remarquè-rent que les enfants portaint moins fréquemment leurs mains au nez. Dans tous les cas où les insufflations purent être commencées dès le début, pendant la période catarrhale, une guérison radicale fut obtenue en 8 ou 15 jours, quelquefois moins. Dans trois cas même, il parut y avoir une influence vraiment abortive.

M. Moizard a injecté avec un simple tube de caoutchouc et en soufflant avec la bouche la poudre suivante.

Poudre de benjoin .... } àa 5 gr.
Salicylate de bismuth.................... }
Sulfate de quinine.......................   1 gr.

Il a vu diminuer les quintes. Cartaz a employé le sous-nitrate de bismuth et le benjoin, Guy (dans le service de Legroux) le chlorhydate de quinine et le benjoin.

Est-ce avec l'arrière-pensée que le microbe pathogène se cantonne dans la bouche au niveau de l'ulcération sublinguale que M. le D\u02b3 Gay (de Dion), conseille de *cautériser l'ulcération sublinguale* au nitrate d'argent, et comme adjuvant, de badigeonner l'intérieur de la bouche avec un linge trempé dans la mixture suivante : miel, 30 grammes ; acide chlorhydrique, 30 gouttes. M. Gay parle de coqueluches, qu'il aurait guéries ainsi en 5 jours et 9 jours (1).

Enfin M. Bergeon a proposé d'appliquer au traitement de la coqueluche sa méthode des lavements gazeux d'acide carbonique et d'acide sulfureux, dont nous donnons plus loin les détails à propos du traitement de la tuberculose.

Laryngites.

Les laryngites, dans lesquelles la médication antiseptique peut trouver son application, sont les laryngites des maladies infectieuses.

La laryngite *diphthérique* nous occupera peu ; parmi les médicaments dont nous avons parlé à propos de l'angine diphthérique, ceux qui sont susceptibles d'être vaporisés ou pulvérisés sont seuls applicables, et il est encore plus difficile de les faire pénétrer dans le larynx que de les mettre au

(1) *Gazette des hôpitaux*, 3 août 1886.

contact du pharynx. On peut donc dire que le traitement antiseptique du croup est encore moins avancé que celui de l'angine diphthérique. Nous avons vu guérir plusieurs enfants atteints de croup et soumis à de hautes doses de benzoate de soude à l'intérieur.

La laryngite *rubéolique* est le plus habituellement catarrhale, elle n'est qu'un épisode dans le catarrhe généralisé de la muqueuse respiratoire. Quand elle est modérée, elle ne nécessite pas de traitement antiseptique spécial.

La laryngite qui se montre dans un certain nombre de cas de fièvre typhoïde est remarquable, on le sait, par une tendance trop fréquente à l'infiltration profonde des tissus de l'organe, à la destruction des cartilages, aux ulcérations de la muqueuse. Le *laryngo-typhus* mérite donc un traitement énergique et il est logique d'employer la médication antiseptique ; cela a été fait avec succès par M. le professeur Renaut (de Lyon). Dans la thèse d'agrégation de M. Lemoine se trouve une note de ce maître, sur les raisons qui l'ont conduit à traiter par l'antisepsie le laryngo-typhus.

En 1885, il avait eu dans son service une petite épidémie de laryngo-typhus, qui amena deux fois la mort. La laryngite typhoïde est une inflammation diffuse à exsudat fibrineux comme dans le phlegmon, et qui débute dans la portion superficielle de la muqueuse. Les follicules lymphatiques qui s'y trouvent présentent une infiltration comparable à celle de l'intestin ; on y trouve les mêmes bacilles que dans les plaques de Peyer, les ganglions mésentériques, le rein affecté de néphrite typhoïde et l'urine albumineuse qu'il émet. « Mais, ajoute M. Renaut, ces lésions ne font qu'ouvrir la porte aux parasites bucco-gutturaux, leptothrix, microcoques, etc, qui s'implantent déjà dans l'épithélium ramolli par l'œdème inflammatoire et s'insèrent ensuite sur les petites ulcérations qui sont l'aboutissant du processus typhique siégeant dans la muqueuse du larynx. Ce sont eux qui sont redoutables. » M. Renaut, qui venait de voir succomber deux de ses malades à cette complication, résolut de faire l'antisepsie à plusieurs autres qui avaient déjà de la gêne laryngée, la raucité de la voix, le larynx douloureux. Visant moins la laryngite typhique que les microbes à action grangréneuse secondairement insérés sur la muqueuse malade, il fit faire *trois à quatre fois par jour* et *pendant dix minutes chaque fois un spray de liqueur de Van Swieten dans la bouche largement ouverte.* Dans tous les cas la laryngite s'arrêta court au bout de cinq à six jours. M. Renaut est donc en droit de conseiller l'application de ce traitement à tous les dothiénentériques dont le larynx devient douloureux, qui ont de la toux laryngée vers la fin du deuxième ou dans le cours du troisième septénaire.

Laryngite tuberculeuse. M. Ruault a bien voulu nous faire connaître les résultats de sa pratique. Il répudie tous les caustiques et toutes les antiseptiques en poudre, même l'iodoforme. Il emploie en pulvérisations, à l'aide d'un pulvérisateur à vapeur, des solutions d'acide phénique ou de résorcine, dont voici les mérites respectifs.

Les pulvérisations phéniquées à 1/1000 diminuent la toux et l'expectoration, elles ont l'inconvénient de causer dans la bouche une sensation de sécheresse très désagréable.

Les pulvérisations à 1/2000 sont préférables ; les bons effets se font sentir moins vite, mais les inconvénients précédents ne se produisent pas.

Les pulvérisations de résorcine, diversement titrées suivant la gravité des lésions, procurent à peu près les mêmes avantages que les pulvérisations phéniquées, diminution de la toux et de l'expectoration et elles ne provoquent aucune irritation. Après leur emploi, l'examen laryngoscopique montre que les ulcérations sont bien détergées, que l'aspect local est meilleur.

En attouchements l'acide lactique, si vanté par Krause,

par Hering, n'a pas donné de bons résultats à M. Ruault. Il a toujours en revanche employé avec avantage la créosote en solution huileuse, comme M. Cadier l'avait fait le premier.

Rosenberg vient de louer beaucoup une solution huileuse de menthol ; le principal avantage de ce médicament serait de diminuer la douleur, car c'est un anesthésique local. Mais on lui attribue en outre une action spécifique sur le bacille.

Dans les laryngites *syphilitiques*, les antiseptiques spécifiques en attouchements ou pulvérisations peuvent avoir une utilité comme dans le traitement de tous les accidents locaux de la syphilis. En 1870, Ferras insistait sur l'importance des pulvérisations et inhalations d'eaux sulfureuses contre les laryngites syphilitiques.

M. Ruault a remarqué l'extrême tolérance des syphilides érosives du larynx pour les solutions de nitrate d'argent. Il a pu faire des attouchements avec des solutions de 5 à 10 pour 100 sans déterminer de spasme glottique.

Parmi les maladies infectieuses chroniques qui touchent le larynx, on peut citer la *lèpre*. Divers médicaments ont été employés pour enrayer les ulcérations que cette maladie provoque quelquefois sur la muqueuse du larynx. M. Ruault nous a dit avoir obtenu d'assez bons effets dans un cas par les pulvérisations phéniquées à 1/2000.

CHAPITRE IV

ANTISEPSIE DE L'APPAREIL RESPIRATOIRE

§ I

Rhume.

Qu'est-ce que le rhume, ce catarrhe aigu des premières
voies aériennes (coryza, pharyngite, laryngite et trachéite),
qui, né si rapidement sous l'influence du froid, a une marche rapide et presque cyclique ?

Faut-il admettre que l'irritation locale causée par l'impression d'un air froid ou humide suffit à déterminer cette
hypersécrétion si intense des glandes, cette fluxion sanguine et cette turgescence de la muqueuse, suivie de desquamation épithéliale et d'exsudation leucocytique, qui
caractérise le rhume ? N'est-il pas permis de se demander
si quelque micro-organisme n'en est pas la cause, qu'il s'a-
gisse d'un microbe vivant habituellement dans nos premières
voies respiratoires, dans les fosses nasales peut-être, en

général indifférent, mais susceptible d'acquérir rapidement par sa pullulation des qualités pathogènes, quand le malaise nerveux consécutif à l'impression du froid nous a jetés brusquement en état d'opportunité morbide ? Bien des gens vous affirment que le rhume est contagieux. Cette supposition ne repose jusqu'ici sur aucune constatation bactériologique. Mais ce que nous devons dire, c'est que certains médicaments employés avec quelque avantage contre le rhume sont des antiseptiques.

Nous citerons seulement le benzoate de soude dont M. Ruault a fait connaître récemment les bons effets.

M. Ruault recommande l'emploi de ce médicament à haute dose dans les affections catarrhales et congestives des premières voies.

Le rhume vulgaire est de toutes ces affections celle dans laquelle le médicament réussit le mieux, lorsqu'il est employé à la dose de 6 à 8 grammes par jour pendant plusieurs jours consécutifs.

Dès l'apparition du coryza et de la trachéo-bronchite, on pourra donner 3 fois, ou plutôt 4 fois par jour, dans une tasse de tisane de bourgeons de sapin, une cuillerée à soupe du sirop suivant, qui contient 2 gr. de benzoate de soude par cuillerée :

P. Benzoate de soude............................... 40 gr.
   faites dissoudre dans :
Eau .... 80 gr.
   Ajoutez ;
Sirop d'écorces d'oranges amères................... 280 gr.
   Agitez.

Dans la plupart des cas, la guérison survient du 3e au 5e jour après le début du traitement, mais le soulagement des symptômes les plus pénibles est rapide.

On doit recommander aux pharmaciens d'avoir soin d'employer le benzoate de soude préparé avec l'acide benzoïque tiré du benjoin.

Le travail très intéressant que M. Ruault a consacré à
l'emploi du benzoate de soude dans les affections catarrhales des voies aériennes, se termine d'ailleurs par les conclu-
suivantes :

1° Le benzoate de soude paraît avoir sur les muqueuses
des premières voies une élection analogue à celle que d'autres balsamiques, comme la terpine, ont sur la muqueuse
bronchique, et d'autres, comme la térébenthine et le baume
de copahu, sur la muqueuse des voies urinaires.

2° Son emploi est surtout indiqué dans le rhume vulgaire,
les angines aiguës érythémateuses, superficielles, le coryza
chronique simple, les poussées congestives liées à l'angine
granuleuse.

3° Il doit être employé, chez l'adulte, aux doses de 4 à
5 gr. au moins, souvent de 6 à 8 gr. données pendant 6 à
12 jours consécutifs.

4° On doit éviter de prolonger plus longtemps l'usage du
médicament sans intervalle de repos, surtout chez les
dyspeptiques, afin d'éviter l'apparition ou l'aggravation des
troubles digestifs. (1)

Catarrhes bronchiques.

M. le professeur G. Sée admet une classe de broncho-catarrhes infectieux primitifs, dont les types sont la grippe, la
coqueluche et la bronchite rubéolique, ces affections n'exis-
tant pas sans catarrhe bronchique.

Il décrit comme broncho-catarrhes infectieux secondaires
les déterminations contingentes de certaines maladies infec·
tieuses sur les voies respiratoires, les catarrhes bronchiques
de la variole, de la fièvre typhoïde, et les bronchites septiques
« qui, survenant dans les périodes extrêmes des cachexies,
dépendent de la faiblesse générale, des difficultés de l'expec-

(1) *France médicale*, 1 et 3 janvier 1887.

toration, par conséquent de l'accumulation et de la désintégration des crachats devenus putrides et résorbables. »

Grippe ou influenza.

La grippe a tous les caractères cliniques des maladies
infectieuses. Letzerich a dit en 1880 qu'il la considérait
comme une affection microbienne du sang causée par des
microcoques ; mais les procédés de culture du sang qu'il a
employés sont considérés comme très imparfaits aujourd'hui
et ne permettent pas de considérer comme pathogènes les
microcoques qu'il a cultivés.

Ce qui est certain, c'est que la quinine agit d'une manière
remarquable sur les manifestations de la grippe ; elle enraye
à la fois les troubles sécrétoires et les phénomènes nerveux.
L'action antiparasitaire de la quinine étant connue, n'est-il
pas naturel d'admettre que c'est comme antiseptique général
que la quinine guérit la grippe ?

Nous avons parlé plus haut de la coqueluche.

Quant au catarrhe bronchique de la *rougeole*, comme nous
ne savons pas jusqu'ici quel est le microbe de la rougeole,
nous ne pouvons faire choix d'aucun antiseptique de préférence aux autres. Nous avons essayé sans succès appréciable
le benzoate de soude contre les manifestations broncho-pulmonaires rubéoliques.

Les *catarrhes infectieux* de la *dothiénenterie* et de la
variole ne nous ont paru influencés par aucune médication
antiseptique s'adressant spécialement à l'appareil respiratoire. Le traitement antiseptique général de ces maladies
peut seul modifier la complication broncho-pulmonaire. Nous
en parlerons dans un des chapitres suivants.

Les *catarrhes bronchiques chroniques* sont pour la plupart entretenus, soit par la persistance de causes externes
irritantes, soit par une influence diathésique. Leur thérapeu-

tique n'échappe cependant pas complètement à l'antisepsie.

A l'origine de la maladie le catarrhe reconnaissait sans doute pour cause un agent irritant venu du dehors, l'élimination des produits de désassimilation d'un organisme à nutrition pervertie ou de substances toxiques résorbées dans le tube digestif. Mais, quand une fois le catarrhe s'est installé, dans les sécrétions muco-purulentes des bronches pullulent des micro-organismes très variés, microbes de la suppuration, bactéries saprogènes de la putréfaction ou de la gangrène; ces microbes communiquent à l'expectoration des altérations différentes, et fabriquent des substances particulièrement toxiques, par lesquelles l'organisme est secondairement auto-intoxiqué.

Les médicaments qui, sous le nom de modificateurs de la sécrétion bronchique, ont triomphé de tout temps dans le traitement des catarrhes chroniques des bronches sont tous des antiseptiques : l'iode, la térébenthine et ses dérivés plus modernes, terpine, terpinol, les baumes et les benzoïques, les sulfureux qui dégagent de l'hydrogène sulfuré, la créosote, l'eucalyptus, etc. Tous ces médicaments sont applicables à la dilatation des bronches.

Bronchite fétide.

M. A. Leviez (1) a exposé le traitement que M. Lancereaux a institué au moyen de l'hyposulfite de soude. Le médecin de la Pitié administre ce médicament à la dose de 4 à 5 grammes dans une potion qu'on renouvelle tous les jours pendant cinq ou six semaines. L'action favorable ne se fait pas sentir avant une semaine et plus ; mais à ce moment l'odeur gangréneuse de l'haleine s'atténue, la sécrétion bronchique devient moins abondante, les crachats sont moins fétides, plus grisâtres et plus visqueux. De temps en temps la fétidité de l'haleine et des crachats réapparait, mais très passagère-

(1) *Th. de Paris*, 1883.

ment. Puis l'appétit vient, les forces reprennent, les couleurs reparaissent ; le malade regagne bientôt le poids qu'il avait perdu, et se trouve guéri après un traitement de six semaines.

Le point important est de donner le plus tôt possible l'hyposulfite et de le continuer assez longtemps pour en saturer le malade.

Gangrène pulmonaire.

Il n'y a, dit M. G. Sée, qu'une seule indication étiologique et elle consiste à enrayer par les moyens antiseptiques le développement et la multiplication des bactéries de la fermentation putride et surtout à dépouiller de leur putridité des crachats qui, n'étant pas expectorés, peuvent être aspirés par les bronches restées saines.

Les antiseptiques peuvent être introduits par inhalation. Stokes, en 1878, a publié une guérison de gangrène par les *fumigations chlorées*.

Dès 1852, Skoda préconisait les fumigations *d'essence de térébenthine*.

De nos jours ce sont surtout les inhalations *d'acide phénique* (2 à 5 p. 100), qui ont été employées par séances de cinq à dix minutes répétées huit fois par jour.

M. C. Paul (1) a employé sept fois avec succès les inspirations phéniquées dans le traitement de la gangrène pulmonaire : les malades respirent à travers un flacon qui contient une solution phéniquée dans la proportion de 100 grammes d'acide phénique pour 700 grammes d'eau : la disposition des tubes et des soupapes est telle que les vapeurs sont aspirées, sans qu'il puisse y avoir afflux du liquide. Sous l'influence de ce traitement, la putréfaction des tissus morbides s'arrête et, après l'élimination des parties déjà mortifiés, la maladie entre généralement dans la voie de

(1) *Congrès de Grenoble.*

la guérison, les crachats diminuent, leur fétidité cesse, l'appétit renaît. Il est utile d'ajouter à l'inhalation phéniquée l'emploi des médicaments internes et surtout l'usage de *l'eucalyptus.*

Tout le monde n'admet pas que l'acide phénique arrive directement jusqu'au foyer gangréneux ; en revanche, il est en partie absorbé. Aussi faut-il surveiller l'état des urines et, dès qu'elles deviennent noires, suspendre les inhalations phéniquées pour prendre les vapeurs térébenthinées.

On a fait aussi des pulvérisations de solutions d'acide borique, d'acide borosalicylique, d'eau bromée.

Ransome a publié (1) un cas de gangrène pulmonaire dans lequel, après avoir essayé d'abord la quinine, les inhalations phéniquées et les vaporisations d'eucalyptus, on se décida à tenter des *injections intra-pulmonaires d'io-doforme.* On injecta dans le parenchyme du poumon chaque jour dix gouttes d'une solution éthérée d'iodoforme. On vit diminuer la fétidité des crachats, leur couleur devenir moins jaunâtre, l'état général s'améliorer. L'huile iodoformée fut substituée au bout de quelques jours à l'éther iodoformé et fut moins douloureuse. Les injections furent faites pendant plusieurs semaines, sans autre incident qu'une hémoptysie attribuée par l'auteur à la piqure d'une veine par l'aiguille de la seringue. L'expectoration resta abondante et les signes cavitaires furent perçus longtemps après que l'état général était devenu satisfaisant, et que le poids augmentait. La guérison était complète au bout de six mois.

Les antiseptiques employés à l'intérieur ont été : l'acide phénique : 0 gr. 25 à 1 gr. par Leyden.

G. Sée préfère le sulfate de quinine (1 gr. 50 par jour) en l'associant au quinquina.

La créosote nous a paru très utile dans un cas.

(1) *Medical chronicle.*

Broncho-pneumonies.

Toutes les broncho-pneumonies indistinctement sont parasitaires, dit M. G. Sée. La coqueluche, la grippe, la diphthérie, la fièvre typhoïde, et toutes les maladies infectieuses
(scarlatine, variole, érysipèle) capables de se déterminer sur
l'appareil respiratoire avec une prédilection plus ou moins
grande, sont des causes de broncho-pneumonies.

Mais le processus pathogénique de ces inflammations broncho-pulmonaires est complexe et variable. Dans la production des lésions bronchiques et pulmonaires l'agent septique spécifique de l'infection principale, diphthérie ou dothiénentérie, n'entre pas seul en jeu ; des bactéries venues de
la bouche par écoulement de salive dans le larynx et la trachée, lorsque la sensibilité du larynx est compromise (Cornil
et Babès), des microbes de la suppuration, des micrococques
spécialement pneumoniques interviennent, travaillant, pour
ainsi dire, dans le sillage de l'agent infectieux primitif.

Les microbes qui causent les complications broncho-pneu-
moniques arrivent donc soit par les voies aériennes, soit
par la voie sanguine, soit par les voies lymphatiques qui
mettent en communication la plèvre et le poumon.

Le fait suivant observé par M. de Gennes est fort instructif au point de vue de la complexité des processus broncho-
pneumoniques des maladies infectieuses.

Dans un cas de pleurésie purulente consécutive à une
broncho-pneumonie , survenue dans le cours d'une fièvre
typhoïde avec formation d'une fistule pleuro-bronchique ,
M. de Gennes a trouvé dans le liquide que contenait la plèvre
deux sortes de micro-organismes : d'abord un grand nombre
de diplocoques, comme on en rencontre dans toute suppuration ; ensuite un certain nombre de bacilles allongés, de
forme légèrement ellipsoïde, présentant un centre clair et
deux extrémités assez fortement colorées par l'aniline, et qui

sont les microbes dont Gaffky, Eberth, Artaud, Chantemesse et Widal ont démontré la spécificité dans la dothiénentérie.

On ne saurait dire que dans ce cas la formation du pus a été causée par les bacilles typhoïdiques. Il est plus probable que les microcoques nombreux ont été la cause de l'épanchement purulent.

Quant aux bacilles, témoins irrécusables du processus typhique, la raison de leur présence doit être cherchée, d'après M. de Gennes, dans la lésion pulmonaire de voisinage, certainement causée, celle-là, par le bacille de la fièvre typhoïde. — S'il eût été possible d'examiner le tissu pulmonaire lorsqu'évoluait la broncho-pneumonie qui précéda la pleurésie purulente, on y eût certainement trouvé le bacille typhique.

A un moment donné, la formation d'une fistule pleuro-bronchique est venue faire communiquer le foyer pulmonaire typhique avec la plèvre et l'air extérieur. Dès lors, les diplocoques venus de l'air extérieur ont déterminé la suppuration, mais les bacilles typhiques attestent la nature du processus typhique pulmonaire.

On sait d'ailleurs que l'influence banale du froid invoquée souvent pour expliquer la venue d'une pleurésie pendant le décours de la fièvre typhoïde n'est plus guère admise ; d'ordinaire, la pleurite est consécutive à un foyer broncho-pneumonique ou à un infarctus pulmonaire sous-pleural.

Nous ne pouvons malheureusement pas tirer jusqu'ici grand parti des notions précédentes au point de vue de la thérapeutique antiseptique, puisque nous ne connaissons pas de médicaments ayant une action spécifique contre les microbes des infections précitées.

Nous retiendrons seulement l'utilité de maintenir relativement aseptiques les premières voies respiratoires, fosses nasales, bouche, pharynx, pendant l'évolution des maladies infectieuses dont la prédilection pour l'appareil respiratoire est connue. On fera des lavages fréquents de ces cavités, au moyen de gargarismes, d'irrigations et de pulvérisations. On vaporisera dans la chambre et au voisinage du lit des antiseptiques.

On pourra prévenir ou guérir certaines broncho-pneumonies dont l'origine paraît être une infection par les voies digestives, en établissant l'antisepsie gastro-intestinale.

M. Sevestre, médecin de l'hospice des Enfants-Assistés, a relaté une épidémie de broncho-pneumonies qu'il a observées dans cet hospice, et qu'il considère comme secondaires à des diarrhées putrides.

Il s'agissait d'enfants du Dépôt, pour la plupart nourris d'une façon défectueuse ; car les règlements de l'hospice n'accordent aux enfants assistés non malades qu'une nourriture de mauvaise qualité eu égard à leur âge, bœuf bouilli et pain, avec une quantité de lait tout à fait dérisoire pour des enfants de 18 mois qui auraient surtout besoin de ce dernier aliment.

Quoi qu'il en soit, ces enfants contractaient une gastro-entérite et entraient dans le service de M. Sevestre avec quelques vomissements, mais surtout une diarrhée abondante, généralement fétide. La température était normale ou peu élevée ; au bout de quelques jours, on voyait survenir chez quelques-uns des symptômes typhoïdes, sécheresse de la langue, fuliginosités des lèvres, puis chez tous des accidents broncho-pulmonaires, revêtant plutôt la forme de foyers de congestion très accentués que celle de vrais noyaux d'hépatisation pulmonaire. Les râles sibilants et sous-crépitants, la diminution de la sonorité en certains points, un souffle peu intense, expiratoire, plus ou moins fugace, étaient le plus souvent, avec une toux et une dyspnée modérée, les signes révélateurs de la complication pulmonaire. La température s'élevait plus ou moins, d'une façon irrégulière, suivant l'importance de celle-ci.

La majorité des enfants ainsi atteints ont succombé ; à

leur autopsie on a trouvé, outre des lésions de splénisation, de congestion et de broncho-pneumonie, des lésions intestinales peu profondes, mais très étendues, soit des plaques de vascularisation au niveau des agglomérations lymphoïdes, soit de très légères exulcérations. Les ganglions lymphatiques correspondants étaient en général un peu tuméfiés et vascularisés, ou même ecchymosés. La rate n'offrait pas de lésions notables ; le foie était souvent en état de dégénérescence graisseuse, et les reins n'étaient pas toujours sains.

M. Sevestre repousse l'hypothèse de fièvres typhoïdes anomales pour les enfants qu'il a observés. Il est porté à admettre que chez eux le début des accidents a été une entérite, avec fermentations putrides excessives et formation de ptomaïnes, qui ont produit ultérieurement une auto-intoxication dont les accidents broncho-pulmonaires ont été la principale et la plus bruyante manifestation.

Se guidant sur cette interprétation pathogénique, il a surtout mis en œuvre dans le traitement les antiseptiques. La naphtaline seule ne lui a pas donné de très bons résultats ; il s'est au contraire beaucoup loué du calomel, et c'est à l'emploi de ce médicament qu'il attribue la plupart des guérisons qu'il a obtenues.

Pneumonie fibrineuse.

Nous serons très-brefs sur le traitement antiseptique de la pneumonie. Les antiseptiques administrés par voie interne ou par inhalation n'ont donné jusqu'ici aucun résultat.

Le seul point intéressant est celui du traitement antiseptique local de la pneumonie. Nous ne pouvons mieux faire que de laisser la parole à M. le professeur Lépine (de Lyon) qui a fait les premières tentatives dans ce sens en France (1).

« La pneumonie, dit-il, doit être actuellement considérée

____

(1) *Lyon médical*, 1887.

comme une maladie infectieuse. Or, il y a deux grandes méthodes de traitement des maladies infectieuses.

« La première vise le principe morbide lui-même, ou tout au moins ses premiers effets. Elle a pour but de s'opposer à son développement, si faire se peut, et en tout cas d'enrayer sa marche, en affaiblissant son énergie. Elle jugule ou atténue le processus morbide, sans influencer essentiellement le *terrain*. La méthode des saignées coup sur coup, dans la pensée de son auteur, agissait de cette manière, et le tartre stibié doit évidemment déprimer la maladie encore plus que le malade ; autrement la réputation dont il a joui serait incompréhensible. Mais les inconvénients, et même les dangers résultant de l'emploi de ces moyens les ont fait tomber dans le discrédit, de telle sorte qu'à défaut d'un agent à la fois efficace contre le processus morbide et tolérable pour le malade, les praticiens en sont arrivés à ne traiter la pneumonie que par la deuxième méthode.

« Celle-ci, plus modeste, renonce à attaquer la maladie elle-même. Elle la laisse poursuivre son cours et son seul objectif est de soutenir les forces du patient. Je ne crois pas être contredit en émettant l'avis que l'alcool, si fort à la mode depuis quelques années, n'a pas d'autre action.

« Rester sur la défensive, est-ce là le dernier mot de la pratique, et faut-il renoncer à l'idée de traiter la pneumonie par une offensive plus ou moins vigoureuse ? Je ne le pense point et j'estime qu'il est possible de combattre le processus pneumonique d'une manière moins indirecte qu'on ne l'a fait jusqu'à ce jour avec la saignée ou le tartre stibié. On a parfois réussi à enrayer la marche d'un érysipèle par un traitement topique. Pourquoi ne pas essayer d'arrêter celle de la pneumonie par une médication antiseptique portée dans le parenchyme pulmonaire lui-même ?

« L'innocuité des injections intra-pulmonaires faites avec une solution suffisamment diluée n'est plus contestable. La démonstration a été faite par plusieurs opérateurs en Allemagne, en Amérique, et tout récemment à Paris par M. Gougenheim qui a pleinement confirmé les résultats de M. Truc. (1) Reste à savoir si de telles injections peuvent être utiles dans la pneumonie.

« Depuis un an que j'ai commencé à les essayer, l'expérience a témoigné de plus en plus leur faveur. Aucun de mes malades n'a succombé, bien que je les aie employées dans quelques cas fort graves. Dans la majorité des cas elles ont eu pour résultat d'abréger la durée de la pneumonie et toujours elles ont paru en modifier la gravité.

« Au commencement j'étais naturellement fort timide. Voici comment je procède.

« Avec une longue aiguille de Pravaz, je pénètre à travers un espace intercostal à deux ou trois centimètres de profondeur dans le poumon, au niveau de la partie hépatisée, et, adaptant immédiatement la seringue à la canule de peur que du sang ne s'y coagule, j'injecte une certaine quantité de liquide (jusqu'à 20 cent. cubes) à la même place. Puis, retirant un peu l'aiguille et l'inclinant dans une direction convenable, je la fais pénétrer dans une autre portion du poumon hépatisé. Au besoin je la retire tout à fait et l'enfonce à quelque distance dans un autre espace intercostal. Je fais ainsi trois ou quatre injections, distantes de quelques centimètres les unes des autres.

« Je crois qu'il est nécessaire de pénétrer à une certaine profondeur dans le poumon ; car, ce que j'ai vu sur le chien me donne à penser qu'une injection dans la cavité pleurale pourrait être suivie d'accidents. D'autre part, je n'ai jamais osé piquer le poumon au voisinage du hile de peur des gros vaisseaux, et, à cet égard, je crois ma prudence suffisamment justifiée.

La quantité de liquide la plus forte que j'aie injectée dans

(1) *La chirurgie du poumon*. Thèse de Lyon.

le poumon, en une seule séance, a été 100 centimètres cubes. C'est une quantité énorme qui, je crois, devra être rarement atteinte. Le malade d'ailleurs n'en a pas été incommodé. Bien plus, pendant le cours de l'injection, un point de côté violent dont il souffrait a disparu. J'ai expliqué ce résultat par l'ischémie artificielle que j'ai produite : la masse injectée a dû momentanément produire l'affaissement des vaisseaux. Je dis momentanément, car une demi-heure plus tard le point de côté a reparu et n'a diminué que le lendemain.

« La toux est habituellement insignifiante, l'expectoration devient parfois franchement sanglante par le fait du traumatisme. Mais cette hémoptysie, que j'ai toujours vue légère, s'est arrêtée constamment en moins d'une heure.

« La douleur est quelquefois notable sans jamais être excessive. C'est là le seul inconvénient de la piqûre du poumon que j'ai eu l'occasion de constater.

« J'arrive à la partie la plus épineuse de mon exposition. Quelle solution faut-il injecter ? J'avoue tout de suite qu'à cet égard mon expérience n'est pas suffisamment faite et j'en suis encore à la période de tâtonnement. Le benzoate de soude en solution, même concentrée, m'a paru peu utile ; de même l'iodure de potassium en solution faible ; mais il n'en est pas de même en solution concentrée ; dans ce cas il a amené une défervescence précoce (1). Une solution de bichlorure hydrargyrique au quarante-millième m'a donné plusieurs fois d'excellents résultats. A ce degré une solution de bichlorure n'est pas trop irritante pour le poumon, tandis que, si le titre de la solution est double, elle détermine dans le poumon (sain) du chien une hémorrhagie intra-alvéolaire et une inflammation fibrineuse assez étendue, ainsi que je l'ai constaté avec le docteur L. Blanc. Pour ce motif, je n'ai pas osé employer chez l'homme une solution au vingt-millième. A dire vrai, je ne suis pas encore satisfait et j'ai

(1) Voir l'observation publiée dans la *Revue de médecine*, décembre 1885.

besoin d'expérimenter d'autres solutions, en premier lieu celle d'un sel quinique, chez le chien. Quand l'innocuité m'en sera démontrée, je les essaierai chez un pneumonique.

« En attendant, j'estime qu'il vaut mieux pécher par excès de prudence que par témérité. Les injections intra-pulmonaires ont été jusqu'ici inoffensives, mais un cas malheureux peut se produire, si on s'écarte beaucoup des règles que j'ai formulées. Quant à l'avenir de la méthode, il est prématuré de se demander si la plus grande partie des pneumonies sera justiciable des injections, ou si celles-ci doivent être réservées aux pneumonies graves. J'ai seulement indiqué aujourd'hui la voie dans laquelle je suis entré ; l'expérience m'apprendra jusqu'où je dois la poursuivre. »

§ II.

SOMMAIRE. — Tuberculose pulmonaire. — Action des antiseptiques sur le virus tuberculeux. — Expériences de H. Martin, Vallin, Niepce, Pilate, Mairet et Cavalier, Sormanni et Brugnatelli, Coze et Simon.

Médicaments antiseptiques employés dans le traitement de la phthisie. — Créosote. — Iode, Iodures, Iodoforme. — Phosphate de cuivre. — Tannin. — Menthol.

Inhalations et pulvérisations d'iode, de benzoate de soude, de biiodure de mercure, d'acide picrique, d'acide fluorhydrique, d'acide sulfureux. — Atmiomètre de Jacobelli.

Injections rectales gazeuses : acide carbonique, hydrogène sulfuré, sulfure de carbone. — Méthode de Bergeon. — Appareils de Morel, Bardet, Faucher.

Injections hypodermiques avec la vaseline liquide médicinale comme excipient. — Eucalyptol. — Acide sulfureux. — Acide phénique.

Injections intra-parenchymateuses dans les cavernes.

Prophylaxie de la tuberculose basée sur l'antisepsie. Rapport de M. Vallin à la Société médicale des hôpitaux.

Dès le jour où Villemin a eu démontré la contagiosité de la matière tuberculeuse, et bien longtemps avant que Koch eût isolé, cultivé et inoculé avec succès l'agent contagieux, des médecins s'étaient inquiétés d'employer dans le traitement de la phthisie des médicaments désinfectants et antiputrides, comme on disait alors.

Mais c'est surtout depuis que l'étiologie de la tuberculose a été mise hors de contestation, que la thérapeutique s'est orientée résolument et presque exclusivement vers l'antisepsie.

On a commencé par essayer presque au hasard tous les antiseptiques connus. La logique eût voulu que l'on fît un premier triage parmi ces médicaments en se basant sur l'expérimentation in vitro sur l'agent septique. C'est à ce parti qu'on est revenu au bout de quelque temps ; et alors on a fait plusieurs constatations assez décourageantes.

La première, c'est que même in vitro il est difficile de stériliser les produits organiques contenant des bacilles (crachats de phthisiques, etc.). On a vu que les spores de ces microbes sont douées d'une résistance telle que, pour les anéantir, il faut employer soit des moyens physiques inapplicables à l'homme (chaleur sèche à 150° ou humide à 120° sous pression), soit des agents chimiques très toxiques, et en solutions si concentrées que leur emploi thérapeutique devenait dangereux pour les malades.

C'est évidemment sur le bacille, isolé des tissus et cultivé, qu'il fallait étudier l'action des agents antiseptiques. Mais on a été assez longtemps avant de trouver des milieux de culture dans lesquels le bacille se développât assez bien. Koch avait bien réussi à le cultiver, mais dans les autres pays les expérimentateurs n'arrivaient pas à l'imiter. Les bacilles cessaient rapidement de se développer et de se multiplier dans les milieux où on les plaçait ; car, fait au premier abord paradoxal, ce microbe, si résistant aux agents antiseptiques, cesse rapidement de pouvoir être cultivé en dehors de l'organisme.

MM. Nocard et Roux ont donc fait une importante découverte, quand ils ont trouvé qu'en additionnant de glycérine le sérum gélatinisé de Koch, la gélose et le bouillon, on rendait ces milieux de culture entièrement favorables au développement des bacilles tuberculeux.

Depuis qu'on a pu obtenir rapidement et à coup sûr de bonnes cultures, on a pu recommencer avec assurance l'étude de l'action des antiseptiques sur le bacille. Un certain nombre de substances ont ainsi pris le pas sur les autres dans l'estime des médecins.

Mais, en admettant que l'on trouve des agents antiseptiques d'un effet certain sur les cultures, à des doses qui en permettent l'emploi en thérapeutique, il reste à étudier les moyens de faire pénétrer ces antiseptiques dans les points où se trouvent les colonies bacillaires, c'est-à-dire le plus souvent dans les profondeurs de l'organisme, parenchymes ou séreuses.

On s'est donc évertué à faire absorber les antiseptiques soit par le tube digestif (voies gastrique ou rectale), soit par les voies respiratoires sous forme de pulvérisations ou inhalations, soit par injections dans le tissu cellulaire sous-cutané, soit par injections dans les parenchymes ou les séreuses. Suivant la voie à laquelle on s'est adressé, on a employé les médicaments antiseptiques solubles ou insolubles, à l'état solide, liquide ou gazeux.

Action des antiseptiques sur le virus tuberculeux.

Hippolyte Martin, procédant comme avaient fait Arloing, Cornevin et Thomas dans leurs essais des antiseptiques sur la bactéridie charbonneuse, exprime le suc de viscères tuberculeux, le dilue dans du liquide amniotique frais de brebis et, après avoir additionné le mélange d'une quantité déterminée de l'agent antiseptique, injecte le tout dans le péritoine d'un cobaye. Quand l'animal a succombé, M. Martin continue les inoculations en série, suivant la méthode qu'il a inaugurée pour différencier la vraie tuberculose des granulations pseudo-tuberculeuses. Les recherches de Martin ont porté sur l'acide salicylique, le brome, l'acide phénique, la créosote, la quinine, le sublimé.

L'acide salicylique en solution 1/500 ne détruit pas la virulence du suc tuberculeux.

Le brome à 1/10,000 et 1/1000 est inefficace. A 1/500 il agit, mais c'est alors une solution caustique.

L'acide phénique n'a aucun effet à 1/1000 ; n'a qu'un effet douteux à 3/100 ou 6/100, solution caustique.

La créosote ne détruirait pas le virus tuberculeux à 1.1000, pas plus que la quinine ; et le sublimé même serait sans action sur le bacille tuberculeux à 1/1000.

L'acide fluorhydrique en revanche tuerait le germe tuberculeux à 1/3000 et même 1/4000 ; mais il possède un très haut degré de causticité.

C'est par la chaleur de 85° à 100° et plus que Martin a obtenu la neutralisation de l'activité du tubercule.

Vallin, en 1883, avait expérimenté les antiseptiques sur le virus tuberculeux par un autre procédé. Il écrasait des produits tuberculeux entre des bandelettes de papier à filtre, imbibées d'eau distillée. Ce papier, après avoir été séché à l'air libre, était soumis à l'action de divers agents désinfectants, puis imbibé de nouveau d'eau distillée. On exprimait le liquide et on l'injectait dans le péritoine des cobayes. M. Vallin avait trouvé que le sublimé, inefficace à 1/2000, détruit la virulence tuberculeuse à 1/1000. Préoccupé surtout de la désinfection des locaux par les vapeurs, il a expérimenté le soufre qui, comburé à la dose de 30 grammes par mètre cube, stérilise le virus tuberculeux par l'acide sulfureux produit ; ce que fait aussi le nitrosyle à la dose de 0 gr. 66 par mètre cube.

Niepce (d'Allevard) a dit qu'on réussit avec l'acide sulfhydrique à neutraliser les crachats bacillifères. Pilate, avec
Mairet et Cavalier (1885) ont trouvé l'acide sulfhydrique
plus actif contre le bacille tuberculeux que l'acide mercurique, le sublimé, l'hélénine, le thymol, l'iode, l'acide phénique
et l'acide borique expérimentés concurremment.

Sormanni et Brugnatelli (1885) ont étudié aussi la virulence par inoculation sous cutanée des crachats bacillifères,
mélangés avec des antiseptiques pendant 1 à 2 heures dans
l'étuve de 35° à 45° : ils concluent en rangeant les substances
suivantes par degré d'antisepsie croissante : acide lactique,
camphorique et camphre, bromure d'éthyle, naphtol β,
térébenthine, chlorure de palladium, créosote, naphtol,
acide phénique, bichlorure d'hydrargyre. etc.,

Coze et Simon (Nancy 1884) ont procédé de trois manières différentes : tantôt ils injectaient sous la peau des
cobayes, des crachats bacillifères mélangés pendant 48 heures aux substances antiseptiques ; tantôt ils inoculaient la
matière tuberculeuse seule, aussitôt après ils injectaient au
point inoculé la substance antiseptique, et renouvelaient ces
injections plusieurs jours de suite ; tantôt enfin ils essayaient
d'entraver par les injections antiseptiques l'évolution tuberculeuse déjà confirmée.

Les principaux antiseptiques qu'ils ont essayés étaient le
sublimé, l'eucalyptol, l'hydrogène sulfuré, la créosote, l'hé
lénine, le thymol. Avec les deux procédés cités en dernier
ils n'ont eu aucun résultat ; avec le premier, la créosote leur a
semblé entraver le développement de la tuberculose.

Créosote.

Nous avons dit (page 78) que la créosote, essayée contre
la phthisie dès son apparition, puis abandonnée, avait été
remise en honneur par MM. Bouchard et Gimbert en 1877.

Ces messieurs reconnurent d'abord que, depuis bien des années, la créosote vraie, la créosote du goudron de bois avait disparu des officines et que l'on n'employait plus qu'un mélange impur d'acide phénique, n'ayant de la créosote que le nom.

La créosote pure de Reichenbach, dit M. Bouchard dans son Exposé des titres scientifiques, administrée à l'individu sain à la dose de 0 gr. 40 par jour en solution aqueuse à 1/1000, ne modifie en rien la nutrition et n'influence pas sensiblement la respiration, la circulation et la colorification. Le seul effet notable, c'est une diminution d'un tiers dans l'élimination de l'acide urique.

Administrée à des phthisiques, à la même dose, ou à des doses plus élevées, qui ont été portées jusqu'à 3 gr. 60, elle produit, dans les cas favorables, la diminution de l'expectoration, puis la diminution de la toux, puis l'amélioration des signes physiques, et comme conséquences de l'amélioration locale l'apaisement de la fièvre, le relèvement des forces, tardivement la suppression des sueurs, et enfin l'arrêt de la consomption, même un retour à l'embonpoint.

La créosote n'agit ni sur l'hémoptysie, ni sur la diarrhée, ni sur l'albuminurie.

Dans l'étude expérimentale que M. Bouchard a poursuivie chez des animaux ayant subi l'inoculation du tubercule, il a réussi à injecter la créosote dans le tissu cellulaire, sans produire d'accidents locaux à la condition de la dissoudre dans l'huile. A l'aide de cet excipient qui ne mouille pas les tissus, et qui, s'opposant à un contact immédiat, permet cependant une absorption graduelle, M. Bouchard a pu élever le degré de concentration des solutions jusqu'à 50 0/0 sans produire ni eschare ni phlegmon. M. Bouchard a reconnu ainsi qu'on peut injecter 35 centigrammes de créosote par kilogramme de poids du corps sans provoquer d'ac-

cidents généraux, tandis que 70 centigrammes par kilogramme produisent une intoxication mortelle.

Dans le travail que MM. Bouchard et Gimbert ont publié
en 1877, époque à laquelle ces messieurs employaient la
créosote avec plus de timidité qu'aujourd'hui, voici les
résultats statistiques qu'ils avaient fait connaître. Sur
93 phthisiques, ils avaient obtenu 25 guérisons apparentes
(disparition de la toux et de l'expectoration, cessation de la
fièvre et de la consomption, retour de l'embonpoint, suppression des râles bullaires et modifications graduelles des
signes physiques) ; — 29 améliorations (retour de l'embonpoint ou suppression de la consomption, diminution durable
de la toux et de l'expectoration, diminution ou état station-
naire des signes physiques). 18 insuccès (états stationnaires
et aggravations) ; — 21 morts.

L'analyse des cas suivant le degré auquel était arrivée la
maladie quand la médication a commencé est indiquée dans
le tableau suivant :

1er degré, 8 cas.	Guérisons	5 — 62 pour 100
	Améliorations	3 — 30 —
	Insuccès	0 — 0 —
	Morts	0 — 0 —
2e degré, 67 cas.	Guérisons	20 — 29 —
	Améliorations	20 — 30 —
	Insuccès	15 — 23 —
	Morts	12 — 18 —
3e degré, 18 cas.	Guérisons	0 — 0 —
	Améliorations	6 — 33 —
	Insuccès	3 — 17 —
	Morts	9 — 50 —

Total, 93 cas.

Le Dr Hugues, dans une thèse faite en 1878, concluait aussi,
d'après l'observation de 29 malades, que la créosote est surtout utile au premier et au deuxième degrés, que les phthisiques du troisième degré pouvaient encore être soulagés.

Depuis cette époque, les résultats obtenus par MM. Bouchard et Gimbert ont été vérifiés par d'autres observateurs. M. Dujardin-Beaumetz place la créosote en première ligne parmi les médicaments qui agissent contre la tuberculose. M. G. Sée en reconnaît l'importance. M. Grancher admet son utilité contre l'abondance et la fétidité de l'expectoration, sans lui attribuer d'action anti-bacillaire.

L'administration de la créosote peut se faire en pilules, ou en dissolution dans l'alcool, le vin ou l'huile. Voïci des formules qu'on peut employer :

Vin créosoté. (Bouchard et Gimbert).

Créosote pure de goudron de bois.........	13 gr. 50
Teinture de gentiane	20
Alcool de Montpellier	250 p.
Vin de Malaga...................	q. s. pour un litre.

Pour faire un litre. Deux à quatre cuillerées à bouche du mélange par 24 heures, chaque cuillerée dans un verre d'eau.

Elixir crésoté. (Dujardin Beaumetz).

Créosote de goudron de hêtre..............	3 gr.
Alcool...................................	100
Vin de Banyuls...........................	300
Sirop de sucre...........................	100

Une cuillerée à bouche à la fin des repas dans un verre d'eau édulcorée avec du sirop de groseilles.

Huile créosotée.

Huile de foie de morue.................	150 gr.
Créosote pure de goudron de bois........	1 à 2 gr.

Pilules créosotées à l'iodoforme.

Créosote pure de goudron de hêtre........	3 à 4 gr.
Iodoforme................................	
Poudre de réglisse.......................	6 gr.
Miel..........	q. s.

Faites 80 pilules ; 8 par jour.

M. Fraentzel, président de la Société de médecine interne de Berlin, a porté en 1887 témoignage en faveur de l'emploi de la créosote dans la tuberculose pulmonaire. Il reconnaît, chose rare chez ses compatriotes, que ce sont des

Français, MM. Bouchard et Gimbert, qui sont les initiateurs
de la méthode. M. Fraentzel l'a appliquée dans son service
de la Charité à Berlin, depuis 1877, en prenant comme véhicule le sherry suivant la formule : créosote 13 gr. 5. teinture
de gentiane 30, esprit de vin rectifié 250, vin de Xérès. 1000.
Deux à trois cuillerées à soupe par jour dans un verre d'eau.

M. Fraentzel a obtenu de bons résultats de la créosote
quand il l'a administrée à une période peu avancée de la
maladie ; mais les phthisiques véritables, les tuberculeux
dont la température dépasse 38°, 5, ceux dont les crachats
contiennent une grande quantité de bacilles, ne tirent guère
bénéfice de la créosote. Quand ce médicament réussit, on
voit diminuer l'expectoration, augmenter l'appétit et le poids.
Il y a des cas, assez rares, où la créosote est mal supportée
à toutes les périodes, où elle provoque des vomissements, de
l'inappétence, des douleurs gastriques, de la diarrhée. La
créosote en inhalations a toujours été inefficace.

Dans l'espace de neuf ans, le professeur Sommerbrodt (1) a
administré la créosote à près de cinq mille phthisiques. Chez
presque tous les malades cette médication a amené une amélioration des symptômes morbides ; ont fait seuls exception
à cette règle les individus chez lesquels le processus pathologique était très avancé et a envahi un grand nombre d'organes. Mais dans les cas relativement récents (hémoptysies ini-
tiales, catarrhe des sommets, infiltrations limitées), la créosote
donne des résultats surprenants : conservation des forces, diminution de la toux et de l'expectoration, augmentation de l'appétit, amoindrissement des sueurs nocturnes et de la fièvre ;
enfin, dans un grand nombre de cas, et surtout chez les individus jeunes, disparition des signes physiques, notamment de
la matité. Dans plusieurs cas, l'auteur a également obtenu
la cicatrisation des ulcérations du larynx, bien que la tuberculose laryngienne se prête moins bien à la médication par la

(1) *Berliner Klin. Wochenschrift*, 1887, n° 15.

créosote. Enfin, les tumeurs ganglionnaires disparaissent rapidement. L'auteur fait prendre à ses malades des capsules de gélatine contenant chacune 5 centigrammes de créosote et 20 centigrammes de baume de tolu.

Le premier jour ils doivent prendre 1 capsule, le second 2, puis, durant huit jours, 3 capsules immédiatement après les principaux repas. Dès la seconde semaine, le nombre des capsules doit être de 4, dans la troisième semaine, de 5, dans la quatrième, de 6, et cette dose devra être maintenue pendant deux mois, les malades arrivent ainsi progressivement à prendre 9 capsules par jour ; la durée du traitement est au minimum d'une année. Dans le but de ne pas fatiguer l'estomac, il importe de diminuer de temps en temps la dose de créosote, ou mieux encore d'interrompre le traitement pendant quelque temps, parfois jusque près de quatre semaines. Enfin, pour ce qui concerne les femmes, le traitement doit être suspendu pendant tout le cours de leurs époques.

Iode. Iodures. Iodoforme.

L'*iode* a été depuis longtemps essayé contre la phthisie. Trousseau et Pidoux employaient les vapeurs d'iode ; Piorry en était grand partisan.

Les *iodures alcalins* son utilisés à doses faibles ou fortes. M. Potain prescrit souvent l'usage quotidien de l'iodure de sodium conjointement avec le bromure et le chlorure. On a cité des cas de guérison de méningite tuberculeuse par l'iodure de potassium. Mais, comme le diagnostic clinique entre certaines encéphalopathies syphilitiques et la méningo-encéphalite tuberculeuse est trop souvent impossible, beaucoup d'observateurs et des meilleurs, M. Fournier, M. Grancher notamment, sont tentés d'admettre que les méningites tuberculeuses qu'on a cru guérir par l'iodure comme par le calomel étaient des cas de syphilis cérébrale.

Quoi qu'il en soit, M. Lépine a publié récemment un cas où il a cru avoir tiré avantage de l'iodure de sodium à haute dose (10 à 15 grammes par jour). Il s'agissait d'une femme qui, ayant perdu son mari de phthisie, toussait et dépérissait depuis deux mois. On porte le diagnostic de tuberculose aiguë à forme pneumonique. Sa fièvre était à 40°; après quelques jours de traitement ioduré, elle tombe à 38°. Cette pseudo-défervescence fut suivie d'une ébauche de résolution ; cependant la faiblesse et l'adynamie allaient en s'accentuant, la malade succomba un mois après le début de l'affection. Mais ce qui frappa beaucoup M. Lépine à l'autopsie, c'est qu'au lieu de la granulie généralisée qu'il s'attendait à trouver dans toute l'étendue des poumons, comme c'est la règle dans la tuberculose aiguë pneumonique, on ne vit qu'un très petit nombre de granulations tuberculeuses aux deux sommets. Le professeur de Lyon incline à attribuer cette rareté des granulations à l'action des hautes doses d'iodure.

Les recherches relatives à l'*atténuation du virus* de la tuberculose entreprises sur les animaux par M. le Dr Gosselin, professeur à l'École de médecine de Caen, ne sont pas de nature à faire espérer qu'on puisse réaliser de sitôt la prophylaxie. Les animaux regardés jusqu'à un certain point comme réfractaires à la tuberculose, chien, chat, corneille, ne le sont nullement : les bacilles, en passant par leur organisme, ne perdent rien de leur puissance. — Voici encore quelques conclusions des recherches de l'auteur. Un certain nombre de tuberculoses dites bénignes, tuberculoses locales ou chirurgicales des os, des articulations, du testicule, ne doivent leur caractère de bénignité qu'au milieu dans lequel elles évoluent. Le principe actif n'est nullement amoindri, il reprend sa vitalité ordinaire aussitôt qu'il se retrouve dans des conditions favorables.

Le sang d'un tuberculeux à la période de cachexie amène par injection la tuberculose, et les animaux injectés sans

résultat avec du sang pris à la première période, ne sont pas
vaccinés ; ils sont aptes à devenir tuberculeux comme les
autres.

M. Gosselin a essayé de stériliser l'organisme soit avant,
soit après l'inoculation de la tuberculose. Dans le premier
cas, l'imprégnation organique par le bichlorure et le biiodure
de mercure n'a pas empêché les bacilles d'évoluer ; elle a même
paru quelquefois hâter la mort en débilitant l'organisme. La
même conclusion est relative à l'administration du sublimé
après l'inoculation.

Mais l'administration de l'*iodoforme*, faite très peu de
temps après l'inoculation, a semblé empêcher l'évolution
des bacilles ; ceux-ci restent à l'état latent pour ne reprendre
leur vitalité qu'après la cessation du traitement. Cette conclusion confirmerait ce que la clinique a paru déjà prouver : le
traitement des abcès tuberculeux par les injections d'éther
iodoformé à 1 pour 10 est encore considéré par la plupart des
chirurgiens (Verneuil, Billroth) comme le plus efficace que
nous possédions, et l'iodoforme donne d'assez bons résultats
dans certaines phthisies.

Rowsing, en mai 1887, a publié le résultat de ses recherches sur la valeur de l'iodoforme comme antiseptique au
point de vue spécial de la tuberculose. Il a, dans le laboratoire
de Salomonsen (à Copenhague) et d'après la méthode de ce
maître, inoculé la tuberculose à des lapins par introduction
de matière tuberculeuse dans la chambre antérieure de l'œil,
et à d'autres il a inoculé par la même voie la matière tuberculeuse mélangée à cinq fois son volume d'iodoforme. La
présence de l'iodoforme n'a paru dans aucun cas retarder le
développement d'une tuberculose, d'abord locale, puis promptement généralisée ; il a semblé même que le développement
de la maladie était plus rapide dans les cas où la matière
infectante était mélangée d'iodoforme, comme si l'iodoforme,
en exerçant une action irritante sur un organe aussi délicat

que l'iris, le prédisposait à être un milieu plus favorable à
la culture du bacille tuberculeux.

Phosphate de cuivre à l'état naissant.

M. Luton (de Reims) pense que la guérison de la tuberculose, en général, peut être obtenue au moyen du phosphate de cuivre, à l'état naissant et solubilisable dans un
milieu alcalin (1).

Les formules préconisées sont les suivantes :

   1º *Pilules*. — Acétate neutre de cuivre....... 1 centigramme
               Phosphate de soude cristallisé.. 5   —
               Poudre de réglisse et glycérine. q. s.
               Pour une pilule.

   2º *Potion*. — Acétate neutre de cuivre.......... 5 centigrammes
               Phosphate de soude cristallisée.... 50   —
               Potion gommeuse................. 125 grammes
               F. s. a. A prendre par cuillerées à soupe ou à dessert.

   3º *Mixture pour injections hypodermiques*.
               Phosphate de cuivre récemment précipité... 1 gramme
               Glycérine pure et eau distillée............. 5   —
      Mêler au moment de l'emploi.

La dose d'acétate de cuivre à donner, en pilules ou en potion
au début du traitement, ne doit pas généralement dépasser
2 centigrammes par jour. En injections hypodermiques, la
dose peut s'élever jusqu'à 1 décigramme.

M. E. Mâreau (2) pense qu'il est préférable de séparer les
deux éléments chimiques pour ne les rapprocher que dans
l'estomac.

Il conseille de prescrire :

1º Pour les *pilules* :

Prendre le matin, à jeun, une pilule d'acétate de cuivre :

   Acétate de cuivre............................... 0 gr. 01
   Glycérolé d'amidon.............................. Q. S.

(1) *Revue générale de clinique et de thérapeutique*, 1887.
(2) *Pratique médicale*, 1887.

Puis, immédiatement après, une pilule de phosphate de soude :

    Phosphate de soude cristallisé..................... 0 gr. 05
    Glycérolé d'amidon.............................. Q. S.

2° Pour la *potion* :

Prendre matin et soir, à jeun, l'une après l'autre, d'abord une cuillerée à potage de la potion n° 1, ensuite, une cuillerée à potage de la potion n° 2.

    N° 1   Acétate de cuivre............................. 0 gr. 05
           Potion gommeuse.............................. 125 grammes.
           Essence d'anis............................... 1 goutte
    N° 2   Phosphate de soude cristallisé...... .... 0 gr. 50
           Sirop de framboises........................... 50 grammes
           Eau distillée................................. 75 —

Il se forme dans l'estomac du phosphate de cuivre soluble dans l'acide chlorhydrique.

Tannin.

C'est sur le tannin que MM. Raymond et Arthaud ont été amenés par leurs recherches à fonder quelques espérances.

Ces observateurs concluent que la tuberculose est une maladie essentiellement polymorphe, offrant tous les degrés possibles de virulence, qui dépendent et de la virulence propre du bacille et du terrain sur lequel il vit. Ces différences de marche sont liées à des variations de formes qui ont pour point de départ inférieur la zooglée de Malassez et pour étape ultime le court et mince bâtonnet des tuberculoses aiguës ; entre ces deux formes extrêmes, on peut rencontrer beaucoup d'intermédiaires.

Les conditions qui augmentent ou diminuent la virulence des bacilles sont multiples dans les milieux de culture, plus complexes encore dans l'organisme, mais peuvent être assez nettement déterminées dans certains cas pour pouvoir donner lieu à des applications thérapeutiques.

De tous les agents employés par MM. Raymond et Arthaud pour rendre l'organisme réfractaire à la tuberculose, c'est le tannin qui leur a paru donner les meilleurs résultats. « Le tannin, disent-ils, administré à la dose de 1 à 5 grammes par jour, jouit, surtout dans le traitement des formes et des poussées aiguës de tuberculose, d'une efficacité bien supérieure à celle de l'iodoforme et du sulfure de carbone. Il ne donne lieu en thèse générale qu'à peu de phénomènes d'intolérance. Chez presque tous les malades on a vu dès les premiers jours la toux devenir moins fréquente, l'expectoration moins abondante, les sueurs s'arrêter, la faiblesse générale diminuer et au bout de 15 jours il a été presque constant d'observer, chez tous les madades qui n'avaient point de lésions trop considérables ou d'obstacle absolu à la nutrition, une légère augmentation de poids qui se poursuivait pendant toute la durée du traitement. »

Woillez et d'autres avaient déjà employé le tannin dans la phthisie.

Menthol.

M. Rosenberg (Société de médecine berlinoise) annonce que, chez 80 phthisiques atteints d'ulcérations laryngées, il a fait des applications de menthol en solution huileuse de 5 à 20 0/0. Il a vu diminuer promptement les douleurs et la dysphagie, la nutrition s'améliorer, les ulcérations se cicatriser. Certains de ses malades sont guéris depuis plus d'un an. M. Rosenberg attribue cet heureux résultat aux propriétés à la fois sédatives et antiseptiques du menthol, qui, s'il agit plus lentement que l'acide lactique, ne cause pas d'aussi vives douleurs.

M. Rosenberg a aussi prescrit le menthol, en inhalations (15 à 20 gouttes d'une solution huileuse à 20 0/0) et par la voie gastrique, dans la tuberculose au début ; et il a vu plusieurs fois les bacilles disparaître des crachats.

Ce dernier résultat paraît fort contestable à M. Fuerbrin-ger, qui rappelle que Fraentzel et Koch n'ont jamais, dans leurs expériences avec le menthol, constaté une diminution du nombre des bacilles. Il suffit, même in vitro, que les bacilles soient environnés d'un peu de mucus pour résister à l'action des parasiticides. A fortiori ne peut-on espérer les détruire dans la profondeur de l'appareil respiratoire. (1)

Inhalations et pulvérisations antiseptiques.

Les inhalations médicamenteuses ont été faites avec bien des antiseptiques.

On a fait des fumigations *chlorurées*.

On a fait inhaler des vapeurs *d'iode* (Piorry, Macario), de *l'iodure d'éthyle*.

Le *benzoate de soude* a été préconisé en 1879 par Schüller, de Greifswald. Rokitansky et Kroczack, d'Inspruck, faisaient inhaler la solution de benzoate de soude à 5 0/0 en même temps qu'ils la donnaient à l'intérieur et annoncèrent des succès que n'ont pu obtenir après eux Senator, Waldenburg, Fritsche, Wolff, Wenzel, Murri.

On a utilisé les vapeurs d'essences oxygénées de *laurus camphora* ou de *cèdre* (Chéron), de *térébenthine*, de *goudron*.

Le Fort (de Lille), dont le nom est attaché à un inhalateur où l'air pénètre à la surface du liquide par une ouverture faite latéralement sur les parois du vase, tandis que le malade respire par l'orifice supérieur, emploie un mélange composé de :

Camphre	80	grammes.
Goudron	40	—
Teinture d'iode	40	—
Liqueur d'Hoffmann	10	—

(1) MM. Charrin et Roger ont annoncé à la Société de Biologie (21 janvier 1888) que l'empoisonnement aigu par le menthol produit l'opacification du cristallin chez le lapin.

M. Dujardin-Beaumetz signale un vaporisateur construit par M. de Linières : cet appareil, que l'on met en jeu par un mouvement de rotation, lance des vapeurs d'eau chargée *d'iodoforme*.

Miquel a vanté (1884) des pulvérisations faites avec le mélange suivant :

Biiodure de mercure	0 gr. 50
Laudanum de Sydenham	10
Eau distillée	1000

M. Hue (de Rouen) a expérimenté les inhalations d'une solution aqueuse *d'acide picrique* en ébullition.

M. Schoull fait inhaler pendant une demi-heure, deux ou trois fois par jour les vapeurs d'une solution *d'acide borique* sursaturée (20 0/0) et maintenue en ébullition.

Inhalations d'acide fluorhydrique.

M. Hérard, président de l'Académie de médecine, a lu dans la séance du 22 novembre un rapport fort complet qui résume la question du traitement de la phthisie par les inhalations d'acide fluorhydrique.

L'attention a été appelée pour la première fois sur ce sujet en 1862 par un prosecteur des hôpitaux, le docteur Bastien, sur le conseil d'un de ses parents, directeur des cristalleries de Baccara. Celui-ci avait observé que les émanations fluorhydriques des ateliers de gravure étaient absolument innocentes pour les sujets affectés de maladies pulmonaires et que souvent même l'état de ces malades était amélioré. Le Dr Bastien constata que les inhalations de gaz fluorhydrique lui rendaient des services dans la phthisie, les bronchites chroniques, l'asthme, etc. Le professeur Charcot, assisté de son interne, M. Bouchard, aujourd'hui professeur, essaya la méthode de M. Bastien, mais sans résultat apparent ; plus heureux, le Dr Henri Bergeron tira de tels partis de cette médication contre la diphthéric, qu'aujourd'hui encore il n'emploie pas d'autre méthode au début de la maladie.

Ces expériences furent reprises en 1885 par le Dr Seiler, qui a déclaré que l'idée lui avait été suggérée par un de ses frères, directeur des cristalleries de Saint-Louis.

Vers la même époque M. Chevy, élève de M. Dujardin-Beaumetz, a consacré une thèse (1885) à l'emploi thérapeutique de l'acide fluorhydrique. Ces messieurs se sont assurés d'abord que les animaux peuvent vivre sans inconvénient dans une atmosphère contenant jusqu'à 1/1155 d'acide fluorhydrique. Ils ont recueilli dans les ateliers de gravure sur verre des renseignements d'où il résulte que l'atmosphère chargée de vapeurs fluorhydriques ne rend pas malades les ouvriers, et qu'on voit même certains d'entre eux atteints d'affections de poitrine bénéficier du séjour dans cette atmosphère. MM. Beaumetz et Chevy ont fait séjourner alors chaque jour, pendant une heure, des tuberculeux dans une salle cubant environ 22 mètres, dont l'atmosphère se trouvait contenir à peu près 1/25000 d'acide fluorhydrique, les vapeurs se dégageant par évaporation d'une petite quantité de cet acide placé à l'état liquide dans une cupule de plomb chauffée elle-même au bain-marie.

On a noté chez quelques-uns un peu d'irritation de la gorge, mais pas d'inconvénients sérieux. Les avantages ne semblent pas avoir été bien nets non plus, à part la diminution de l'expectoration.

Le Dr Seiler fit une communication sur le résultat favorable de ses essais, au congrès de Nancy, en 1886, et, plus récemment, le Dr Garcin, en 1887, communiquait à l'Académie le résumé d'un long travail. M. Seiler a dit que M. Garcin avait été initié par lui à la méthode nouvelle.

Les essais pratiqués par MM. Dujardin-Beaumetz, Hayem, Thompson, Chevy, ont prouvé d'une façon indubitable que l'acide fluorhydrique était un antiseptique puissant et un microbicide qui, pour la valeur, se place à côté du biiodure de mercure.

M. H. Martin a institué une série d'expériences physiologiques qui prouvent que l'acide fluorhydrique, introduit dans les bouillons de cultures tuberculeuses, tue le bacille quand le titre est de 1 pour 20,000 seulement.

Les injections péritonéales de bouillons additionnés de 1/10,000 d'acide fluorhydrique ont tué les animaux par péritonite, mais non par tuberculisation. Dans une série d'expériences M. Martin a essayé le traitement de lapins rendus tuberculeux à l'aide d'injections de la solution suivante :

Eau.......................................	50 gr.
Glycérine..................................	200 gr.
Fluorure d'ammonium.......................	2 gr. 50

Cette solution antiseptique injectée à raison de 1 c. c. par jour sous la peau a pu empêcher les animaux, préalablement inoculés, de devenir tuberculeux.

M. *Seiler* a traité la tuberculose par des séances journalières d'une heure, répétées vingt, trente fois et même plus, d'inhalations d'acide fluorhydrique. Le procédé opératoire consiste à faire barboter de l'air, à l'aide d'un soufflet de bijoutier, à travers un mélange d'eau et d'acide fluorhydrique, contenu dans un flacon de gutta-percha, dans les proportions suivantes : Eau, 150 grammes ; acide fluorhydrique, 50 grammes.

L'air chargé de vapeurs fluorhydriques est chassé, dans la proportion d'environ dix litres par mètre cube, dans la salle où séjournent les malades.

M. Seiler a modifié depuis son procédé. L'air arrive dans une cabine close après avoir traversé une solution ainsi titrée : eau, 300 grammes, acide fluorhydrique commercial, 150 grammes ; le barbotage se fait au moyen d'une insufflation continue, produite par un appareil ventilateur à contre-poids, dont on règle le débit et la pression au moyen d'un jeu de robinets.

Les indications sont fournies par des cadrans semblables à ceux d'un compteur à gaz et par un manomètre à eau.

M. Garcin, au lieu d'un soufflet, fait agir une pompe aspirante et foulante ; si le mécanisme est différent, le résultat obtenu est le même.

M. Seiler introduit dans la cabine d'inhalation 10 litres de l'air chargé d'acide par mètre cube de capacité. Pour M. Garcin, ce titre est trop faible et il atteint 30 litres par mètre cube.

Les malades supportent parfaitement un séjour de plusieurs heures dans les cabines, ils ressentent d'abord un peu d'irritation bronchique, mais ce phénomène disparaît rapidement.

La grosse difficulté est le titrage, car les solutions commerciales d'acide fluorhydrique sont très variables, c'est ainsi que M. Moissan a pu constater, d'après des échantillons qu'il a analysés, que le titre oscillait entre 27 et 55 0/0. Il est donc important de doser les solutions avant de les employer MM. Garcin et Seiler se servent d'une solution à 46,67 0/0 qui leur est livrée par le commerce.

Quoi qu'il en soit, les résultats obtenus par M. Seiler ont été les suivants. L'oppression et la dyspnée ont disparu après un nombre de séances variant de 1 à 10 ; — les quintes de toux ont été supprimées et remplacées par quelques accès ; — les sueurs nocturnes ont disparu après un nombre de séances variant de 6 à 15 ; — le sommeil est redevenu bon et réparateur ; — l'expectoration a été modifiée d'une manière très sensible ; elle est devenue bronchique chez les uns et a changé de caractère chez les autres ; — l'appétit est revenu très vite chez les uns (4 à 5 séances), lentement chez les autres (12 à 15 séances) ; le poids du corps augmentait en proportion ; — du côté des voies respiratoires, les troubles organiques et fonctionnels s'amendent lentement, il est vrai, mais l'amélioration est indéniable.

Voici en quels termes M. Hérard a jugé les résultats thérapeutiques obtenus par M. Seiler. « Si maintenant nous cherchons à apprécier cliniquement la valeur réelle de la médication fluorhydrique, nous sommes aidés dans cette tâche toujours difficile par la statistique suivante que nous fournit M. Garcin :

Sur cent phthisiques :

Guérisons	35	presque tous au premier et au
Améliorations	41	second degré.
État stationnaire	14	
Morts	10	

« C'est là assurément un résultat bien favorable, trop favorable, penseront peut-être quelques collègues défiants. C'est l'impression que j'en ai éprouvée moi-même. Aussi, tout en ayant confiance dans l'esprit d'observation et la loyauté scientifique de M. Garcin, j'ai pensé qu'il était de mon devoir d'étudier de près les éléments de cette statistique. Pour cela, j'ai lu et relu les observations ; j'ai visité la plupart des malades dits guéris ou très améliorés ; j'ai recueilli des renseignements de plusieurs personnes habitant la province, et, après cette enquête aussi sérieuse qu'il m'a été possible de la faire, je déclare que, pris dans leur ensemble, les faits annoncés par M. Garcin sont exacts. Je ne diffère avec mon honorable confrère que sur un point, et, dans la question, il a son importance. Peut-on appeler *définitivement guéris* les trente-cinq malades de la première catégorie ? Pour quelques-uns, peut-être pour le plus grand nombre, non. Pour avoir le droit de prononcer le mot de guérison, quand il s'agit de la phthisie pulmonaire, il est indispensable qu'il se passe plusieurs années pendant lesquelles on note la disparition des phénomènes constitutionnels, en même temps qu'on ne constate, en fait de symptômes locaux, que les signes de la cicatrisation. Or, pour les plus anciens des malades soignés par M. Garcin, quinze mois au plus se sont écoulés depuis la cessation du traitement. C'est beaucoup assurément, ce n'est pas encore assez pour avoir la certitude que la diathèse est complètement épuisée et que les malades ne seront pas exposés à des retours offensifs de la maladie.

« M. Seiler ne nous donne pas de statistique, mais j'ai compulsé ses registres d'observations ; j'ai interrogé plusieurs de ses malades, si les résultats sont un peu moins brillants, ce qui me paraît dépendre de ce qu'il a eu à traiter des phthisiques plus gravement atteints, j'ai pu néanmoins constater également des résultats remarquables obtenus chez un certain nombre de malades dont la guérison, pour quelques-uns, remonte à près de deux ans.

« Je conclus en terminant, que les inhalations d'acide fluorhydrique possèdent une action thérapeutique incontestable quand la phthisie n'est pas parvenue à une période trop avancée. J'ajoute qu'elles sont exemptes d'inconvénients, d'une application facile et que, d'ailleurs, elles peuvent être combinées avec les médications internes ou externes et surtout avec le traitement hygiénique, base essentielle de toute bonne thérapeutique. »

Inhalations d'acide sulfureux. — Atmiométre.

M. Solland (8 mars 1887) a signalé à l'Académie la guérison radicale d'un cas de phthisie à la suite d'un séjour prolongé dans une atmosphère sulfurée. Il a donc institué une méthode qui consiste à faire séjourner pendant huit heures les malades dans une chambre où douze heures auparavant on a brûlé 20 grammes de fleur de soufre par mètre cube.

M. Auriol (de Bellegarde) est aussi un partisan de l'acide sulfureux. M. Dujardin-Beaumetz a modifié le manuel opératoire des inhalations d'acide sulfureux. Voici comment il conseille de les organiser. Choisir une pièce de petite capacité. La cuber exactement. Boucher toutes les issues et surtout la cheminée. Le premier jour faire brûler cinq grammes de fleur de soufre par mètre cube. Le second jour dix grammes. On augmente chaque jour de cinq grammes par mètre cube jusqu'à concurrence de 20 grammes par mètre cube et l'on ne dépasse pas cette dose. La fleur de soufre brûle difficilement; il faut avoir soin de l'imbiber d'alcool avant de l'enflammer. On fait brûler le soufre deux heures avant de faire pénétrer le malade dans la pièce. On fait séjourner le malade pendant au moins quatre heures dans la salle d'inhalation. L'acide sulfureux pouvant détériorer la couleur des étoffes, il est prudent de débarrasser la salle des rideaux, tapis, meubles, etc.

Ce qui manquait jusqu'ici dans l'atmiatrie, c'était la précision dans les méthodes d'inhalation ; c'est ce que le professeur Jacobelli (de Naples) s'est efforcé d'obtenir avec un nouvel appareil, l'atmiomètre. Voici la description qu'en donne M. Dujardin Beaumetz.

L'atmiomètre se compose essentiellement d'une boîte cubique, en verre, hermétiquement close et dont la capacité est parfaitement cubée ; on peut augmenter ou diminuer à volonté cette capacité, en faisant avancer ou reculer un diaphragme de verre qui se meut à frottement dans toute l'étendue de la boîte cubique. Une graduation, placée sur la paroi supérieure, fait connaître de quelle quantité on a fait avancer ou reculer ce diaphragme de verre.

De nombreux robinets permettent de faire communiquer la boîte cubique, à l'aide de tubes de caoutchouc qui sont fixés à ces robinets, soit avec la bouche du malade, soit à l'extérieur, soit avec différentes autres parties de l'appareil.

Le tout repose sur un plateau et est d'un volume assez restreint pour qu'on puisse transporter l'appareil d'un endroit à un autre.

Parmi les différentes autres parties qui viennent compléter l'atmiomètre, nous devons signaler particulièrement la soupape placée à l'extrémité du tube par lequel le malade inspire les substances médicamenteuses placées dans l'atmiomètre ; cette soupape permet l'inspiration de ces substances, mais oblige le malade à expirer à l'air libre.

A cette partie de l'atmiomètre peuvent s'adapter trois appareils distincts, fort ingénieusement établis : un pneumodynanomètre, un thermomètre et un pneumétrographe, appareils qui permettent d'indiquer la force de l'inspiration, la température de l'air inspiré, la quantité d'air qui pénètre à chaque inspiration, et enfin le nombre même de ces inspirations.

Avec l'atmiomètre, on peut utiliser les vapeurs, les poussières médicamenteuses et les liquides pulvérisés.

Pour les vapeurs, on se sert d'une chambre métallique close, chauffée à la lampe et communiquant avec la chambre cubique de l'atmiomètre. Un entonnoir gradué permet de doser exactement la quantité de liquide que l'on soumet ainsi à la vaporisation.

Pour les poussières médicamenteuses, on utilise une poire en caoutchouc, placée sur les parties latérales de l'atmiomètre et qui, grâce à des pressions successives, chasse les poussières médicamenteuses dans la boîte cubique de l'atmiomètre.

Pour doser la quantité de poussières ainsi introduite dans la boîte de verre, le professeur Jacobelli a usé d'un artifice fort ingénieux. Sur les deux parois latérales et opposées de l'atmiomètre se trouvent écrits sur des glaces le mot *Pulvidensimètre*. Ce mot se reproduit quatorze fois sur l'une des faces de l'appareil, lorsqu'aucune poussière n'existe dans la boîte cubique ; mais, dès qu'elles y pénètrent, le nombre des images ainsi répercutées tend à diminuer de plus en plus, à mesure que la quantité de poussières est plus considérable, et l'on peut ainsi, par le nombre d'images que l'on fait disparaître pendant toute la durée de l'inspiration, mesurer la quantité de poussières contenue dans la chambre cubique.

Pour les pulvérisations de liquides, deux corps de pompe, placés sur les parties latérales de l'atmiomètre et mis en jeu par des manettes spéciales, permettent d'utiliser des pulvérisateurs de Richardson de formes et de modèles variés.

Les principales dispositions de l'appareil du docteur Jacobelli ont pour but de remplir les indications suivantes : d'abord de doser, dans la mesure du possible, la quantité de substances médicamenteuses, poussières et vapeurs, que l'on fait pénétrer dans le poumon, puis de permettre à un appareil unique d'être à la fois vaporisateur, inhalateur et pulvérisateur.

Voici les résultats que M. Dujardin-Beaumetz a obtenus dans son service avec cet appareil.

« Des hémoptoïques ont vu leur bronchorrhagie s'arrêter avec une extrême rapidité en respirant l'air de l'atmiomètre mis en rapport avec un réservoir contenant du perchlorure de fer surchauffé. L'effet de cette médication a été tellement net chez ces malades, et en particulier chez l'un d'eux, qui a vu deux fois ses hémoptysies s'arrêter sous l'influence de ces inhalations, que nous avons cru devoir leur attribuer la disparition de l'hémorrhagie. Cependant, nous devons reconnaître que, dans des expériences faites chez les animaux, et en nous plaçant dans les mêmes conditions, nous n'avons pu constater la présence du perchlorure de fer dans l'intérieur de l'arbre aérien.

« Pour les tuberculeux qui ont été soumis aux inhalations de vapeurs de térébenthine et d'iodoforme, l'amélioration porte presque exclusivement sur l'expectoration et sur la toux ; mais nous n'avons constaté aucune modification sur l'élément bacillaire. Quant à la fièvre, si elle a été calmée dans certains cas par ces inhalations, dans d'autres cas elle n'a pas été modifiée ».

Injections rectales gazeuzes.

La méthode des injections gazeuzes rectales a été l'objet de nombreuses communications et publications. C'est M. Bergeon, de Lyon, qui l'a fait connaître en 1886.

Il ressort des recherches de Cl. Bernard que les substances toxiques empoisonnent surtout quand elles pénètrent dans le système circulatoire qui les porte au contact de tous les éléments anatomiques, mais que certains gaz toxiques introduits par le tube digestif traversent rapidement l'organisme sans danger pour celui-ci pour s'éliminer par l'appareil respiratoire.

Le gaz le plus promptement absorbé par le rectum est l'acide carbonique dont M. Bergeon songea à faire le vecteur de l'hydrogène sulfuré. M. Maurice Dupont a rappelé à ce propos que déjà, au siècle dernier, sur le conseil de Priestley, des médecins avaient employé les lavements d'air fixe, c'est-à-dire d'acide carbonique dans le traitement de certaines maladies. Les propriétés anesthésiques de l'acide carbonique jouent peut-être un certain rôle dans le soulagement éprouvé par les malades après les injections rectales de ce gaz.

Plusieurs appareils ont été inventés pour donner les lavements gazeux. M. Bergeon se servait d'un appareil imaginé par M. Morel, de Lyon.

« Dans l'appareil dû au docteur Morel, on prépare l'acide carbonique en versant dans un flacon une solution d'acide sulfurique sur le bicarbonate de soude. L'appareil complet se compose d'un flacon gazogène, d'un récipient en caoutchouc d'une contenance de 6 litres pour l'acide carbonique, d'un barboteur où se trouve la substance médicamenteuse, et d'une poire aspirante et foulante. Une fois le ballon de caoutchouc rempli de gaz carbonique, on l'adapte au barboteur réuni lui-même à l'injecteur. Il faut prendre la précaution, avant d'introduire la canule dans le rectum, de vider tout l'air contenu dans l'appareil, en exerçant quelques pressions sur la poire. »

M. Dujardin-Beaumetz trouva certains inconvénients à cet appareil : tout d'abord l'emploi de l'acide sulfurique était défectueux, car l'acide devait forcément, pendant l'effervescence, être partiellement entraîné, et déterminait de l'irritation. Il présentait, de plus, le désavantage d'être peu portatif. M. Beaumetz lui a substitué un autre appareil construit par le docteur G. Bardet où toutes les pièces se trouvent réunies dans une boîte facilement transportable, et où on a changé le mode de production de l'acide carbonique.

« L'appareil (page 303) se compose d'une boîte, dans laquelle se trouvent logés :

Un générateur de gaz carbonique A ; un ballon de caoutchouc R ; un flacon barboteur B et un injecteur I. Une poire P et une canule C, avec son tube, sont les seules pièces qui soient extérieures à la boîte pendant le fonctionnement de l'appareil. L'injecteur I, qui est formé d'un jeu de soupapes i et i', est en métal et se trouve fixé sur une seule pièce, qui rassemble tous les ajustages r, t. t', qui relient les diverses parties de l'appareil.

Le gaz fourni par le générateur A sort par le tube a, relié au robinet r de la pièce métallique centrale, d'où il s'échappe par la tubulure t, pour pénétrer dans le ballon réservoir R ; il ne peut s'échapper en t, parce qu'il est retenu par la résistance du liquide contenu dans le barboteur B. Une fois le ballon rempli, l'appareil est prêt à fonctionner : on presse la poire P, ce qui chasse l'air qu'elle contient, air qui s'échappe par la soupape i' et la canule ; en revenant sur elle-même, la poire, faisant le vide, ouvre la soupape i ; le gaz est alors aspiré, sort du réservoir R, traverse la pièce métallique par

les tubulures *t* et *t'*, arrive dans le barboteur B par le conducteur V qui plonge au fond du vase, se charge de vapeurs
médicamenteuses et en ressort par le tube de sortie V, pour
arriver, par un tube de caoutchouc, dans l'injecteur I par la
soupape *i'* ; le gaz remplit alors la poire P et l'injecteur. A
ce moment on presse, ce qui ouvre la soupape *i* et chasse le
gaz par la canule C, et ainsi de suite, jusqu'à ce que le ballon
R, dont la capacité est de 4 litres, soit vidé, ce dont on s'a-

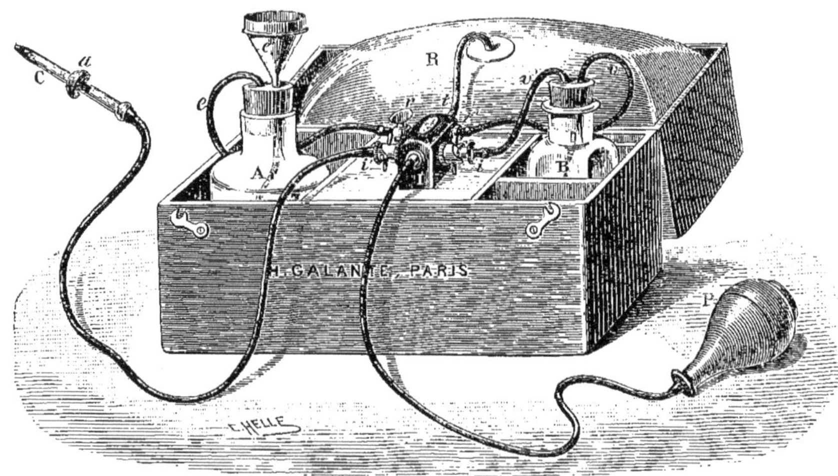

Fig. 1. — Appareil du docteur G. Bardet.

perçoit à ce que la poire ne revient plus sur elle-même quand
on la presse. Pour se servir de cet appareil, on procède de
la façon suivante :

1° Verser dans le barboteur B la moitié de sa capacité de
la solution médicamenteuse à utiliser (eaux sulfurées, eau
sulfo-carbonée, eau chaude tenant en suspension de l'iodoforme, du terpinol, de l'eucalyptol), puis fermer le
flacon ;

2° Projeter dans le générateur A une cartouche gazogène
contenant 16 grammes d'acide tartrique pour 20 grammes de

bicarbonate de soude, quantité de sels nécessaires à la production de 4 litres d'acide carbonique. Verser de l'eau jusqu'à la moitié du générateur, au moyen d'un entonnoir ajusté sur la tubulure *e*, et agiter un peu le flacon ;

3° Avoir soin de chasser l'air de l'appareil en pressant quatre ou cinq fois la poire avant d'introduire la canule ;

4° L'injection doit être faite lentement et sans force ; il faut mettre un intervalle de dix à quinze secondes entre chaque coup d'injecteur, l'opération totale devant durer de vingt minutes à une demi-heure.

M. le docteur Faucher, a aussi proposé un appareil qui se compose.

« 1° D'un flacon, qui reçoit l'eau sulfureuse et un paquet de bicarbonate de soude :

2° D'un réservoir, que l'on emplit de bisulfate de soude ; ce réservoir est fixé à un tube de dégagement qui traverse le bouchon de caoutchouc fermant l'appareil ;

3° D'un tube de caoutchouc terminé par une canule.

Pour faire fonctionner l'appareil, on fait plonger la partie inférieure du réservoir dans l'eau alcaline, en poussant la tige Le dégagement du gaz s'opère lentement ; il pénètre dans l'intestin, lorsque la pression est devenue suffisante. Si l'on veut arrêter le dégagement de gaz, on soulève le réservoir hors de l'eau en tirant sur la tige.

Le fonctionnement de l'appareil est donc automatique ; le dégagement du gaz est assez lent pour ne pas donner de distension ; la quantité est réglée par la dose des sels employés ; les malades peuvent facilement eux-mêmes manœuvrer l'appareil. »

Enfin M. C. Paul a fait connaître un appareil gazogène muni d'un manomètre, pour mesurer la pression de l'acide carbonique qui pénètre dans le rectum.

M. Bergeon a employé des eaux sulfureuses naturelles de préférence aux dissolutions sulfureuses artificielles ; il a insisté aussi sur la nécessité d'opérer avec un gaz carbonique parfaitement pur ; car si le gaz est impur, ou s'il a séjourné longtemps dans un réservoir de caoutchouc, il perd la propriété de passer par le poumon, et s'accumulant dans l'intestin, il cause du météorisme et des coliques. Comme il est très difficile de purifier l'acide carbonique, il faut s'attacher à le fabriquer pur d'emblée en n'employant que des matières irréprochables pour la production du gaz.

M. Dujardin-Beaumetz recommande le procédé suivant. « On fabrique d'abord les deux solutions suivantes :

1° Solution sulfurée :

Sulfure de sodium pur..... 10 grammes.
Eau distillée.............. Q. S. pour faire 100 centim. cubes.

2° Solution acide :

Acide tartrique............ 25 grammes.
Acide salicylique.......... 1   —
Eau distillée.............. Q. S. pour faire 100 centim. cubes.

On introduit dans le barboteur de l'appareil de Bardet 5 centimètres cubes de chaque solution, mélange capable de mettre en liberté 50 centimètres cubes de gaz sulfhydrique parfaitement pur que l'on dilue de 250 centimètres cubes d'eau pure, et c'est dans ce mélange qu'on fait barboter l'acide carbonique. »

M. Dujardin-Beaumetz a employé aussi le sulfure de carbone en versant dans le barboteur l'eau sulfo-carbonée dont il a donné la formule. Il a également employé l'eucalyptol, le terpinol, l'iodoforme en suspension dans l'eau chaude.

Les résultats de la méthode des lavements gazeux ont été fort discutés. Il paraît résulter des nombreuses publications qui se sont succédé à court intervalle (Chantemesse, Cornil, Solis-Cohen) que, grâce aux lavements d'hydrogène sulfuré et d'acide carbonique, dans la tuberculose pulmonaire, la toux diminue, l'expectoration également, la respiration redevient plus facile; le sommeil reparait et, l'appétit renaissant, les malades engraissent, mais les bacilles ne disparaissent pas des crachats (Statz).

M. Bergeon a annoncé que sa méthode était efficace non-seulement dans la phthisie, mais dans la tuberculose du larynx, et même dans la granulie. Ces dernières affirmations n'ont pas été confirmées par les autres expérimentateurs. Avec l'eucalyptol et les autres antiseptiques, mélangés à l'acide carbonique, M. Beaumetz n'a pas obtenu de bons résultats.

Méthode des injections hypodermiques.

Le désir de faire absorber le médicament antiseptique par toutes les voies afin d'en saturer plus rapidement l'organisme devait faire utiliser les injections hypodermiques, surtout quand le mauvais état des voies digestives vient entraver l'administration des antiseptiques par la bouche.

MM. Bouchard et Gimbert injectaient déjà la créosote dissoute dans l'huile.

Les injections sous-cutanées de sublimé que fit Hiller, ne donnèrent pas de bons résultats.

Pour la plupart des médicaments employés, on se heurtait soit au défaut de solubilité dans les excipients ordinaires, soit à l'action irritante du médicament ou de l'excipient. Depuis peu, l'introduction en pharmacologie d'une huile minérale dite huile de vaseline, ou vaseline liquide, a facilité l'emploi de la méthode hypodermique pour beaucoup d'antiseptiques.

M. Pierre Vigier a été un des promoteurs de la vaseline liquide, pour injections hypodermiques; M. Balzer s'en est servi pour injecter sous la peau des syphilitiques des sels de mercure solides et insolubles. Puis M. Albin Meunier, de Lyon, a généralisé l'emploi des solutions antiseptiques à base de vaseline, en insistant sur l'absence d'accidents inflammatoires après ces injections.

Le mot de vaseline liquide est impropre, dit M. Dujardin-Beaumetz. Mais il faut respecter la dénomination proposée par l'inventeur. La substance en question incolore, liquide, un peu sirupeuse, n'est pas de la vaseline ; c'est un des nombreux produits obtenus par la distillation des pétroles ; elle contient une quantité variable de paraffine, ce qui fait osciller sa densité entre 0,810 et 0,870 ; elle doit être absolument neutre pour être bien tolérée par les tissus. Pour s'assurer d'une préparation bien purifiée et neutralisée, on doit prescrire : vaseline liquide médicinale.

On a employé en injections hypodermiques l'iode, l'iodoforme, (Samuel Bernheim), l'hydrogène sulfuré, le sulfure de carbone, l'eucalyptol surtout (Roussel, de Genève).

M. le professeur Ball annonçait en 1887 à l'Académie que, depuis un an, à la prière de M. Roussel, il avait entrepris dans son service quelques recherches sur le traitement de la phthisie pulmonaire par les injections hypodermiques d'eucalyptol.

« 21 individus, disait-il, ont été soumis à ce traitement ; sur ce nombre, 6 sont morts, 10 ont été améliorés et ont quitté l'hôpital, 5 sont encore en traitement. L'un de ces derniers, qui présentait jadis des bacilles tuberculeux dans les crachats, n'en a plus aujourd'hui.

« D'une manière générale le médicament agit surtout sur la matière septique de la phthisie. Cessation des sueurs nocturnes et de la diarrhée, diminution de l'expectoration et de la fièvre, tels sont les principaux phénomènes qui marquent l'amélioration pendant l'administration de l'eucalyptol.

« Dans un seul cas, les injections ont produit des accidents gastralgiques qui ont obligé à renoncer à leur emploi.

« Le procédé opératoire indiqué par M. Roussel peut se résumer ainsi : l'eucalyptol est dissous dans un volume double d'huile d'olive et il est injecté un gramme de cette substance dans l'épaisseur du derme, au niveau de la hanche. »

Dans la séance suivante, M. Dujardin-Beaumetz, qui avait, lui aussi expérimenté ce traitement, déclarait n'avoir pas obtenu d'aussi heureux résultats que ceux dont avait parlé M. Ball. « Il est vrai que l'expectoration diminue souvent, comme par l'emploi des autres balsamiques, mais les crachats continuent à contenir des bacilles. De plus, la suppression rapide de l'expectoration est quelquefois suivie d'une dyspnée plus considérable, et l'exhalation d'eucalyptol par les voies respiratoires incommode les malades au point de leur enlever l'appétit. — En résumé, médication qui peut être utile dans certains cas, mais qui n'est nullement curative. »

M. Dujardin-Beaumetz a essayé depuis lors dans son service les injections sous-cutanées d'acide sulfureux. Voici comment on opère.

On fait préparer par le pharmacien une solution d'acide sulfureux dans la vaseline liquide médicinale. Cette solution se prépare en faisant barboter du gaz acide sulfureux préparé par la méthode employée en chimie et *lavé* dans la vaseline liquide jusqu'à refus. A la température ordinaire, la vaseline liquide médicinale peut absorber environ 2 p. 100 de son poids d'acide sulfureux anhydre. L'injection se fait profondément à la fesse. Il n'y a pas d'accidents locaux. — On commence par un centimètre cube et on monte jusqu'à cinq centimètres cubes qu'on administre alors en deux fois le matin et le soir. Les effets produits sont les mêmes qu'avec les inhalations, mais avec une intensité moindre : ce sont la modification de l'expectoration, la diminution de la toux, et le sommeil. Pas de modification appréciable dans les bacilles.

MM. Filleau et Léon-Petit ont ensemencé des cultures de bacilles sur gélose peptonisée et glycérinée, avec les substances réputées les plus antiseptiques : acide phénique, sulfite de soude, chloroforme, iodoforme, thymol, eucalyptol, huile d'aniline, acide sulfureux.

Leurs recherches les ont conduits à reconnaître que l'acide phénique, à la dose de 3 0/0 environ, est le seul antiseptique qui puisse empêcher l'évolution du bacille.

Ils ont choisi la voie hypodermique et comme excipient la vaseline liquide. L'aiguille de la seringue, flambée, passée dans une solution d'alcool phéniqué, est enfoncée perpendiculairement à la peau et jusqu'à la garde dans la région fessière en arrière du grand trochanter.

MM. Filleau et Léon Petit emploient deux solutions.

La première, ainsi formulée :

Phénol absolu	10 gr.
Huile stérilisée	50 gr.
Vaseline médicinale liquide	40 gr.

contient par gramme 0, 10 centigr. de phénol absolu.

La seconde :

Phénol absolu	20 gr.
Huile stérilisée	50 gr.
Vaseline liquide médicinale	30 gr.

contient par gramme 0, 20 de phénol.

Ces solutions doivent être conservées à la température de 37°. On injecte lentement ou tous les jours 100 gouttes de la première solution, ou tous les deux jours, 100 gouttes de la seconde. En outre, le malade prend 1 à 3 cuillerées à soupe de la préparation suivante dans du lait.

Acide phénique	2 gr,
Glycérine neutre	300 gr.
Essence de menthe	4 gouttes.

Les auteurs de ce traitement n'ont que très rarement constaté les effets toxiques de l'acide phénique. Ils ont toujours vu l'intoxication s'annoncer par des prodromes lents qui prévenaient toute surprise et permettaient de ralentir le traitement ou de le suspendre. Ces prodromes seraient une céphalalgie frontale constrictive, une sensation de corps étranger entre les dents, plus tard des vertiges, enfin la coloration verdâtre des urines.

Injections intra-parenchymateuses.

C'est M. H. Truc, élève du professeur Lépine, qui a préconisé et pratiqué le plus méthodiquement cette médication en France.

Le liquide injecté était l'alcool à 90°, dans lequel on dissolvait 2 à 4 0/0 de créosote. Les injections ont été pratiquées sur le chien et sur l'homme au moyen d'une grosse seringue de Pravaz adaptée à l'aiguille n° 1 de l'aspirateur Dieulafoy.

L'injection de quelques centimètres cubes d'alcool créosoté dans le poumon du chien détermine presque immédiatement dans le plus grand nombre des cas la dilatation de la pupille correspondante ; une injection plus considérable provoque la dyspnée. Si on sacrifie l'animal au bout de deux ou trois jours, ou trouve dans le poumon injecté un foyer de congestion avec atélectasie et densification du tissu ; au microscope, on voit en ce point une accumulation de cellules embryonnaires et de globules sanguins dans le parenchyme ou dans les vésicules, avec gonflement de l'épithélium et quelquefois légère exsudation fibrineuse.

Chez un chien de forte taille, l'injection de quelques centimètres cubes d'une solution à 1/10 produisit un point de gangrène au niveau de la piqure et une pleurite par reflux d'une certaine quantité de liquide dans la plèvre.

Les injections, pratiquées dans les poumons de 15 malades tuberculeux, ont été au nombre de 25 ; le plus grand nombre étaient faites avec des solutions très faibles et les dernières seulement à 1/25. Les quantités injectées ont varié de quelques gouttes à 15 et 20 cent. cubes. Généralement on a fait une injection à chaque individu ; quelques-uns en ont reçu deux à quatre à intervalles variables. Deux fois chez le même malade, pour une broncho-pneumonie tuberculeuse de tout le côté droit, l'injection a été faite à la base du poumon. Dans les autres cas l'injection était dirigée contre l'infiltration simple des sommets, à travers les premiers et seconds espaces intercostaux droit et gauche. Dans un cas les lésions étaient étendues et déjà au dernier degré.

L'aiguille était introduite, pendant l'inspiration, d'abord perpendiculairement à la paroi, ensuite dans le poumon obliquement, en se tenant loin du hile. Puis, après avoir injecté quelques gouttes d'une solution de morphine, on poussait lentement goutte à goutte le liquide irritant.

Fréquemment on opérait successivement en plusieurs points ; il suffisait alors de retirer l'aiguille avec douceur et de l'enfoncer dans une autre direction.

Les phénomènes subjectifs éprouvés par les malades pendant et après l'opération méritent à peine d'être mentionnés.

5 fois seulement la douleur fut assez vive. — La toux s'observait assez rarement, quand le liquide pénétrait dans les bronches. Jamais d'hémoptysies, trois fois seulement un crachat hémoptoïque. 4 fois on observa un emphysème sous-cutané circonscrit. 6 fois une élévation thermique de 1° C. ; fréquemment un abaissement de température le soir même.

Les signes physiques méritent d'être notés.

Immédiatement après l'opération la sonorité se modifie ; elle diminue quelquefois et même augmente. Les râles sous crépitants persistants deviennent plus rares d'ordinaire et font place au silence respiratoire. Rarement ils persistent ou deviennent plus gros et plus nombreux. Jamais de souffle bronchique.

Le lendemain ou le surlendemain la percussion reste à peu près la même, la respiration demeure assez obscure ; quelquefois on entend des râles ronflants assez forts.

Au bout de quelques jours, les phénomènes physiques

redeviennent à peu près semblables à ce qu'ils étaient avant l'injection. Quelquefois pourtant les signes stéthoscopiques ont paru modifiés, et chez certains malades s'est manifestée une amélioration subjective. La toux, au bout de quelques jours, a été moins intense, l'expectoration moins abondante, l'appétit et le sommeil meilleurs.

En résumé il résulte de l'ensemble de ces recherches :

1° Que les injections intra-parenchymateuses d'alcool créosoté dans des poumons tuberculeux, faites avec précaution, loin du hile, à travers le premier et le second espace n'ont eu d'autre inconvénient qu'une douleur inconstante, et quelquefois une légère augmentation de la température ;

2° Que, dans aucun cas, l'inflammation provoquée par l'injection ne paraît déterminer de caséification ou exercer une influence défavorable sur la marche de la tuberculose, même quand il s'agit de lésions au dernier degré ;

3° Que l'absence de résultats satisfaisants, dans ces dernières conditions, conduit à renoncer aux injections dans les cas où les lésions tuberculeuses sont étendues et ont manifestement dépassé le premier degré ;

4° Que les injections créosotées , chez des individus atteints de lésions peu avancées, ont été suivies d'une certaine amélioration, non seulement subjective, mais objective;

5° Qu'il convient néanmoins de faire des réserves sur leur valeur curative, même dans les cas les plus favorables (tuberculoses circonscrites et au premier degré).

A la Société médicale des hôpitaux (8 janvier 1886), M. Gouguenheim a fait connaître les résultats de 33 cas dans lesquels il a pratiqué des injections antiseptiques dans des cavernes tuberculeuses des poumons avec des solutions de sublimé à 1 p. 500, 1 p. 1000, et 1 p. 2000, suivant l'importance décroissante des lésions. Les accidents ont été nuls ; la toux même a été modérée, quand l'injection a été faite lentement ; les lieux d'élection sont les premiers et deuxièmes espaces intercostaux en avant. Dans 21 cas il y a eu une amélioration très nette des signes locaux, diminution des gargouillements ou craquements et de l'expectoration. L'état général n'a pas paru en général subir une amélioration parallèle.

M. le Dr Letheule, de Rablay (Maine et-Loire), nous à écrit qu'il s'était occupé de cette question vers l'année 1877.

Mais il crut alors préférable de faire expérimenter d'abord les injections sur les animaux et envoya à ce sujet un travail à M. le Dr Larcher, en le priant d'en faire part à la Société de médecine vétérinaire.

M. Letheule émettait l'espoir que les injections antiseptiques pratiquées dans les cavernes pulmonaires pourraient amener dans certains cas leur cicatrisation et tout au moins s'opposer à la fièvre hectique de résorption putride qui hâte la fin des pneumo-phymiques.

Il avait songé à conseiller comme liquide à injecter les solutions de teinture d'iode, des préparations de goudron, de chlorhydro-posphate de chaux, de sel marin, ou simplement des solutions alcooliques.

Notre confrère reconnaît d'ailleurs, qu'en fait de découvertes scientifiques, l'idée théorique n'est rien tant que la pratique n'a pas suivi.

Riva, au congrès de Pérouse, a parlé des injections intra-pulmonaires. Il s'est assuré par des expériences sur le cadavre ou sur l'animal que les injections pénètrent parfaitement dans toute l'épaisseur des parties malades et que, même en injectant des substances caustiques, on ne détermine qu'une inflammation peu étendue. Il a employé l'essence de térébenthine, la créosote (1 p. 10 d'alcool avec addition d'eau), le sublimé, l'acide lactique, le chlorure de zinc. D'ordinaire le malade n'accuse aucune sensation pénible et la fièvre vespérale diminue.

Parmi les médecins qui ont pratiqué des injections intra-pulmonaires à des phthisiques, il faut citer A. Ransome qui a observé dans un cas une hémoptysie abondante, dans un autre le pneumothorax, une autre fois toute une série d'accidents : état syncopal, accélération du pouls et de la respiration, douleurs et fourmillements dans les extrémités, éruption d'urticaire cinq minutes après l'injection et le jour suivant accès épileptiformes.

Blake White a rapporté un cas où l'injection réitérée dans une caverne de quelques gouttes d'une solution iodique et phéniquée, additionnée de sulfate de morphine et d'atropine, procura du soulagement à un phthisique au dernier degré, qui succomba pourtant.

Prophylaxie de la tuberculose.

Nous ne pouvons faire mieux pour tracer les règles relatives à la prophylaxie de la tuberculose que de reproduire en entier le remarquable Rapport, rédigé par M. Vallin, au nom d'une commission élue par la Société médicale des hôpitaux de Paris.

« Le phthisique doit toujours coucher seul dans sa chambre et dans son lit. Cette recommandation, le médecin ne doit jamais manquer de la faire ; l'exécution rencontrera plus d'un obstacle. Deux arguments semblent péremptoires ; au malade, on laissera comprendre le danger auquel il expose le conjoint, le parent ou l'ami ; auprès de ce dernier, on invoquera la nécessité pour le malade d'un air pur qu'il ne faut pas contribuer à souiller.

« Jamais un enfant ne doit partager la chambre, encore moins le lit, d'une mère, d'un père ou d'une sœur phthisiques ; si l'enfant est lui-même malade ou délicat, le danger est plus grand encore ; il est considérable, si l'enfant ou le parent est convalescent de rougeole, atteint d'une affection des bronches, du larynx, du parenchyme pulmonaire, de la plèvre, c'est-à-dire d'une lésion qui entraine presque inévitablement la desquamation de la muqueuse respiratoire, et favorise les inoculations directes par les poussières ou les germes introduits dans l'arbre bronchique. Nous pensons même qu'il est prudent de ne pas laisser un enfant, qui relève de rougeole ou de bronchite profonde, passer sa convalescence dans la maison qu'habitent des parents ou des personnes phthisiques, quand même il ne séjournerait que passagèrement dans la chambre occupée habituellement par le malade; le séjour à la campagne dans un air vraiment pur lui conviendra mieux, à tous les points de vue, pour achever son rétablissement.

« Quand il s'agit d'époux, l'épuisement et la dépression causés par le chagrin, les veilles, la réclusion, les fatigues de toutes sortes, le surmènement, diminuent la résistance vitale du conjoint encore bien portant, augmentent sa réceptivité et le mettent dans les conditions les plus favorables à la transmission ultérieure. Dans son intérêt propre, comme dans l'intérêt du malade, il doit se résigner à occuper une chambre voisine, d'où la surveillance est facile. D'ailleurs le danger de contamination est beaucoup moindre au début d'une affection tuberculeuse, qu'à l'époque où de vastes cavernes fournissent des sécrétions abondantes.

« La phthisie buccale, pharyngée ou laryngée semble au contraire capable de favoriser la propagation et la dissémination du principe virulent par les surfaces ulcérées, plaies exposées des muqueuses. C'est pour une raison analogue qu'on a renoncé presque partout, dans les laboratoires, à l'injection sous-cutanée du suc tuberculeux, qui amène presque inévitablement des abcès fistuleux ouverts au dehors, et favorise l'infection des locaux où sont d'autres animaux en expérience; l'inoculation par injection dans la cavité péritonéale est presque exclusivement adoptée aujourd'hui, parce qu'elle agit plus sûrement et sans danger pour le voisinage.

« Quelques observations semblent montrer la facilité plus grande de transmission dans le cas de tuberculisation buccale et pharyngée, et ce n'est pas le seul point d'analogie qu'on pourrait trouver entre la syphilis et la tuberculose. L'inhalation habituelle des vapeurs d'iodoforme, à l'aide d'un petit tube de verre en forme de cigarette, est un moyen capable à la fois de calmer les douleurs de cette grave complication, et peut-être de diminuer les dangers de la transmission.

« M. Verneuil et quelques auteurs ont, en ces derniers temps, soulevé la question de savoir si les orchites caséeuses, qui sont parfois la première manifestation de la tuberculose, ne pouvaient pas avoir leur origine dans une sorte d'inoculation locale, à la suite d'une blennorrhagie contractée auprès d'une femme phthisique.

« La question est nouvelle et encore trop indécise pour justifier la prohibition complète des rapports sexuels avec les personnes atteintes de tuberculose. Ces relations doivent être sinon proscrites, au moins très réservées, surtout quand il s'agit d'un malade décidément phthisique, pour qui tout ébranlement nerveux est une cause d'épuisement profond. Une grossesse serait d'ailleurs fatale, à la fois pour la femme malade ou simplement menacée de tuberculose, et pour l'enfant qui naîtrait d'un père ou d'une mère déjà phthisiques. La femme tuberculeuse ou suspecte de le devenir doit renoncer à la maternité, et surtout à l'allaitement ; on a pu dire jadis que le lait d'une mère phthisique valait encore mieux que celui d'une nourrice très saine, mais mercenaire ; depuis les expériences de transmission de la tuberculose par le lait des vaches pommelières, il n'est plus un médecin qui puisse émettre une pareille allégation.

« C'est surtout dans le confinement nocturne que réside le danger de la vie en commun avec les phthisiques ; quand l'air a été largement renouvelé, quand la ventilation est continue, libérale, on peut impunément circuler et même séjourner dans les locaux qu'ils habitent. Cette ventilation continue est un bienfait pour le malade aussi bien qu'une prophylaxie pour ceux qui l'environnent, et sans aller aussi loin que MM. Bennett et Mac Cormac, pour qui la première condition du traitement de la phthisie est l'ouverture permanente des fenêtres pendant la nuit, on ne saurait trop blâmer, au point de vue qui nous occupe, le méphitisme auquel on condamne d'ordinaire les tuberculeux pendant la nuit. La crainte des courants d'air et des refroidissements conduit à l'occlusion sévère de toutes les issues, à l'adoption de portières, de rideaux superposés, d'alcôves ; ces dernières devraient être rigoureusement proscrites, elles sont nuisibles plus encore pour le malade que pour ses proches. Pendant toutes les heures que le malade passe hors de sa chambre, (et tant que cela est possible, il ne doit pas y rester d'une façon continue), les fenêtres seront largement ouvertes, sauf à allumer un feu clair quelques instants avant d'y rentrer. Il est indispensable d'y assurer une ventilation permanente, même pendant la nuit, soit à l'aide d'orifices étroits et multiples placés au voisinage du plafond, soit en utilisant et en favorisant l'appel d'air par les cheminées. Cette ventilation continue, sur laquelle insistent justement MM. Peter et Jaccoud, n'expose nullement aux refroidissements quand elle est bien ménagée ; c'est une des meilleures sauvegardes contre tout danger de contamination, et les membres d'une famille peuvent ainsi circuler et même séjourner impunément pendant le jour dans la chambre réservée à un phthisique. *Il va sans dire que l'hygiène ne saurait approuver le maintien des salles communes d'inhalation qui existent encore dans certaines stations fréquentées surtout par les tuberculeux, et où malades et suspects respirent, crachent et éternuent au milieu d'une atmosphère lourde, humide, (1) dans une promiscuité respiratoire regrettable.*

« Les PRODUITS DE L'EXPECTORATION sont, sans contredit, l'agent principal de la transmission de la tuberculose ; nulle part on ne trouve autant de bacilles que dans les crachats ; la virulence de ceux ci est extrême ; la fréquence des localisations pulmonaires permet de supposer que le principe morbide a pénétré par la voie respiratoire ; on pourrait dire que la désinfection des crachats constitue presque toute la prophylaxie de la tuberculose. Dans les périodes avancées de l'affection, quand le poumon est criblé de cavernes, les malades, par suite de faiblesse, d'insouciance, parfois de délire, souillent tout ce qui les environne du produit incessant de l'expectoration : le sol, leurs vêtements, la literie, etc. Dans certains hôpitaux, quand ils sont trop faibles pour saisir leur crachoir, ou pour éviter qu'ils ne le renversent, on le remplace par un drap d'alèze étendu sur le lit, et sur lequel ils projettent directement l'expectoration. M. le professeur Picot, de Bordeaux, vient d'attirer l'attention sur les chances de propagation que peut engendrer cette pratique. L'habitude de cracher dans un mouchoir est également mauvaise ; les poches des vêtements peuvent être souillées ; on déplace tous ces linges, on les secoue et le mucus desséché forme des poussières qui disséminent les germes (2).

(1) MM. Cadéac et Mallet ont annoncé, à la suite des recherches expérimentales, que la contagion de la tuberculose par les voies respiratoires s'opère beaucoup mieux quand les bacilles y pénètrent ayant pour véhicule l'eau que quand ils sont incorporés à des poussières. (*Académie des Sciences*, 1887).

(2) *Transmission de la tuberculose par les mouches.*— MM. Spillmann et Haushalter ont communiqué à l'Académie des Sciences (1887) une note d'où il résulte que les mouches communes jouent probablement un certain rôle comme agents de transport des bacilles tuberculeux. Ces observateurs avaient été frappés du grand nombre de mouches qui vont tremper leurs pattes dans les crachoirs de phthisiques des salles d'hôpitaux. Ayant pris quelques-unes d'entre elles, il les placèrent sous une cloche de verre : quand elles furent mortes, ils examinèrent les excréments qu'elles avaient laissés sous formes de traînées noirâtres sur les parois de la cloche et y constatèrent sans peine de nombreux bacilles ; ils en ont vu aussi dans l'intestin. Or, on sait que les mouches vont mourir sur les murs, les tentures, les tapis, d'où, après la dessiccation de leurs corps, les bacilles tuberculeux, redevenus libres dans la poussière, peuvent aller infecter les habitants de la chambre.

« La projection des crachats sur le sol est une source de danger sur laquelle M. Villemin a longuement attiré l'attention ; le piétinement soulève du sol ainsi maculé des poussières dont l'absorption ne peut être innocente pour ceux qui les respirent ou qui les avalent, dans les habitations collectives, dans les casernes, les couvents, les ateliers, les prisons, où les phthisiques séjournent parfois longtemps au milieu d'un grand nombre de personnes saines, avant d'être envoyés à l'hôpital. Or, les expériences de Schill et Fischer que nous allons citer prouvent que les crachats tuberculeux desséchés conservent encore toute leur virulence au bout de trois mois (95 jours); c'est seulement au bout de sept mois (226 jours) que leur inoculation reste sans effet. »

« Le médecin doit donc veiller à ce que l'expectoration des phthisiques soit recueillie *exclusivement* dans des crachoirs ; ceux-ci doivent être faciles à nettoyer et, quand ils servent à l'usage exclusif d'une personne, à orifice étroit et à couvercle mobile. D'après les recherches récentes de MM. Schill et Fischer, assistants de Koch, à l'Office sanitaire impérial de Berlin, les crachats tuberculeux *à l'état frais* auraient une grande résistance à l'action des désinfectants : l'alcool absolu à haute dose, l'acide phénique à la dose de 5 à 10 pour 100, la solution saturée d'acide salicylique, l'acide acétique à 32 pour 100, l'eau saturée d'aniline, l'ébullition, seraient les seuls agents qui auraient détruit l'inoculabilité des crachats frais. Le sublimé, qui à la dose de 5 pour 1000 détruit la virulence des crachats desséchés, serait inerte même à la dose de 2 pour 100 ; de même l'iode, l'iodoforme, etc., qui coagulent le mucus à la surface des crachats frais, ce qui empêche la neutralisation des parties profondes.

« Les recherches de MM. Schill et Fischer sont passibles de beaucoup de critiques dont la place n'est pas ici ; il est un grand nombre de substances qu'ils n'ont pas expérimentées, et dont l'emploi serait sans doute plus pratique que celui de l'alcool ou de l'eau d'aniline ; c'est un sujet qui demande de nouvelles études. Même dans l'état actuel de la science, on n'est pas désarmé. Ce qui importe avant tout, c'est de recueillir les crachats dans des vases spéciaux, de les empêcher de se dessécher et de se transformer en

---

Il est donc indiqué de faire entrer les mouches en ligne de compte parmi les vecteurs du contage tuberculeux. On doit les empêcher d'aller dans les crachoirs des phthisiques, en recouvrant ceux-ci d'un couvercle, et écarter soigneusement les mouches des aliments et boissons.

poussière. Pour ce dernier objet, n'importe quel liquide humectant
de la sciure de bois fine ou du sablon pourrait suffire. Il vaut mieux,
toutefois, employer des liquides antiseptiques ou antivirulents,
quand même la destruction des bacilles ne serait pas obtenue
d'une façon absolue et certaine. La poussière doit être simplement
humide, et, pour empêcher l'évaporation rapide de l'eau, on fera
bien de mélanger à celle-ci le dixième de son volume de glycérine. Les liquides les plus recommandables nous paraissent être
les suivants :

Chlorure de zinc liquide à 45°............	100 gr.
Eau et glycérine.........................	1 litre.
Chlorure de chaux.......................	50 gr.
Eau.....................................	1 litre.
Acide phénique cristallisé................	5 grammes.
Eau.....................................	900 —
Glycérine................................	100 —
Acide thymique cristallisé................	2 grammes.
Alcool...................................	50 —
Eau.....................................	900 —
Glycérine................................	50 —
Sulfate de cuivre cristallisé..............	50 grammes.
Acide azotique..........................	50 —
Eau.....................................	850 —
Glycérine................................	50 —

Malheureusement, les odeurs fortes sont mal supportées par les
phthisiques ; elles provoquent la toux ou la nausée ; il faut alors
s'en tenir exclusivement aux substances fixes et inoffensives.

En tout cas, les crachoirs doivent être vidés au moins deux fois
par jour ; le mieux est de verser de l'eau bouillante sur les matières expectorées, et de jeter ce mélange dans la cuvette des cabinets ; on plonge ensuite le crachoir dans de l'eau qu'on maintient
à l'ébullition pendant quelques minutes. Il ne semble pas qu'il
puisse y avoir inconvénient à jeter ces matières dans les fosses
d'aisance : il importe, au contraire, de ne pas vider les
crachoirs sur les fumiers, sur le sol des jardins et des basses-cours,
où les matières d'expectoration peuvent se dessécher et être dis-
persées par le vent sous forme de poussière.

Les mouchoirs et les linges, qui auraient accidentellement
recueilli les crachats, devraient être plongés dans l'eau bouillante,
puis exprimés avant d'être envoyés au blanchissage.

Ces précautions sont d'un emploi facile ; elles ne sont pas moins nécessaires dans les habitations privées que dans les hôpitaux où elles devraient être l'objet d'une surveillance attentive.

Mais il est des lieux où le danger est plus grand encore, et où l'on ne saurait prendre trop de précautions pour éviter la dissémination des crachats. Nous voulons parler des stations thermales fréquentées presque exclusivement par des phthisiques, où ceux-ci se promènent ou séjournent pendant un grand nombre d'heures dans des galeries, dans des salles de réunion, dont ils souillent parfois le sol du produit de l'expectoration. Il ne suffit pas de multiplier les crachoirs ; ils ne sont pas à portée, ou l'on manque le but ; le sol est fréquemment maculé. Un des médecins les plus distingués de nos stations pyrénéennes, M. le docteur Valery Meunier, est venu récemment nous soumettre ses préoccupations et nous demander notre avis sur les mesures à prendre dans les établissements qu'il inspecte. L'aspersion permanente de sciure de boie ou de sable phéniqué n'aurait d'autre effet que de diminuer le scrupule des promeneurs. On a songé à remplacer les crachoirs par des rigoles latérales, en marbre ou en ardoise, à fleur de sol, incessamment lavées par un courant d'eau ; mais l'aspect en serait répugnant.

Il nous paraît préférable de multiplier les crachoirs contenant des poussières humides et désinfectantes, de répandre la même poudre sur le sol deux ou trois fois par jour, au moment de la moindre fréquentation des couloirs et des salles, et de procéder immédiatement au balayage ; passer ensuite sur les dalles un linge humecté d'une solution phéniquée ou de chlorure de zinc : chaque opération peut se faire en quelques minutes, et prévient tout dégagement de poussière.

Ces mesures sont, en somme, aisément applicables, quand il s'agit de couloirs et de salles de réunions dallés ; les difficultés sont plus grandes dans une chambre où la négligence, les accidents des derniers jours, ont souillé des produits de l'expectoration les tapis, les rideaux, les tentures, le parquet.

Dans une grande ville, dans une maison particulière, après le décès d'un tuberculeux, il faut faire enlever les rideaux et les tentures en étoffes qui ne peuvent se laver, et les faire passer à la vapeur à 100 degrés.

Les objets métalliques en fer et en cuivre seront enlevés ou graissés, et l'on fera brûler dans des réceptacles plats, en fer ;

avec les précautions d'usage, 30 grammes de fleur de soufre par mètre cube de l'espace : une précaution utile sera de soumettre à l'ébullition, pendant un quart d'heure, une certaine quantité d'eau au milieu de la chambre, avant de commencer la fumigation, afin de déposer de la vapeur condensée sur les murailles et dans leurs fissures, et de fixer ainsi le gaz acide sulfureux très soluble dans l'eau Les expériences que nous avons faites (1) sur la neutralisation du suc tuberculeux par divers agents désinfectants et antivirulents, nous paraissent prouver que ces fumigations, à la dose que nous indiquons, sont capables de donner toute sécurité ; du même coup, on purifie les tapis qu'on laisse en place, les murailles et même la literie, qu'on peut étaler sur les meubles pour en rendre toutes les parties accessibles aux gaz sulfureux ; il vaut mieux encore faire faire l'épuration de toute la literie par la vapeur à 100 degrés centigrades. Les objets désinfectés par l'acide sulfureux s'imprègnent d'une odeur fade, assez désagréable et tenace ; après l'opération principale, qui dure au plus vingt-quatre heures, il est bon de laisser la fenêtre de la chambre largement ouverte, jour et nuit, pendant huit jours et plus, et de ne l'occuper de nouveau qu'au bout d'un mois.

Ce qui est facile dans une famille, sous la direction d'un médecin, est presque irréalisable dans un ménage pauvre, où toute la famille vit parfois dans une chambre unique, où les enfants seront peut-être obligés de coucher dans le lit où la veille leur mère est morte phthisique. Nous rencontrons ici la grande et difficile question de la désinfection à la suite des maladies contagieuses, de la variole, de la scarlatine, de la diphthérie ; il n'est pas douteux qu'il faut la régler d'abord pour ces dernières maladies, avant de rien réclamer pour la tuberculose, dont la transmissibilité est moins acceptée.

Mais il est difficile de ne pas s'émouvoir du danger que font courir les chambres d'hôtel et les appartements garnis, dans les stations d'hiver ou dans les villes d'eaux fréquentées par les tuberculeux. Nous avons demandé des renseignements précis à plusieurs de nos confrères qui résident dans ces localités, en particulier à Menton, à Cannes, aux Eaux-Bonnes, etc ; la situation est déplorable et le danger nous semble réel.

Dans la plupart de ces villes, quand un décès a eu lieu dans un

(1) Vallin. *Note sur les neutralisants du suc tuberculeux,* lue à l'Académie de médecine le 16 janvier 1883. (*Revue d'hygiène et de police sanitaire*), 1883, p. 80).

hôtel, à la suite de tuberculose, d'ailleurs, comme à la suite d'une autre maladie, on exige une indemnité qui est ordinaire de 300 francs ; on paye, mais la désinfection n'est pas faite..............

Il est tout au moins indispensable que, dans toutes les stations fréquentées par les phthisiques, il y ait un établissement industriel capable de purifier par la vapeur à 100 degrès la literie, les couvertures de laine, les édredons, etc., ayant servi aux personnes malades de la poitrine ; la surveillance des médecins, l'intérêt bien entendu des hôteliers et des logeurs, rendraient bientôt habituelle, sinon obligatoire, cette désinfection, qui, aujourd'hui, est matériellement impossible. En outre, dans ces stations au moins, on devait proscrire des chambres d'hôtel les rideaux en tissus de laine, les tapis, tout ce qui se souille inévitablement et ne peut se laver ; on les remplacerait par des rideaux de lit et de croisée en toile ou en coton, qui seraient blanchis à peu de frais à chaque changement de locataire, de la même manière qu'on renouvelle les draps d'un lit pour un nouvel occupant ; les tapis de laine seraient remplacés par des nattes, les meubles rembourrés par des sièges à fond canné et natté (il en est de très confortables) ; le parquet en bois blanc serait chaque fois lessivé et brossé. Nous avons traversé à Cannes un hôtel aménagé de la sorte, où tout danger nous semblait évité. Chaque année, pendant la période de chômage, il y aurait avantage à débarrasser les chambres de tout le matériel d'ameublement, et à y faire brûler 30 grammes de soufre par mètre cube, ou à faire dégager les oxydes nitreux en laissant tomber goutte à goutte de l'eau dans un vase contenant 60 centigrammes de sulfate de nitrosyle (cristaux de chambres de plomb, acide nitrosulfurique) par mètre cube de l'espace à désinfecter. Après cette opération, on laisserait les chambres largement ouvertes et ventilées, pendant un quinzaine de jours ; la dépense serait insignifiante, et la sécurité parfaite pour les valétudinaires de la saison prochaine.

La tuberculose est, avec la fièvre typhoïde, le véritable fléau de toutes les armées européennes ; il n'est nullement invraisemblable que la transmission joue son rôle dans cette fréquence de la maladie, qui augmente avec la durée du service militaire, malgré le bénéfice de l'âge et les épurations incessantes par décès, réformes et retraites des soldats tuberculisés. Il serait désirable que les mesures de désinfection, qui ont fait de grands progrès en ces dernières années dans les locaux militaires, fussent généralisées ;

tous les ans, avant l'arrivée des nouveaux contingents, les casernes devraient être successivement évacuées pendant une huitaine
de jours ; les troupes seraient pendant ce temps exercées dans les
camps du voisinage ou feraient étape. On procéderait à l'assainis-
sement complet de la caserne, et, en particulier, à la désinfection
des chambrées par la combustion du soufre, qui est le plus pratique et le moins dispendieux des agents purificateurs.

Le même traitement devrait être imposé, une fois au moins par
an, à toutes les salles des hôpitaux, des hospices, des prisons, etc.
Les murailles se souillent de la même façon que les habits que
nous portons, et quand même le danger des maladies transmissi-
bles ne serait pas aussi réel que nous le croyons, on a peine à
comprendre qu'on ne détruise pas, au moins une fois tous les ans,
les impuretés dont s'imprègnent les parois de nos habitations et
surtout de nos hôpitaux.

Nous ne dirons que quelques mots sur la nécessité de désinfecter rigoureusement, avant de les faire porter à un autre, les pièces
d'habillement qui ont servi à un phthisique. On prétend qu'en Italie
on brûle ces vêtements ; la vérité est que souvent on se contente
de les battre et de les laver ; ce sont deux extrêmes qu'il faut éviter. En France et dans l'Europe centrale, on ne prend aucune précaution et l'on a tort. M. Villemin a cité l'histoire d'une jeune fille
qui devint phthisique après avoir hérité à la fois de la chambre et
de la garde-robe de sa sœur aînée ; dans l'une des observations
qui ont été recueillies par l'Enquête anglaise (n° 188), un jeune
homme qui ne semblait nullement prédisposé, devint également
tuberculeux, après avoir porté les vêtements de son frère, lequel
avait contracté la phthisie aux Indes : mais là encore il avait habité
la chambre dans laquelle son frère était venu mourir ; il avait même
partagé son lit, de sorte que l'agent de la transmission reste indé-
cis. Les observations rigoureuses font défaut, il faut le reconnaître ; on se trouve en face de préjugés ou d'inductions ; la prudence
néanmoins recommande certaines précautions. Il ne peut y avoir
aucun danger à porter le linge qui a été lavé et lessivé à l'eau
bouillante. Mais les robes, les châles, les habits de drap, dont le
nettoyage est plus difficile, peuvent avoir été souillés par le contact immédiat des malades, par les produits de l'expectoration
dont tant d'occasions et d'accidents y laissent des traces. Il est
désirable que ces pièces de vêtement ne soient utilisées qu'après
une désinfection complète par la vapeur à 100 degrès.

La question de l'isolement des tuberculeux a été posé à plusieurs reprises en ces dernières années : il nous semble assez facile de la résoudre.

Il ne peut être question d'isoler les phthisiques dans la vie privée ; la mesure est impraticable : elle n'est nullement nécessaire. La transmissibilité de la tuberculose est, sinon douteuse, au moins restreinte : ce qui est dangereux, ce n'est pas le contact passager, mais la vie permanente, intime, auprès des malades. Nous avons vu qu'à l'aide de certaines précautions hygiéniques, qui tournent d'ailleurs au bénéfice du traitement, il est facile de rendre le voisinage des malades tout à fait inoffensif pour les personnes saines, vigoureuses et résistantes.

On a proposé d'isoler les tuberculeux dans des hôpitaux, et un épidémiologiste éminent, M. le professeur Corradi (de Pavie) (1), traitant cette question au Congrès international d'hygiène de Genève en 1882, « recommandait vivement l'institution d'hôpitaux exclusifs ou tout au moins de pavillons séparés pour les phthisiques. »

Dans la discussion qui a suivi la lecture de ce mémoire, voici ce que nous disions :

« Si cette institution a pour but d'éloigner les phthisiques des hôpitaux où la place manque pour les maladies aiguës, si elle a pour effet d'établir des hospices spéciaux loin des villes, dans des régions où l'hiver est plus doux, par exemple sur le littoral de la Méditerrannée, nous y applaudissons : mais nous ne croyons pas nécessaire d'isoler, dès à présent, les phthisiques par crainte de la contagion, de la même manière qu'on isole les varioleux ou les diphthéritiques. Déjà nous avons une peine extrême à obtenir dans nos hôpitaux un isolement sérieux pour les fièvres éruptives, et nous pourrions citer plus d'un grand hôpital, celui de Rouen par exemple, où les varioleux sont couchés dans la même salle, à côté de rhumatisants ou de pneumoniques. Avant de demander l'isolement des phthisiques, obtenons d'abord l'isolement des cas de croup, de variole ou de rougeole dans tous nos hôpitaux d'enfants. »

M. Debove fait très bien remarquer qu'un hôpital de phthisiques serait considéré comme l'antichambre de l'amphithéâtre ; les mala-

____

(1) Corradi. *La contagion de la phthisie pulmonaire au point de vue de l'histoire et de l'hygiène publique* (discussion) (*Revue d'hygiène et de police sanitaire*, 1882, p. 736).

des se refuseraient à y entrer, et il serait cruel de les y contraindre en leur refusant l'accès des hôpitaux généraux.

Il nous paraît suffisant de prendre certaines précautions dans la répartition et l'hygiène de ces malades. C'est un exemple de plus de la nécessité de constituer un hôpital en pavillons indépendants, où les malades peuvent être répartis par groupes similaires, suivant la nature des soins qu'ils réclament. De même qu'il n'est pas bon de placer un typhoïde, qui a besoin d'une aération constante, à côté d'un rhumatisant ou d'un pleurétique qui craint les refroidissements, de même on évitera de placer les phthisiques au voisinage de bronchitiques, de convalescents de rougeole, et en général de malades atteints d'affections aiguës de l'arbre bronchique. Ces précautions, ainsi que la désinfection rigoureuse des crachats, le renvoi hâtif, soit en convalescence, soit en réforme, des soldats présentant les premiers signes de la tuberculose, sont recommandées dans l'armée allemande par une circulaire ministérielle en date du 21 août 1882 ; c'est un exemple à suivre.

Les produits de l'expectoration doivent être plus surveillés qu'ils ne le sont d'ordinaire dans nos hôpitaux ; les crachoirs doivent être constamment garnis d'une poussière humectée dè liquide désinfectant, vidés en lieu sûr et passés à l'eau bouillante ; on doit partout supprimer les draps d'alèze servant de crachoirs ; quand la faiblesse des malades est vraiment assez grande pour qu'ils ne puissent eux-mêmes recueillir et diriger leur expectoration, il faut les assister et leur venir en aide. En tous cas, les linges souillés par eux doivent être, sinon immédiatement immergés dans de l'eau bouillante, au moins aspergés fortement avec une solution glycérinée de chlorure de chaux ou d'acide phénique (1 pour 150), afin d'empêcher le dégagement des poussières ; il ne doivent jamais séjourner au voisinage des salles et doivent être emportés sans retard à la buanderie dans des boîtes ou des paquets fermés.

En attendant qu'on supprime de tous les hôpitaux les rideaux et les ciels de lit que l'hygiène réprouve, on devra au moins les renouveler toutes les fois qu'un malade abandonne un lit, à la suite d'une affection transmissible ou suspecte : fièvre typhoïde, tuberculose, érysipèle, septicémie chirurgicale, etc. Il devrait en être de même des matelas, des couvertures, de la literie, qui réclament une désinfection complète. Ce n'est pas seulement pour la tuberculose que la mesure est nécessaire , elle devrait être générale, rigoureuse, quelle que fût la nature de l'affection. Nous avons visité l'année dernière l'hôpital de Southampton (1) ; nous nous sommes assuré qu'on désinfectait rigoureusement, dans une étuve parfaitement aménagée, tout ce qu'un malade quelconque apportait avec lui à l'hôpital, puis l'on déposait ces objets au vestiaire ; au moment de sa sortie, la literie, les vêtements qui lui avaient servi, n'eût-il eu qu'une entorse, étaient également désinfectés par un séjour de deux ou quatre heures dans l'étuve, avant d'être portés dans les magasins et remis en service ; le registre qui est en permanence près de l'étuve et sur lequel sont inscrits la date des opérations et le nom du malade, prouve que cette opération se fait avec une grande régularité et une dépense très minime. C'est une mesure de décence et de prophylaxie qu'il serait désirable de voir introduire dans les hôpitaux de nos grandes villes, et qui contribuerait à écarter le danger de transmission de la tuberculose.

Il est d'ailleurs difficile de mesurer ce danger dans les hôpitaux, les opinions sont ici contradictoires. L'enquête faite en Angleterre, en 1882, par le docteur Williams à l'hôpital des phthisiques de Brompton (2), a porté sur le personnel médical ou subalterne, résidant et non résidant, successivement employé dans cet hôpital depuis trente-six ans. Sur 377 personnes qui ont été en contact plus ou moins prolongé avec les phthisiques de l'hôpital, c'est à peine si l'on a pu attribuer à la contagion deux ou trois cas de phthisie. M. Landouzy, qui, dans ses leçons faites en 1881 à la Charité, a particulièrement étudié la contagion de la tuberculose dans les hôpitaux, dit avoir souvent constaté des lésions tuberculeuses récentes chez les tabétiques, les paralytiques, les cancéreux qui meurent à l'hôpital après y avoir fait un long séjour. Dans la clientèle civile au contraire, cette complication terminale est rare : M. Landouzy cite un cas (*Progrès médical*, 1882, p. 703) où un malade atteint d'épithélioma gastrique peu volumineux, au bout de cinq mois de séjour à l'hôpital, fut enlevé par une tuberculose pulmonaire à marche rapide : ce malade couchait entre deux phthisiques, et notre collègue se demande si, à la réceptivité plus grande causée par la cachexie d'origine stomacale, n'était pas venue se joindre la contamination par les voisins.

M. Debove dit avoir été non point frappé, mais effrayé du chiffre

(1) *Revue d'hygiène et de police sanitaire,* août 1883, p. 696.
(2) Williams. *The contagion of phthisis (The Bristish medical Journal,* septembre 1882, p. 618 et 624. — *Revue d'hygiène et de police sanitaire,* 1883, p. 260).

de phthisiques fourni par le personnel d'infirmiers à l'hospice de Bicêtre. Pour lui les infirmiers des hôpitaux sont doublement exposés à la contagion ; pendant le jour ils sont en contact avec les malades ; la nuit ils sont casernés et se trouvent au contact de leurs camarades déjà contagionnés. Malheureusement notre collègue ne donne aucune statistique appuyant cette opinion. Il cite une statistique de M. Laveran, d'après laquelle la mortalité par phthisie des infirmiers militaires serait annuellement de 4,4 par 1000 hommes d'effectif, tandis que pour toute l'armée elle est seulement de 2, 27 pour 1000. Mais plus récemment, M. Marvaud, en tenant compte à la fois des décès et des éliminations par réformes, trouve 6, 5 pertes pour 1000 hommes d'infanterie, et seulement 5 pour 1000 parmi les infirmiers. La différence est donc insignifiante, et les documents font défaut pour formuler une conclusion définitive.

Il me resterait à parler des moyens de prévenir le danger de la transmission de la tuberculose a l'homme, par l'usage du lait ou de la viande des animaux atteints de pommelière. La question est en en ce moment à l'étude ; elle est loin d'être résolue, et les mesures à prendre relèvent plus de la police sanitaire que de l'hygiène applicable dans la pratique journalière. Le danger toutefois est sérieux ; pour le conjurer, l'on ne saurait trop recommander de ne jamais boire que du lait bouilli, et de ne jamais manger de viande trop saignante. »

CHAPITRE V

ANTISEPSIE DU TUBE DIGESTIF

§ 1

SOMMAIRE. — Microbes normaux du tube digestif. — Rôle de certains microbes dans les phénomènes physiologiques de la digestion. — Poisons formés par les microbes dans le tube digestif. — Nombre et nature des micro-organismes contenus dans les boissons et les aliments. — L'eau distillée et l'eau filtrée. — Microbes contenus dans la glace des rivières et des étangs. — Le lait et les microbes. — Microbes des viandes gâtées.

Le tube digestif est certainement la partie de l'organisme qui contient le plus de microbes. On y trouve ceux qui viennent de la bouche, autochtones ou apportés par l'air, et qui sont déglutis avec la salive, ceux qui sont introduits avec les aliments et les boissons, les bactéries des fermentations et des putréfactions. Un certain nombre ne dépassent pas l'estomac et y périssent ; d'autres se retrouvent dans l'intestin. Il est aussi beaucoup d'espèces qui vivent d'une façon constante dans le mucus intestinal. Les conditions physiques et chimiques qui règnent dans le tube digestif réalisent admirablement celles que l'expérience nous a montré être favorables à la culture des micro-organismes (température constante de 38°, humidité, stagnation relative, arrivée périodique de matière fermentescible) ; le tube digestif est le paradis des microbes. Aussi, dans ce monde microbien, vivent côte à côte des espèces indifférentes, des espèces utiles et des espèces nuisibles. Les espèces, qui sont habituellement indifférentes quand elles ne prennent pas un trop grand développement, peuvent devenir nuisibles si elles viennent à pulluler avec excès. Quant aux espèces vraiment pathogènes, leur arrivée n'est probablement qu'intermittente.

On soupçonne, depuis assez longtemps, que la présence de certains microbes est indispensable au fonctionnement physiologique de la digestion. M. Pasteur, M. Duclaux l'avaient déjà montré. Ce dernier avait dit que les ferments figurés sécrètent des diastases comme les ferments solubles issus des cellules du corps. Il y a des microbes qui sécrètent comme la muqueuse gastrique de la présure, et comme le pancréas, la caséase, nécessaire à la digestion du lait. « Il est tel microbe du lait, le tyrothrix tenuis, qu'on peut placer à côté ou même au-dessus du pancréas pour l'activité digestive du liquide sécrété par la cellule ». Les ferments du sucre, la levure de bière, sécrètent, comme les glandes annexes du tube digestif, la sucrase, indispensable à la transformation du sucre cristallisable en glucose ; les ferments de l'amidon sécrètent de l'amylase, comme le pancréas des animaux supérieurs.

Les microbes qui digèrent ces matières alimentaires n'opèrent pas autrement que le vibrion de la septicémie ; quand le vibrion septique a envahi un muscle, il le liquéfie, en fait une sorte de magma liquide, de putrilage repoussant. Mais, tandis que, dans le cas du vibrion septique, le travail du microbe est nuisible, il nous sert quand il a pour but de fournir des matériaux nutritifs à l'absorption.

Les travaux récents de Vignal nous ont fait connaître des détails pleins d'intérêt sur les microbes utiles du tube digestif. Vignal, ayant isolé, comme nous l'avons dit (Voir antisepsie de la bouche), dix-neuf espèces de microbes dans la bouche, a recherché l'action que ces micro-organismes exercent sur un certain nombre de substances alimentaires (1).

Or, parmi ces micro-organismes, sept dissolvent l'albumine, cinq la gonflent ou la rendent transparente ; dix dissolvent la fibrine ; quatre la rendent transparente ou la gonflent ; neuf dissolvent le gluten, sept coagulent le lait, six dissolvent la caséine ; trois transforment l'amidon, mais un seul agit un peu énergiquement, un autre paraît vivre à ses dépens sans l'hydrater ; neuf transforment la lactose en acide lactique ; sept intervertissent le sucre cristallisé ; sept font fermenter la glycose et la transforment partiellement en alcool. Toutes ces actions sont plus ou moins énergiques : les unes s'accomplissent rapidement, les autres très lentement.

Duclaux avait résumé admirablement tout cela dans son livre : « L'eau que nous ingérons, les aliments que nous consommons apportent dans le canal alimentaire des multitudes de germes, ou même, dans le cas du lait, du fromage, des fruits un peu avancés, des boissons fermentées, des microbes en évolution dont la nature est appropriée à celle des aliments, puisqu'ils les avaient envahis d'avance. Ces microbes trouvent d'excellentes conditions de développement dans le canal digestif, le remplissent en effet, le pénètrent dans tous ses replis et doivent, par suite, superposer leurs actions digestives à celles qu'exercent légitimement les sucs normaux de l'organisme.

« Il y a donc, superposée à la digestion naturelle, une digestion microbienne, équivalente à l'autre en puissance, et pouvant même prendre entièrement à son compte la digestion de certaines substances, les celluloses digestibles, celles des herbivores, de la salade, des asperges, des fruits, auxquels on ne connaît pas de sucs digestifs normaux dans l'organisme.

« Les actions des diastases n'étant jamais accompagnées de

(1) *Académie des sciences*, 16 août 1887.

dégagement gazeux, c'est aux ferments du canal intestinal, spécialement aux anaérobies que sont dûs les gaz intestinaux, plus ou moins abondants, plus ou moins fétides, suivant l'état du tube digestif, la nature des aliments, celle des microbes que le canal renfermait déjà ou que les aliments eux-mêmes y apportent. Ces gaz ne manquent jamais, mais c'est lorsqu'il y en a le moins que la digestion est le plus normale ».

On peut se représenter la santé du tube digestif comme le résultat de l'équilibre entre le fonctionnement régulier des sécrétions normales et le travail des micro-organismes. Périodiquement la pénétration des aliments dans l'estomac et l'intestin donne aux microbes de la matière à détruire, ce qui active leur pullulation ; mais périodiquement aussi le suc gastrique, nuisible à beaucoup de germes, vient enrayer leur développement ; l'afflux de la bile, du mucus et du suc intestinal en balaye un grand nombre et le péristaltisme des anses intestinales, poussant jusqu'à l'anus avec les matières fécales les microbes qu'elles charrient, protègent l'organisme contre leur action nuisible. Il n'est pas indifférent qu'il y ait plus ou moins de microbes dans le tube digestif ; les choses sont réglées de telle façon que les poisons auxquels leur vie donne naissance soient éliminés peu à peu.

La principale cause de la formation de poisons dans le tube digestif réside dans les putréfactions intestinales, qui s'accomplissent aux dépens des déchets organiques de la digestion, lorsque ceux-ci cessent d'être soumis à l'action des ferments physiologiques solubles, pour devenir la proie des ferments organisés, vivants, parasitaires, en un mot des microbes qui sont les hôtes normaux de tout intestin.

Ces ferments parasitaires sont tués, d'ordinaire, par l'acide chlorhydrique du suc gastrique, quand celui-ci est normal comme quantité et comme qualité ; ou du moins, ils passent à l'état de vie latente, ils sont neutralisés pendant la période

digestive où le suc gastrique imprègne les matériaux alimentaires. — Mais, quand l'action du suc gastrique est épuisée,
ce qui reste de matière fermentescible dans le tube digestif
offre un champ de pullulation aux microbes, qui reprennent
leur activité et transforment cette matière putrescible en matière putride. Alors, sous leur influence, la putréfaction donne
naissance dans le tube digestif à toute une série de corps
toxiques, alcaloïdes divers, acides acétique, butyrique, valérique, hydrogène sulfuré et carboné, ammoniaque, ammo-
niaques composées, leucine, tyrosine, indol, phénol, crésol,
scatol, etc. ; corps que l'analyse chimique a révélés dans les
matières fécales et qui communiquent à celles-ci une haute
toxicité.

Il est naturel de se demander comment la présence de
tous ces poisons dans tout tube digestif normal, ne met pas
fin immédiatement à l'état de santé. Mais l'organisme a
contre eux des moyens naturels de défense. D'abord une
grande partie est éliminée avec les garde-robes. Le reste à la
vérité est absorbé ; mais, outre que le foie, placé comme une
sentinelle vigilante sur le passage des substances toxiques
puisées dans l'intestin par les vaisseaux, en retient quelques-unes, les autres ne font que traverser le sang pour être
éliminées par les émonctoires, accessoirement par la peau ou
l'exhalation pulmonaire, et surtout par la sécrétion urinaire.

Une preuve démonstrative de cette élimination par les
urines des substances toxiques venues de l'intestin, nous a
été fournie par la constatation, dans les urines comme dans
l'intestin, de ces substances identiques ou à peine transformées, et le parallélisme de leurs variations quantitatives.
M. Bouchard a fait cette preuve pour les alcaloïdes ; d'autres l'ont faite pour l'indol, qui se retrouve dans les urines
à l'état d'indican ; pour le phénol, l'ammoniaque, etc.

Ainsi se passent les choses à l'état normal. Mais, si les
poisons viennent à être produits en trop grande abondance

dans l'intestin pour que les émonctoires et surtout le rein puissent les éliminer assez vite, voilà l'organisme sous le coup d'une menace d'intoxication.

Or, cette occurrence dangereuse est réalisée dans beaucoup d'états pathologiques.

Les substances toxiques qui sont introduites par la voie alimentaire peuvent être en plus grande abondance, soit par accroissement des substances ordinaires, soit par adjonction de plus nuisibles. — Il suffira de citer, comme exemple, l'ingestion de viandes gâtées, gibier trop faisandé ou charcuterie mal préparée, qui peut engendrer de véritables intoxications en introduisant dans le tube digestif avec les microbes les poisons qu'ils forment, ces ptomaïnes, ces alcaloïdes de la putréfaction que les recherches contemporaines de Selmi, Gautier, Brouardel et Boutmy ont fait connaître. — Il est relativement fréquent d'observer en Allemagne des intoxications par les grosses saucisses incomplètement fumées, dont la partie superficielle a seule subi l'action de la chaleur, tandis que le centre est un réceptacle de viande en voie de putréfaction.

Il est une classe d'états morbides passagers, très divers comme gravité et comme cause, qu'on désigne communément sous le nom d'embarras gastriques, dans lesquels, par des influences que nous ignorons, se produit une perversion des sucs digestifs. Le suc gastrique cesse alors d'être sécrété en quantité normale, ou il n'a plus sa teneur physiologique en acide chlorhydrique. Bref, il ne peut plus s'opposer aux putréfactions gastro-intestinales.

Fort heureusement, dans cet état morbide, l'appétit se trouve supprimé et l'individu malade cesse d'introduire des aliments dans son tube digestif.

Dans la plupart des états morbides chroniques ressortissant à la classe des dyspepsies, et dans les conditions que crée cette disposition anatomique particulière, la dilatation de l'estomac, sur laquelle M. Bouchard a appelé si heureusement l'attention du corps médical, l'estomac et l'intestin sont le siége de fermentations putrides excessives.

Dans certaines diarrhées putrides liées à des états ulcératifs de l'intestin, dans la fièvre typhoïde en particulier, les putréfactions s'opèrent avec une grande intensité.

Parmi les états morbides que nous venons de citer, les uns reconnaissent pour cause primordiale des microbes spé- cifiques et pathogènes comme la fièvre typhoïde, d'autres ont pour origine des parasites habituels du tube digestif, mais devenus nuisibles par leur multiplication exagérée, soit qu'ils aient été introduits en quantité insolite avec des aliments déjà en voie de décomposition, soit qu'une imperfection anatomique du tube digestif, dilatation gastrique ou intestinale, des troubles physiologiques passagers (embarras gastrique) ou permanents (dyspepsies) aient favorisé leur pullulation en leur livrant plus de matière fermentescible à détruire.

Nous reviendrons sur chacun de ces groupes de faits en particulier pour examiner comment la thérapeutique antiseptique peut y trouver son application. Mais déjà nous devons en tirer plusieurs enseignements au point de vue de la prophylaxie.

L'analyse des boissons et des aliments au point de vue du nombre et de la nature des micro-organismes qu'ils contiennent s'impose à l'hygiéniste.

Tout le monde sait maintenant de combien de germes l'eau peut être le véhicule ; celui de la fièvre typhoïde est celui qui doit nous préoccuper le plus dans nos pays.

L'emploi de l'eau filtrée au filtre Chamberland ou bouillie, s'impose comme une nécessité pour les boissons. Pour les préparations pharmaceutiques il semble qu'on doive être rassuré par l'habitude de prescrire l'eau distillée comme excipient. Et pourtant...

Un hygiéniste très qualifié nous racontait le fait suivant. Dans une station balnéaire maritime, où sévit d'une façon endémique une sorte de dysenterie, notre confrère prescrivit pour un de ses énfants une potion contenant de l'eau distillée de laurier-cerise et se rendit lui-même chez l'un des pharmaciens de la localité pour surveiller l'exécution de sa prescription. Il vit que le flacon étiqueté : eau distillée de laurier-cerise, était vide ; mais le pharmacien n'en parut pas ému, il aromatisa la potion avec quelques gouttes d'essence d'amandes amères, et acheva de remplir la bouteille avec de l'eau..... de son puits. On comprend l'étonnement de notre confrère et ses craintes ; car il savait pertinemment que le puits en question était mitoyen à une fosse d'aisances non étanche.

Pour couper court à cet étonnement, le pharmacien déclara, d'un air dégagé, que, depuis 40 ans qu'il exerçait la pharmacie, il n'avait jamais acheté d'eau distillée de laurier-cerise, et qu'il y suppléait par le procédé précité. Notre confrère nous ajoutait, — nous voudrions bien qu'il se trompât, mais la situation qu'il occupe est telle que malheureusement ses renseignements doivent être exacts, — il ajoutait que bon nombre de pharmaciens de campagne, et même de villes, n'ont jamais ni acheté ni préparé d'eau distillée, et que le bocal sur lequel est apposée cette étiquette rassurante, destinée à tromper l'œil investigateur de l'inspecteur des pharmacies, est d'ordinaire rempli avec l'eau du puits, susceptible d'être infectée par tant de microbes pathogènes. Si cela était, il faut avouer qu'il y aurait dans cette indigne tromperie un élément de comique lugubre. Voyez-vous le médecin prescrivant, pour guérir un embarras gastrique, une potion qui irait, par l'incurie du pharmacien, introduire des bacilles typhogènes dans un tube digestif admirablement disposé pour les accueillir !

Le rôle important que joue la glace dans l'alimentation

de certaines personnes, l'emploi qu'on en fait en thérapeutique dans certaines circonstances devaient nécessairement faire examiner avec le plus grand soin la glace au point de vue bactériologique.

Frankel (1) nous fournit des renseignements sur la glace de Berlin. Les habitants de cette ville en ont de trois espèces : celle qui est formée par la congélation naturelle des étangs voisins, en communication directe ou indirecte avec la Sprée, contient de 8000 à 21000 germes par centimètre cube ; — celle qui est obtenue artificiellement par congélation de l'eau des puits de la ville, n'est guère moins impure ; — celle qu'on fabrique en congelant de l'eau distillée, est presque absolument pure (de 6 à 14 germes par centimètre cube).

M. Prudden a publié aussi un travail sur les bactéries de la glace (2).

Il s'était proposé d'étudier si la congélation naturelle des eaux de rivière et d'étang, qui servent à alimenter les glacières de New-York, purifie ces eaux et tue les microbes, pathogènes ou non, qu'elles contiennent normalement. Il procédait de la façon suivante. Après avoir soumis la glace à des lavages répétés qui fondent la couche superficielle et entraînent les bactéries provenant de l'atmosphère, il faisait fondre dans un vase stérilisé un centimètre cube de cette glace, puis ensemençait un milieu nutritif avec un peu de l'eau résultant de la fusion et comptait au bout d'un temps donné le nombre des microbes vivants.

M. Prudden a trouvé que, dans la glace des glacières de New-York, ceux-ci varient de 55,000 à 1 par centimètre cube selon les provenances, la nature de la glace ; celle de l'Hudson (qui reçoit des égouts de différentes villes) est beaucoup moins pure que celle des étangs ou lacs.

(1) Analysé par Straus dans les *Annales de l'Institut Pasteur* 1887.
(2) *New-York Medical Record* 1887.

M. Prudden avait constaté, par des recherches antérieures, que les diverses bactéries résistent très inégalement à la congélation. Il en est, comme le bacillus prodigiosus ou le proteus vulgaris, qui disparaissent assez rapidement après la congélation, d'autres qui résistent assez longtemps, comme le staphylococcus pyogenes aureus. Malheureusement le bacille de la fièvre typhoïde résiste bien : on en a trouvé encore 7,000 par cent. cube après 103 jours de congélation.

Un fait très intéressant, c'est que des congélations successives séparées par des intervalles de décongélation, sont beaucoup plus rapidement mortelles pour les bactéries qu'une congélation unique, continue.

En résumé, le travail de M. Prudden prouve que la congélation naturelle, même prolongée, ne tue que rarement tous les microbes de l'eau ; elle en diminue seulement le nombre, et cela ne les empêche pas de proliférer dès que le dégel le leur permet.

Au point de vue hygiénique, pour l'usage alimentaire ou médicamenteux, pour les applications de glace sur les plaies, l'emploi de la glace artificielle faite avec l'eau distillée devrait être substitué à celui de la glace naturelle, surtout de celle qui est recueillie dans les rivières et étangs avoisinant les villes.

La pureté du lait au point de vue des germes doit être l'objet d'une attention très grande. C'est surtout au point de vue du bacille de la tuberculose qu'il doit nous préoccuper, puisque nous savons que beaucoup de vaches en stabulation sont tuberculeuses.

Il parait démontré, à la vérité, que le lait d'une vache ou d'une femme tuberculeuse ne contient de bacilles que si les conduits galactophores ou les téguments du mamelon sont le siége de lésions tuberculeuses. Cependant il est plus pru-dent de ne donner que du lait préalablement bouilli pour l'alimentation des enfants ou des malades, si on n'est pas absolument sûr de sa provenance.

Quant à l'allaitement par des mères tuberculeuses, il est, pensons-nous, condamné par l'immense majorité des médecins.

Au point de vue des aliments solides, la prophylaxie commande de rejeter de la nourriture les viandes, poissons, fromages ou fruits ayant déjà subi le moindre degré de décomposition. Nos goûts et nos habitudes culinaires ne sont pas toujours d'accord sur ce point avec les prescriptions de l'Hygiène. Si nous exigeons par gourmandise la fraîcheur du poisson, des viandes de boucherie, nous sommes enclins pour la plupart à aimer le gibier faisandé. En Allemagne, beaucoup de gens font leurs délices d'une charcuterie suspecte. Le principal moyen prophylactique doit consister en une cuisson très prolongée des aliments capables de contenir des germes de putréfaction.

Quand la prophylaxie et l'hygiène n'ont pu empêcher l'introduction de microbes pathogènes dans le tube digestif ou que, pour une raison ou pour une autre, la pullulation des microbes normaux y a produit une accumulation de substances toxiques, la résorption de ces poisons en quantité supérieure à celle que peuvent éliminer les émonctoires, cause des états morbides très différents suivant la nature des microbes incriminés et des poisons qu'ils produisent.

Mais on peut réunir ces divers états morbides sous la dénomination générale d'empoisonnements par poisons putrides, de toxémies d'origine intestinale.

§ 2.

Sommaire : Toxémies putrides d'origine intestinale et leur traitement antiseptique. — Médicaments capables de réaliser l'antisepsie intestinale, sels de mercure, sulfites, sulfure de carbone, poudre de charbon.

— Désinfection et antisepsie. — Recherches de M. Bouchard. — Nécessité des antiseptiques insolubles pour réaliser l'antisepsie intestinale. — Idoforme, naphtaline, méthyl-naphtol, naphtol. — Leur pouvoir antiseptique et leur toxicité comparés.

La connaissance des faits précédemment exposés doit
conduire à des conséquences thérapeutiques. L'ensemble des
moyens à opposer aux toxémies putrides d'origine intestinale peut être caractérisé par l'expression d'*antisepsie intestinale*, vaste et important chapitre de cette médication antiseptique, dont l'étude poursuivie surtout avec ardeur jusqu'ici par les chirurgiens, doit préoccuper les médecins à
un tout aussi juste titre.

Evacuer au plus tôt les produits toxiques introduits ou
nés dans le tube digestif, favoriser l'élimination par l'appareil rénal de ceux qui ont déjà pénétré dans l'économie,
s'opposer surtout à la stagnation de matériaux putrescibles
dans l'intestin et combattre l'action putréfiante des micro-
organismes parasites toujours présents dans les voies digestives, — telles sont les grandes lignes de la médication
antiseptique appliquée aux faits qui nous occupent.

Parmi ces moyens, les uns ont toujours été mis en usage
par les médecins. Dans une de ses Leçons de Clinique thérapeutique, M. Dujardin-Beaumetz a fait spirituellement remarquer combien les recherches contemporaines sur les fermentations putrides de l'intestin donnent raison à l'engouement
de nos pères pour la médication purgative. « Remplacez,
dit-il, les mots d'humeurs peccantes, d'humeurs atrabilaires
par ceux de micro-organismes, d'alcaloïdes de la putréfaction,
vous saisirez bien mieux le langage des médecins du temps de
Molière, que l'immortel comédien nous a traduit en termes
si exacts dans le *Malade imaginaire*. Ce n'est plus donc
pour hâter de chasser dehors les *mauvaises humeurs* de
M. Orgon, que Fleurant emploierait les nombreux apozèmes
prescrits par Purgon, mais bien pour en chasser, disons-

nous aujourd'hui, les éléments putrides qui s'y sont développés. »

· Certains remarquables succès de la méthode évacuatrice, c'est-à-dire des médications purgative et diurétique dans certaines maladies, empiriquement constatés de tout temps, trouvent leur explication dans les découvertes contemporaines.

Ainsi l'action si favorable des purgatifs contre les accidents urémiques ne s'éclaire-t-elle pas d'un jour tout nouveau, si l'on admet que ce sont en partie des accidents stercorémiques ?

On comprend mieux que jamais aujourd'hui leur utilité dans la dothiénentérie, dans toutes les maladies où existe une stagnation de matières fécales putrides et semi-liquides.

On comprend aussi les résultats excellents du lavage de l'estomac dans certaines dyspepsies.

Mais c'est surtout vers la neutralisation des fermentations putrides dans l'intestin que la thérapeutique contemporaine doit tourner ses efforts, pour instituer la prophylaxie et la thérapeutique des toxémies aiguës ou chroniques d'origine intestinale.

Médicaments capables de réaliser l'antisepsie intestinale.

En présence de tous ces cas et dans d'autres analogues, le désir a dû, de tout temps, venir au médecin de désinfecter le tube digestif.

Certains ont utilisé depuis longtemps la propriété qu'à le charbon de fixer les matières odorantes et d'absorber les gaz (Trousseau et Belloc dans les dyspepsies). — D'autres ont employé le calomel, qui se transforme dans l'estomac en bichlorure et dans l'intestin en sulfure de mercure ; d'autres ont prescrit le sulfure noir isolément (Serres, Becquerel).

Aujourd'hui, une connaissance plus approfondie du mode

de production des fermentations putrides dans l'intestin et la certitude que nous possédons du rôle joué par les microbes dans ces putréfactions nous permettent de comprendre pourquoi toutes les substances employées avec succès comme antiputrides sont des microbicides. Il est donc naturel de se proposer aujourd'hui de faire l'antisepsie intestinale.

On a vanté tour à tour à ce point de vue le chlore, l'iode métallique, les sulfites et les hyposulfites, l'acide phénique, la créosote, l'acide borique, le sulfure de carbone. De ces corps antiputrides, il en est qui ne donnent que des résultats peu satisfaisants ; il en est d'autres nuisibles pour l'individu qui les ingère, soit qu'ils irritent les voies digestives, soit qu'étant absorbés ils soient toxiques. Nous retiendrons comme les meilleurs les sulfites et hyposulfites et le sulfure de carbone, sous forme d'eau sulfo-carbonée.

Voici la formule de l'eau sulfo-carbonée, obtenue par dissolution du sulfure de carbone dans l'eau, telle que l'ont indiquée MM. Dujardin-Beaumetz et Sapelier. (Voir Notions préliminaires.)

Sulfure de carbone.........	25 gr.
Eau......................	500 gr.
Essence de menthe.........	XXX gouttes.

à placer dans un flacon d'une contenance de 700^{cc} ; agitez et laissez déposer. On donne huit, dix, douze cuillerées à bouche de cette eau par jour, en ayant soin de verser chaque cuillerée dans un demi verre d'eau rougie ou de lait ; on recommande au malade de remplacer l'eau dans la bouteille à mesure qu'il en prend.

M. Bouchard, qui a poursuivi méthodiquement depuis plusieurs années la solution du problème de l'antisepsie du tube digestif, a exposé dans ses cours à la Faculté les résultats de ses recherches. Il a rappelé qu'on faisait déjà de l'antisepsie sans le savoir, comme M. Jourdain faisait de la prose, quand on donnait, à l'exemple de Serres et de Becquerel, le calomel, le sulfure noir de mercure. C'est le résultat qu'ont obtenu en partie Polli, Cantani, quand ils administraient les sulfites, en visant l'antisepsie générale.

Il y a plus de douze ans que M. Bouchard a inauguré ses recherches ; il a commencé par administrer le charbon. Avec une dose de 100 grammes par jour, il obtenait la désodoration et la décoloration des matières fécales, la décoloration des urines en s'opposant à la résorption de bilirubine dans l'intestin. Plus tard, il a vu que les matières fécales des malades soumis au charbon étaient moins toxiques, que les urines étaient également moins riches en alcaloïdes et moins toxiques. Ces résultats n'étaient pas sans valeur ; mais, comme M, Bouchard le fait remarquer, c'était faire de la désinfection plûtot que de l'antisepsie, c'était neutraliser les poisons formés, ce n'était pas s'opposer à leur formation.

Il y a six ans, M. Bouchard est entré dans une nouvelle phase de ses recherches, celle de l'antisepsie vraie. Longtemps il avait fait des essais infructueux avec l'acide phénique, la créosote, l'acide salicylique. Un jour vint où il comprit qu'il était nécessaire d'employer comme antiseptiques pour l'intestin des substances *insolubles*. Dans cette voie, il avait été devancé par M. Vulpian qui se servait déjà du salicylate de bismuth et de l'iodoforme. Mais il a montré, en outre, que ces substances devaient être dans un état de division extrême, afin que leurs molécules couvrissent toute la surface intestinale, et qu'il fallait les administrer par petites doses, répétées fréquemment à intervalles égaux et courts, pour ne pas laisser le temps aux micro-organismes de repulluler dans les intervalles des doses administrées.

Il y a quatre ans, M. Bouchard a utilisé pour réaliser l'antisepsie intestinale la naphtaline, proposée par Rossbach ; depuis lors, il a essayé le méthyl-naphtol, puis le naphtol, qu'il a définitivement adopté, et il a prouvé que, grâce à ces médicaments, on peut obtenir des matières fécales presque dépourvues de microbes ; — presque, mais non absolument, car il y a toujours des microbes qui, logés dans les innombrables glandes de l'intestin, échappent à l'action de l'antiseptique répandu sur la muqueuse. Outre la disparition presque complète des microbes, on constate que les matières fécales ne contiennent plus d'alcaloïdes et et que leur toxicité est très diminuée.

On peut s'étonner que des substances insolubles soient antiseptiques. En réalité, elles ne sont pas absolument insolubles, puisque, après l'administration du salicylate de bismuth, on retrouve de l'acide salicylique dans les urines, qu'avec l'iodoforme on y trouve des iodures, et qu'après l'ingestion de 5 grammes de naphtaline, on peut y décéler 0 gr. 05 de naphtyl-sulfite de soude. Mais cette très faible solubilité présente le double avantage d'empêcher l'intoxication du malade et de permettre au médicament d'exercer intégralement son action jusqu'à l'extrémité du tube digestif.

Les diverses substances précitées n'ont pas le même pouvoir antiseptique. La moins antiseptique est le salicylate de bismuth ; il n'agit que s'il y a putréfaction et dégagement d'hydrogène sulfuré qui déplace l'acide salicylique pour former du sulfure de bismuth ; mais, administré conjointement avec des antiseptiques vrais, naphtaline ou naphtol, il sert à témoigner de l'action de ceux-ci. Pour empêcher avec le salicylate de bismuth le développement de microbes dans les bouillons, il en faut de fortes doses. Après lui, par ordre de pouvoir antiseptique croissant, vient l'iodoforme, dont 1 gr. 60 par litre suffit à empêcher les microbes de se développer, puis viennent la naphtaline, le méthyl-naphtol, enfin le naphtol, qui est actif à 0 gr. 80 par litre.

Quant à la toxicité de ces différents corps pour l'organisme des animaux, il convient de la mettre en parallèle avec leur pouvoir antiseptique. Or, pour le salicylate de bismuth, elle est représentée par 0, pour le naphtol par 1 gr. 60

par kilogramme de lapin, pour le méthyl-naphtol par 1 gr. 56, pour la naphtaline par 0 gr. 60, pour l'iodoforme par 0 gr. 10. Si peu toxiques qu'ils soient, l'usage de doses quotidiennes de ces corps fait maigrir ; cet amaigrissement est plus accentué avec l'iodoforme, moins avec le naphtol. Le naphtol présente l'avantage d'avoir une odeur moins désagréable, mais il cause une saveur brûlante à la bouche. Il est vrai qu'on peut le donner en cachets ou sous la forme pilulaire.

En résumé, des quatre vrais antiseptiques, le plus antiseptique et le moins toxique est le naphtol. — Le moins antiseptique et le plus toxique est l'iodoforme ; pourtant il peut encore être utilisé, et, à condition de ne pas dépasser la dose de 1 gramme par jour chez l'adulte, on est certain de rester en deça des doses toxiques. On ne peut songer à utiliser le méthyl-naphtol chez l'homme à cause de son odeur qui est d'une ténacité insupportable.

M. Bouchard enseigne donc que provisoirement la naphtaline et le naphtol méritent la préférence. La naphtaline doit être pure et très divisée ; on obtient ce résultat en la précipitant de sa solution alcoolique par l'eau. On en donne 5 grammes par jour et on peut formuler ainsi :

<pre>
Naphtaline.......................)
Sucre en poudre.................. } ââ 5 grammes.
Essence de bergamote. ....   2 gouttes.
</pre>

en 20 paquets ; le malade doit en prendre un toutes les heu res.

1 p. 100 à peine de la naphtaline administrée est absorbé et s'élimine par l'urine à l'état de naphtyl-sulfite de soude ; la naphtaline s'est donc conjuguée dans l'économie à un certain nombre d'atomes de soufre. Cette propriété de beaucoup d'antiseptiques de soustraire du soufre à l'organisme a été incriminée avec raison par M. A. Robin ; ce médecin, d'une compétence particulière, en chimie dit que l'acide phénique, qui se trouve dans l'urine à l'état de phényl-sulfite, s'atta

que à la charpente minérale en décomposant les sulfates.
M. Bouchard pense qu'il prend plutôt du soufre à la matière
protéique, et le danger est plus grave. Mais, tandis que tout
l'acide phénique administré est absorbé, une fraction seulement très minime de la naphtaline l'est, et, si elle peut détruire
un peu d'albumine, ce n'est vraiment pas là un danger important. Les seuls inconvénients de la naphtaline sont des éruptions polymorphes érythémateuses, papuleuses et quelquefois
légèrement vésiculeuses, véritables éruptions médicamenteuses analogues à celles que peuvent provoquer la quinine,
le copahu. Le malade accusant quelquefois de la cuisson
uréthrale et un peu de ténesme vésical, quand on voyait
l'éruption se produire sur la face interne des cuisses, le
scrotum et le fourreau de la verge, on pensait que c'était le
contact de l'urine contenant la naphtaline qui provoquait
l'éruption ; mais elle s'observe aussi sur les bras, le cou, le
thorax. Un inconvénient de cette éruption dans les maladies
où le patient est débilité au point de contracter facilement
des infections secondaires, c'est que le prurit le porte à se
faire avec les ongles des excoriations du derme, portes d'entrée ouvertes aux microbes pathogènes de ces infections, de
l'érysipèle par exemple.

Enfin MM. Bouchard et Charrin nous ont appris que l'administration prolongée de la naphtaline aux lapins fait apparaître assez promptement chez ces animaux une double cataracte
(Acad. de médecine. 1886), mais ces observateurs ont pris
soin de faire remarquer que les doses quotidiennes administrées à ces lapins sont vraiment colossales à côté des 5 grammes par jour que l'on donne à l'homme dans un but thérapeutique.

Quant aux avantages que procure l'antisepsie intestinale
réalisée par la naphtaline, ils sont considérables. L'expérience clinique montre chaque jour que dans les affections
typhoïdes elle maintient la langue humide, fait disparaître

ou prévient les fuliginosités, la stupeur, le délire, la carphologie, les soubresauts tendineux, en somme tout le cortège des accidents dits ataxo-adynamiques, qui sont sans doute causés par l'auto-intoxication.

On obtient d'ailleurs les avantages de la naphtaline en évitant ses inconvénients, si on lui préfère le naphtolB sur lequel M. Bouchard a poursuivi depuis deux ans de patientes recherches, exposées récemment à l'Académie des sciences (1). L'équivalent de toxicité du naphtol est de 1 gr. 60 par kilogramme de poids du corps. Ce corps, qu'on dit en général insoluble, est légèrement soluble par agitation prolongée dans l'eau pure (0 gr. 20 pour 1000) ; 1000 gr. d'eau contenant 1 d'alcool dissolvent 0,33. A cette dose l'eau naphtolée jouit d'un pouvoir antiseptique manifeste. L'emploi du naphtol diminue d'une manière générale le nombre des microbes contenus dans le tube digestif ainsi qu'en fait foi l'examen microscopique; mais, en outre, les expériences poursuivies pour rechercher son pouvoir antiseptique contre certains microbes déterminés ont donné les résultats suivants. A la dose de 0 gr. 33 par litre de bouillon, le naphtol s'oppose à la germination des microbes de la morve, de la mammite gangréneuse de la brebis, du choléra des poules, du charbon bactéridien, du pneumocoque, des staphylococcus albus et aureus. Les microbes de la maladie pyocyanique, de la fièvre typhoïde, du rouget des porcs, sur lesquels l'expérience avait été faite, ont continué à se développer. (2)

M. Bouchard a essayé successivement plusieurs modes d'administration des antiseptiques pour le tube digestif. L'expérience ayant prouvé que l'association de plusieurs d'entre eux augmente le pouvoir antiseptique total sans

(1) Voir Notions préliminaires.

(2) M. Maximowitch vient de communiquer à l'Académie des sciences le résultat de recherches faites par lui dans le laboratoire de M. Bouchard sur le Naphtol α (30 janvier 1888). Il en résulte que le Naphtol — α est près de trois fois moins toxique que le Napthol — β et qu'il est au moins aussi antiseptique ; on pourra donc le préférer.

augmenter proportionnellement la toxicité du mélange, il administra d'abord concurremment le charbon, l'iodoforme et la naphtaline, le tout en suspension dans la glycérine. La répugnance que certains malades éprouvaient pour ce mélange lui a fait adopter la forme de granules ; il a substitué le salicylate de bismuth à l'iodoforme dont l'usage prolongé amène l'amaigrissement et le naphtol à la naphtaline.

On peut donc avantageusement, dans les cas où l'antiseptie intestinale est indiquée, administrer par cuillerées dans un peu d'eau des granules ainsi composés :

Charbon	50 gr.
Naphtol.................	2 gr. 50
Salicylate de bismuth....	2 gr. 50
Sucre...................	q. s. pour granuler.

§ 3.

Sommaire. — Maladies du tube digestif auxquelles convient l'antisepsie.
Ulcérations de l'œsophage. — Maladies de l'estomac. — Dilatation gastrique. — Eau chloroformée, acide chlorhydrique, salicylate de bismuth, créosote, nitrate d'argent. — Lavage de l'estomac.
Embarras gastriques. — Empoisonnements par les viandes gâtées. — Rétention de matières fécales (constipation, obstruction intestinale). — Diarrhées infantiles.
Affections ulcéreuses de l'intestin. — Fièvre typhoïde. — Infection typhique et infections secondaires. — Diverses tentatives faites, consciemment ou non, pour obtenir l'antisepsie de l'intestin. — Travaux de M. Bouchard, son traitement de la fièvre typhoïde. Résultats avantageux. — Applications de l'antisepsie intestinale à la fièvre typhoïde des enfants. — Résultats obtenus par M. Legroux, par MM. de Beurmann et Hillemand, par nous.
Entérites ulcéreuses et infectieuses diverses. — Diarrhée des tuberculeux, des urémiques. — Diarrhée de Cochinchine.
Antisepsie dans les maladies du gros intestin. — L'art de prendre des lavements. — Typhlite. — Côlite — Dysenterie. — Rectite.
Antisepsie intestinale dans les maladies qui entravent les fonctions du foie et des reins. — Contre les accidents ataxo-adynamiques des fièvres.
L'antisepsie intestinale contre la furonculose.

Après avoir exposé les règles générales qui doivent régler

l'antisepsie du tube digestif, nous allons passer rapidement en revue les maladies dans lesquelles il y a lieu d'y recourir.

Comme affection de l'œsophage, on ne peut guère citer que les ulcères simples, si rares qu'on les avait méconnus jusqu'aux récentes publications de M. Debove, et les ulcérations consécutives à un rétrécissement cancéreux ou cicatriciel.

L'antisepsie doit jouer un rôle important dans le traitement de la plupart des maladies de l'estomac. Que cet organe soit le siége d'ulcérations simples ou cancéreuses, ou que, uniquement frappé d'inertie et dilaté, il se transforme en un vaste réservoir dans lequel les aliments incomplètement digérés se putréfient, la médication antiseptique réclame impérieusement ses droits. Elle doit ici s'exercer de diverses façons suivant les cas.

Dilatation de l'estomac.

Nous avons exposé ailleurs (1), d'après notre maître M. Bouchard, comment, pour empêcher les fermentations excessives que la dilatation de l'estomac favorise, nous devons recourir à la méthode antiseptique. Beaucoup d'antiseptiques sont à notre disposition. La créosote, qui a été employée depuis plus de trente ans dans les dyspepsies, acides surtout, — l'iodoforme, la naphtaline échouent très souvent parce qu'ils entravent l'appétit ; — l'acide salicylique, à dose suffisante pour être vraiment antiseptique, provoque des troubles nerveux ; le salicylate de bismuth, moins soluble, est aussi moins actif.

L'eau chloroformée est meilleure, l'eau oxygénée est bonne ; mais, ce qui vaut mieux encore, c'est l'acide chlorhydrique qui empêche les fermentations anormales et active la digestion physiologique. Aucune fermentation n'est possible

(1) *Dilatation de l'estomac et fièvre typhoïde.* Dissertation inaugurale, 1887.

dans un liquide qui contient, pour 1000 parties, 1 gr. 10 d'acide chlorhydrique anhydre, équivalant à 3 gr. 30 d'acide fumant du commerce. La liqueur que M. Bouchard emploie est une solution ainsi formulée :

> Acide chlorhydrique fumant pur............ 4 grammes
> Eau... 1000   —

Elle n'est, en général, ni désagréable ni irritante. Elle n'est un peu douloureuse que chez quelques malades, ceux qui ont des ulcérations portant sur la grande courbe. On peut la donner à un seul repas, à la dose de quelques gorgées au milieu, ou d'un verre à la fin. On peut faire boire jusqu'à 750 grammes de cette solution en dehors des repas. Quand la digestion n'est pas terminée trois ou quatre heures après le repas, il faut venir au secours de l'estomac en modifiant ses sécrétions épuisées.

Comme complément, nous devons parler de la pratique des lavages, si répandue depuis quelques années. Elle a donné satisfaction à la vieille idée erronée que des eaux accumulées dans l'estomac doivent être évacuées. Le service réel qu'elle rend est de débarrasser l'estomac du reliquat des digestions antérieures inattaqué par le suc gastrique.

Le lavage de l'estomac ne guérit pas la dilatation ; il ne peut que pallier quelques-unes de ses conséquences, et ses avantages, il les fait payer par certains inconvénients, la diminution de l'appétit et de la digestion, et par suite l'augmentation de l'amaigrissement. Cependant, c'est une méthode de nécessité dans certaines circonstances. On doit poser en principe qu'il ne faut jamais introduire un repas nouveau sur un repas précédent non digéré. Or, cinq heures après l'ingestion, la présence des aliments dans l'estomac est déjà pathologique. A partir de la sixième heure, dans cette masse alimentaire se fera surtout une fermentation anormale. Au delà de la septième heure, le résidu alimentaire sera utilisé exclusivement pour des fermentations anormales.

Lors donc que des signes rationnels ou un cathétérisme explorateur ont fait constater la stagnation du résidu alimentaire dans l'estomac, il est indiqué formellement de l'évacuer. Puis on laissera l'estomac se reposer deux heures, se recueillir pour ainsi dire, avant d'y introduire de nouveau aliments. En même temps, on peut faire l'antisepsie de l'estomac et de l'intestin; mais, pour atteindre ce but, aucun liquide n'est utile. On ne peut introduire de l'acide chlorhydrique dans un estomac vide, d'autant que dans ces cas de stagnation putride il existe déjà un pointillé hémorrhagique et ulcéreux sur la grande courbure de la muqueuse.

Mais il n'y a aucun inconvénient à introduire l'iodoforme en pilules, ou la créosote, ou le nitrate d'argent, qui peuvent combattre inutilement un symptôme des plus pénibles, le pyrosis, et réaliser l'antisepsie.

Embarras gastriques. — Empoisonnements par les viandes gâtées.

On est assez mal fixé sur la nature des embarras gastriques; on a dit depuis longtemps, et c'est une opinion qui prend de plus en plus consistance, que parmi ces cas dans lesquels les symptômes d'anorexie, état nauséeux, abattement, état saburral de la langue avec une petite élévation thermique ont une durée de quelques jours, — et cela dans un moment où on observe parallèlement des dothiénentéries authentiques, — il y a des ébauches d'infection typhique, des typhoïdettes. L'antisepsie intestinale en aurait d'autant plus sa raison d'être.

Dans les cas où la stagnation de résidus alimentaires, au sein desquels se sont développées des fermentations putrides, aurait été par auto-intoxication la cause des accidents observés, l'évacuation de la plus grande partie de ces résidus stagnants, suivie de l'introduction des agents antiseptiques, donne les meilleurs résultats.

On peut s'expliquer de plusieurs manières le développement des embarras gastriques. Les uns peuvent résulter de l'introduction dans le tube digestif d'aliments au sein desquels les ferments putrides ont déjà commencé leur œuvre. Tels sont ceux qui suivent certains dîners où le gibier faisandé figure.

D'autres peuvent être consécutifs à l'ingestion de boissons plus abondantes que d'ordinaire; la conséquence en est l'affaiblissement de l'activité des différents sucs qui concourent à la digestion; tel est probablement le mécanisme de certains embarras gastriques fréquents pendant la saison chaude.

Il y a aussi des cas où une impression nerveuse (contrariétés, fatigue excessive) prépare l'invasion du mal en frappant d'inertie fonctionnelle la tunique musculeuse, en troublant l'innervation vaso-motrice de la muqueuse, et par suite en modifiant l'activité de ses sécrétions.

Quoi qu'il soit, à l'antique traitement des embarras gastriques par les évacuants (vomitif, purgatif), dont l'utilité n'est pas contestable et s'explique surtout par l'évacuation du contenu toxique du tube digestif, il est logique d'adjoindre l'emploi des antiseptiques.

On a essayé longtemps de s'opposer aux fermentations toxiques du tube digestif en y introduisant des substances antiseptiques, comme le chlore, l'iode, les sulfites, l'acide phénique, la créosote. M. Bouchard a montré que tous ces corps ont un inconvénient considérable, celui d'être solubles. En effet, qui dit antiseptique soluble, dit antiseptique absorbable pendant tout le trajet à travers le tube digestif. Or ce sont justement les dernières parties de ce tube, le gros intestin en particulier, qui sont le siége des fermentations les plus actives et putrides. Le médicament n'y arrive pas, s'il est soluble, ayant été absorbé déjà. Son absorption a en outre l'inconvénient d'exposer le malade à une intoxication médicamenteuse. M. Bouchard est donc convaincu qu'il faut recourir aux antiseptiques insolubles ou du moins à peine solubles.

« On s'est adressé d'abord aux sels de mercure, disait M. Bouchard, dans une récente communication à la Société Clinique. Le calomel a dû être abandonné, car il ne pouvait être continué longtemps. Le sulfure noir a joui, et avec raison, de plus de faveur. Il fait disparaitre la sécheresse de la bouche, ce qui est un bon signe de la diminution de la putridité intestinale ; de plus il est véritablement antiseptique, puisque, introduit dans un bouillon de culture, il empêche dans ce bouillon le développement de la plupart des micro-organismes. Cependant, comme il faut avec ce produit des doses très fortes, je pense qu'il vaut mieux chercher ailleurs.

« L'iodoforme et le salicylate de bismuth ont été employés par Vulpian. Certes l'iodoforme est antiseptique à la dose de 0,60, 0,80, 1 gramme, mais il y a des inconvénients, il est toxique, et il est toxique dans des circonstances et dans des cas impossibles à prévoir. C'est un médicament à surprises ; de plus, il est souvent utile de continuer l'antisepsie pendant longtemps, pendant plusieurs semaines dans la fièvre typhoïde. Or le pouvoir toxique de l'iodoforme est tel qu'on ne tue qu'en donnant 0 gr. 50 par jour. Mais, si l'on peut donner 0, 50 par kilogramme d'animal comme dose unique, on ne peut pas dépasser 0, 05 centigr. par kilogramme comme dose quotidienne. C'est donc un médicament dangereux.

« Le salicylate de bismuth n'est pas antiseptique, quand il n'y a pas de putréfaction. La coloration noire des matières, indice de la décomposition du sel et de la production du sulfure noir de bismuth, n'apparaît que s'il existe de l'acide sulfhydrique pour déplacer l'acide salicylique. C'est un médicament qui peut servir de témoin. Si l'on emploie un autre antiseptique concurremment avec lui, il montre que les putréfactions sont vaincues quand il cesse de colorer les matières et quand on cesse de trouver l'acide salicylique dans les urines.

« La naphtaline a été expérimentée par Rossbach qui, par ce médicament, a fait faire un grand pas à la question de l'anti-sepsie intestinale Je me suis servi de la naphtaline pendant longtemps avec succès et, si j'ai cherché un autre antisepti-que, c'est que, à côté de ses avantages, elle présente des inconvénients. Elle donne lieu à des éruptions prurigineu-ses, à de la dysurie, à du ténesme vésical et parfois à des eschares cutanées. Je ne parle pas de la cataracte qui ne peut se produire chez l'homme à la dose employée, mais dont la possibilité ne peut manquer de jeter quelque défa-veur sur le médicament.

« Je donne la préférence au *naphtol B.*

Le naphtol est presque insoluble (0, 20 c. dans un litre d'eau), — il n'a presque pas d'odeur et ne détermine pas de renvois, — il ne provoque pas de douleur sur les muqueu-ses de l'estomac ou de l'intestin ; enfin, raisons majeures, son pouvoir toxique est plus faible que celui de la naphta-line et son pouvoir antiseptique plus fort. En voilà assez, je pense, pour expliquer mes préférences.

« J'emploie le naphtol à la dose de 2 gr. 50. J'obtiens ainsi le même effet qu'avec 5 grammes de naphtaline. Je le donne à dose fractionnée — toutes les heures, si la chose est possi-ble, — en 18 doses le plus souvent, dans du pain azyme et mélangé, pour augmenter sa division, avec du sucre ou du salicylate de bismuth, le médicament témoin dont je parlais tout à l'heure. Dans les états moins sérieux, je le donne en

3 ou 4 fois dans les 24 heures. On peut aussi l'administrer en pilules ou en granules.

« Les *résultats* de l'administration du naphtol sont les suivants :

Disparition totale de l'odeur des matières (remplacée parfois par une légère odeur de marée).

Modification de couleur, les matières prennent la couleur verte, biliaire.

Aucune sensation pénible, pas d'éructation, pas de dysurie, pas d'éruption, pas d'amaigrissement, jamais de cataracte.

Donc pas de phénomène pathologique, et antisepsie intestinale très suffisante ».

On traitera donc les embarras gastriques et les intoxications par aliments gâtés en instituant l'antisepsie intestinale.

En outre, la nécessité s'impose de ne donner au malade atteint d'embarras gastrique, qu'une alimentation laissant peu de résidu et peu putrescible ; le lait est le meilleur aliment, à la condition de le prendre à petites doses régulièrement espacées, puis on y adjoint quelques jaunes d'œuf.

Quand on fait intervenir de nouveau la viande dans l'alimentation, il est indiqué de donner au malade un peu d'acide chlorhydrique pour parer à l'insuffisance passagère de ses sécrétions gastriques.

Rétention de matières fécales
(Constipation, obstruction intestinale).

Abstraction faite de sa cause primordiale, la constipation, symptôme commun à tant de maladies et qui existe même chez tant de gens qui ne se disent pas malades, doit prendre place parmi les phénomènes pathologiques justiciables de l'antisepsie.

D'abord il faut s'entendre sur les inconvénients de la constipation. A prendre le mot comme synonyme de réten-

tion des matières stercorales plus prolongée qu'à l'état physiologique, on n'aurait pas une vue exacte du préjudice que
peut causer la constipation, si on ne distinguait pas, comme
l'a fait M. Bouchard, la rétention de matières fécales durcies et la stagnation de matières liquides. Or, dans la constipation, il y a deux périodes, celle où les matières sont encore
molles et celle où elles sont transformées en masses solides.

Dans la seconde, le contenu intestinal, solidifié, devient
presque inoffensif, parce qu'il ne prête plus à la résorption.
Mais, dans la première, la résorption s'exerce activement sur
le contenu intestinal et il n'est pas douteux que le sujet ne
soit fâcheusement influencé par cette résorption de substances toxiques ; car les matières fécales sont toxiques (M. Bouchard a pu produire expérimentalement la mort par l'injection intraveineuse de l'extrait alcoolique de 17 grammes de
matières fécales) ; elles doivent cette toxicité non seulement
à des éléments minéraux, surtout la potasse et l'ammoniaque, mais encore aux substances alcaloïdiques produites, et
ces putréfactions sont le résultat de la vie des microbes.

« Chez certains individus, qui, habituellement diarrhéiques, n'ont pourtant chaque jour qu'une seule garde-robe
liquide et fétide, on observe presque toujours la céphalée,
des vertiges, quelques frissonnements ; ils accusent en général l'amertume de la bouche ; leur haleine, leur peau ont une
odeur désagréable. Or, toutes ces incommodités peuvent disparaître par l'évacuation du contenu du gros intestin. L'individu qui se réveille avec une sensation d'accablement en
peut être débarassé par un simple lavement » (Bouchard).

La rétention de matières fécales liquides se trouve réalisée au maximum dans les cas d'obstruction intestinale brusque où, après une phase· de phénomènes mécaniques et
réflexes (douleur, ballonnement, vomissements, fréquence
et petitesse du pouls, sueurs), se montrent des symptômes
tels que prostration, collapsus, pâleur terreuse de la peau,

réfrigération, crampes musculaires. M. Humbert avait catalogué ce syndrôme sous l'étiquette de septicémie intestinale. M. Bouchard a montré que c'étaient bien des signes d'intoxication.

Senator avait formulé l'indication de laver l'estomac dans les cas d'obstruction intestinale; plusieurs médecins, ont rempli cette indication avec succès. Dans un cas publié par M. Chantemesse, l'évacuation des matières fécaloïdes putrides qui avaient reflué dans l'estomac fit cesser à deux reprises les accidents d'intoxication qui menaçaient d'emporter le malade et, pendant ce répit que le lavage donna, la cause d'obstruction ayant disparu, la guérison fut obtenue.

Ce qui prouve que la rétention du contenu putride de l'intestin est la véritable cause des dangers que court le malade dans l'obstruction intestinale, c'est que parfois, l'obstacle étant même levé, la hernie ayant été réduite, les symptômes graves continuent, parce que les liquides accumulés en arrière de l'obstacle se répandent tout à coup sur toute la longueur de l'intestin.

Nous concluons que toutes les fois qu'il y a pour une cause quelconque rétention de matières fécales liquides dans l'intestin, il y a indication d'organiser l'antisepsie : il faut donc évacuer d'abord le contenu intestinal par les purgatifs, les lavements, ou dans certaines circonstances exceptionnelles (reflux des matières fécaloïdes dans l'estomac) lavage de l'estomac; ensuite neutraliser les produits toxiques, les empêcher même de se former en plus grande abondance en administrant les antiseptiques dont nous avons parlé, suivant la même méthode que dans les embarras gastriques.

La conséquence naturelle des considérations précédentes est de rapprocher les accidents dus à la constipation liquide de ceux qui accompagnent certaines diarrhées et surtout des diarrhées de l'enfance.

Diarrhées infantiles.

Quand l'enfant vient au monde, son tube digestif ne contient pas de microbes. Escherich n'en a trouvé ni dans le méconium, ni dans les matières fécales des tout nouveau-nés. Les microbes commencent à s'y montrer entre six et vingt-quatre heures après la naissance. Ce sont d'abord ceux de l'air ambiant que le courant d'air aspiré dépose dans la bouche et que la déglutition entraîne dans l'œsophage ; ce sont ensuite ceux que l'alimentation introduit, quand l'enfant ne prend pas le sein, soit que le lait du biberon ait été additionné d'eau ou qu'il soit pur, mais non bouilli.

En tout cas, au bout de quelques jours, on trouve dans le tube digestif de l'enfant tout un monde de micro-organismes, levures, champignons, leptothrix, bacilles et bactéries. Il faut bien se garder de croire que ces microbes soient tous pathogènes. Il en est d'utiles, et M. Vignal vient de prouver qu'ils prennent part au travail physiologique de la digestion. Puisque nous envisageons ici le tube digestif de l'enfant, nous ne parlerons que de l'action de certains microbes sur le lait ; Vignal a isolé parmi les hôtes du tube digestif des espèces qui coagulent le lait, fabriquent à ses dépens la leucine, la tyrosine, les acides gras, dissolvent la caséine, transforment la lactose en acide lactique. Ce travail de dédoublements et de métamorphoses s'accomplit peut-être ainsi dans le tube digestif des adultes par le travail des microbes. Mais, chez l'enfant en lactation, l'action de ceux-ci n'est pas nécessaire, car son estomac contient tout ce qu'il faut pour digérer le lait sans microbes, c'est-à-dire une présure, une diastase sécrétée par les cellules elles-mêmes.

Les autres microbes du tube digestif sont pour la plupart indifférents, c'est-à-dire non pathogènes, du moins dans les conditions normales. Ils font fermenter la matière alimentaire et fabriquent à ses dépens une foule de substances chimiques, dont la plupart sont toxiques à dose élevée, mais qui habituellement sont produites en quantité insuffisante pour intoxiquer, grâce au travail incessant des émonctoires ; les acides acétique, butyrique, valérique, oxalique, l'hydrogène sulfuré et carboné, l'ammoniaque, la triméthylamine, la leucine, la tyrosine, l'indol, le phénol, le crésol, le scatol, et surtout des alcaloïdes, des ptomaïnes, sont les principaux produits de la vie des microbes.

Quand les microbes ne sont pas trop nombreux, quand la matière putrescible ne leur est pas livrée en quantité excessive, les organes protecteurs de l'organisme (foie, reins, etc.) ont le temps soit d'emmagasiner pour les détruire ultérieurement, soit d'éliminer les produits toxiques résorbés dans l'intestin. Mais, si certaines conditions (chaleur humide, réaction chimique différente) transforment le contenu de l'estomac et de l'intestin en un milieu de culture particulièrement favorable à la multiplication des microbes ; si la matière putrescible est fournie à ceux-ci en grande quantité, les produits toxiques précédemment cités vont augmenter dans des proportions si considérables que l'organisme ne pourra s'en débarrasser assez vite. Les accidents d'intoxication éclateront.

Johnston, ayant examiné les vomissements de 70 enfants à la mamelle affectés de diarrhée estivale, a trouvé invariablement des microcoques et le bacterium termo (un des agents le plus actif de la putréfaction.) Il a trouvé d'innombrables bactéries dans les fèces diarrhéiques des enfants.

Parmi les substances chimiques que fabriquent les microbes du tube digestif, deux catégories paraissent particulièrement jouer un rôle dans les diarrhées des enfants, — les acides et les poisons alcaloïdiques.

Les acides peuvent provoquer la diarrhée en irritant directement la muqueuse intestinale. Les cas les plus simples,

les moins violents de diarrhée peuvent être sous leur dépendance. Mais ceux qui sont remarquables par leur violence soudaine et leur rapide gravité, semblent revêtir les caractères des empoisonnements par les alcaloïdes.

Parmi les alcaloïdes auxquels la putréfaction donne naissance, et dont Brieger, A. Gautier ont étudié les caractères, il en est dont l'action physiologique n'est pas grande ; mais d'autres sont de violents poisons.

Il en est qui déterminent chez les animaux la salivation, le vomissement, la diarrhée, la dyspnée, la paralysie et la mort. D'autres amènent en peu de minutes l'hypercrinie des muqueuses conjonctivale, nasale, buccale, de l'intestin, puis la dilatation des pupilles, l'exophthalmie, l'élévation de la température, la paralysie, la trémulation fibrillaire des muscles, la dyspnée et la mort, la diarrhée étant le symptôme prédominant. D'autres causent seulement un péristaltisme excessif du tube digestif et une diarrhée épuisante.

D'une façon générale, on peut dire que la plupart des alcaloïdes obtenus par décomposition de l'albumine ont une tendance à produire la diarrhée. Or, les matières albuminoïdes capables de se putréfier, et par conséquent d'engendrer ces ptomaïnes, existent dans le tube digestif des enfants. En première ligne vient le lait, et trop souvent d'autres espèces d'aliments azotés quand les enfants sont nourris d'une manière défectueuse. Dans beaucoup de cas, outre les aliments, il y a du mucus, l'exsudation séreuse des muqueuses enflammées, du sang même ou du pus, ou des eschares.

Ce que nous savons de l'action physiologique de certaines ptomaïnes éclaire incontestablement la pathogénie des symptômes qui accompagnent les diarrhées des enfants. Il y a des cas de choléra infantile dans lesquels de violents symptômes sont suivis d'une mort prompte, et où pourtant les résultats de l'autopsie n'expliquent pas cette marche foudroyante. Il y a aussi des cas de diarrhée, les uns aigus, d'autres subaigus, dans lesquels, peu d'heures avant la mort, on constate, avec l'état appelé hydrencéphaloïde, une élévation de la température. Les symptômes nerveux peuvent être rapportés à l'épuisement. Mais on ne peut guère expliquer l'hyperthermie ni par l'épuisement, ni par un processus inflammatoire né si peu de temps avant la mort. Ne paraît-il pas plus raisonnable de croire que, dans ces cas, une sorte de septicémie a été le résultat de l'intoxication par les produits de la putréfaction, soit résorbés dans le tube digestif, soit formés dans les tissus épuisés du corps ?

Des ptomaïnes peuvent même, en dehors de l'organisme, se développer dans le lait.

On signale de temps à autre des accidents d'intoxication à la suite de l'ingestion de fromages avariés et de lait aigri. Vaughan, médecin et chimiste américain, a trouvé l'agent nocif qui se développe dans ces aliments, et qu'il a appelé *tyrotoxicon*. C'est un poison de la classe des ptomaïnes, qui se présente sous la forme de longues aiguilles cristallines, solubles dans l'eau, l'éther, le chloroforme, l'alcool, et que produit l'action d'une grande quantité d'acide butyrique, développé par une putréfaction légère ou une fermentation excessive, sur la caséine du fromage. Volatil à la température de l'eau bouillante, ce poison a une odeur forte, pénétrante, mais qui est masquée dans le fromage par l'odeur spéciale de cet aliment.

Un exemple des accidents que peut provoquer la présence de cette ptomaïne dans le lait a été relaté par William Newton et Shippen Wallace (1).

Un soir, 24 habitants d'un hôtel de Long-Branch furent pris, quelques heures après le repas, de signes d'intoxication (nausées, vomissements, crampes, collapsus, peu de diarrhée); dans un autre hôtel, le même soir, 19 personnes éprouvaient des accidents analogues. Toutes se rétablissaient

(1) *Med. News*, 25 septembre 1886.

en quelques heures. Une semaine plus tard, 30 personnes, dans une troisième hôtel, étaient empoisonnées simultanément sans issue fatale. L'enquête, dirigée avec grand soin, prouva que ces intoxications avaient pour cause l'usage d'un lait qui n'avait été additionné d'aucune substance et avait été fourni par des vaches saines, mais qu'on avait expédié, aussitôt trait et non refroidi, à huit milles de distance, au mois d'août, pendant la plus forte chaleur. Dans ce lait, ayant subi une fermentation exagérée, s'était développée la ptomaïne découverte par Vaughan ; on put isoler les cristaux de tyrotoxicon qui, administrés dans du lait à petite dose à un chat, lui donnèrent des signes d'intoxication analogues à ceux qu'avaient présentés les consommateurs, du lait avarié.

Le traitement antiseptique de la diarrhée des enfants est complexe. Il ne se borne pas à l'administration de médicaments antiseptiques. On doit y comprendre beaucoup de précautions conseillées de tout temps par les médecins, mais dont l'utilité ne s'explique que par la théorie septique de la diarrhée.

En faisant passer un enfant du biberon au sein, on prend une mesure antiseptique. Le lait qui sort de la mamelle est dépourvu des microbes, et le lait humain, même lorsqu'on le laisse exposé à l'air, résiste, d'après Baginsky, un plus grand nombre d'heures à la fermentation que le lait de vache.

Faire chauffer ou bouillir le lait, c'est de l'antisepsie. Les anciens avaient l'habitude d'éteindre dans le lait des cailloux rougis au feu pour le rendre plus convenable au traitement de la diarrhée.

L'observation domestique a appris qu'il faut faire bouillir le lait pour qu'il se conserve. Les études plus exactes du laboratoire ont montré qu'en le portant pendant quelques minutes à la température de l'eau bouillante, on tue les bactéries qu'il contient et qu'en continuant à le maintenir à la même température pendant quinze à trente minutes on détruit même les spores. Un liquide fermentescible, ainsi stérilisé, restera intact jusqu'à ce que de nouvelles bactéries y soient introduites.

Stériliser complètement le lait n'est guère compatible avec les conditions de l'allaitement. On se rapproche des conditions du laboratoire en faisant bouillir le lait dans la bouteille même qui doit servir de biberon au nourrisson. On doit boucher la bouteille avec un tampon de coton préalablement stérilisé, et le bouchon ne sera ôté que lorsqu'on aura besoin de lait.

Tous les moyens, qui ont pour but de diminuer la quantité de matière putrescible livrée en pâture aux microbes du tube digestif, soit qu'on laisse ingérer moins d'aliment, soit qu'on prescrive des évacuants, sont du ressort de l'antisepsie. Dans le premier cas, les micro-organismes sont privés des matériaux nécessaires à leur multiplication ; dans le second, les microbes et leurs produits sont expulsés.

Evacuer le contenu de l'intestin tant qu'il est formé de matières alimentaires indigérées dans lesquelles pullulent les microbes, s'opposer ensuite à la fermentation des nouveaux aliments qu'on y introduit, combattre les symptômes produits par les poisons que les microbes ont sécrétés, telles sont les indications à remplir dans les diarrhées plus ou moins cholériformes.

Le succès du *calomel* comme évacuant au début des accidents tient autant peut-être à ses propriétés antiseptiques qu'à ses propriétés purgatives. La plupart des médecins américains qui ont récemment publié des traitements du choléra infantile en font usage : Jacobi en donne 0,05 à 0,30 centig. ; Emmet, 0,05 à 0,10 ; A. Caillé conseille des pincées de 0,02 mises d'heure en heure pendant cinq heures sur la langue de l'enfant.

La *résorcine* est usitée à la dose de 0,20 à 0,50 centig. en suspension dans une potion à la glycérine, ou en poudre, mélangée au bismuth, au carbonate de chaux, à la poudre de Dower (Jacobi), — sous forme de la potion: résorcine 0,10 centig.; eau de cinnamome, 60 grammes, teinture d'opium, 2 gouttes (Caillé).

Le *salicylate de soude*, 0,05 à 0,10 centig., ou la *naphtaline* 0,10 à 0,20 toutes les deux heures (Emmet Holt).

Le *benzoate de soude*, 4 grammes; eau, 60 grammes; sirop, 10 grammes (Caillé).

L'*acide chlorhydrique*, suivant les formules que voici: acide chlorhydrique, 10 gouttes; eau, 60 grammes; pepsine pure, 2 grammes: sirop, 10 grammes, — ou acide chlorhydrique, 2 grammes; eau, 60 grammes; teinture d'opium, 2 gouttes; sirop simple, 10 grammes (Caillé).

Ce même médecin emploie une potion à *l'acide phénique* par 2 a 6 gouttes dans un mucilage, 60 grammes, — ou *nitrate d'argent*, 0,40 centig.; eau distillée, 60 grammes.

Jacobi emploie une autre formule: nitrate d'argent 0,001 à 0,002 millg.; eau distillée, 10 grammes toutes les heures. Il s'est servi aussi d'eau de *créosote*. Quand les vomissements prédominent sur la diarrhée, ce qui est assez fréquent dans le choléra infantile, il conseille de donner chaque heure 15 gouttes de la potion: *teinture d'iode*, 15 gouttes: eau de menthe, 30 grammes.

Le *thymol* a été employé depuis quelque temps dans certaines diarrhées. V. Martini (de Sienne) estime que, vu sa faible solubilité, il est très avantageux pour l'antisepsie intestinale; on peut le donner à doses assez élevées sans crainte d'effets toxiques et, traversant sans se dissoudre la plus grande partie du canal intestinal, il exerce partout sur son passage son action antiseptique. Une seule fois chez un enfant très débilité, auquel de très fortes doses avaient été données, on a observé un peu de délire et un état soporeux.

Mais peut-être, à tous les antiseptiques précédemment cités, vaudrait-il mieux préférer désormais le *naphtol B*, dont M. Bouchard vient de nous montrer la supériorité sur les autres antiseptiques pour l'antisepsie intestinale.

Les lavements abondants d'eau chaude alcoolisée ou salicylée répondent encore à une indication d'antisepsie.

Pour remplir l'indication de combattre les troubles nerveux causés par l'auto-intoxication, s'il y a collapsus entre-coupé ou non de convulsions, on prescrira le cognac, — le musc 0,05 à 0,10 centig. toutes les quinze à trente minutes dans du mucilage jusqu'à la dose de 0,30 à 0,60 centig. (Jacobi) ; — le camphre, 0,01 (mêlé à sucre, 0,30) pour une dose toutes les trois heures ; ou camphre, 0,01 ; poudre de Dower, 0,005 millig. pour une dose toutes les deux heures ; ou camphre, 0,03 centig, ; bismuth, 0,30 ; — les injections hypodermiques d'éther, de caféine (Caillé).

Les résultats thérapeutiques obtenus avec l'*acide lactique*, par MM. Hayem et Lesage, dans la diarrhée verte microbienne, sont du ressort de l'antisepsie, puisqu'ils reposent peut-être sur l'impossibilité où serait le microbe pathogène de vivre dans un milieu acide.

On se rappelle que M. Hayem avait essayé de combattre les troubles gastro-intestinaux des enfants en bas-âge, et en particulier la diarrhée verte, par les moyens usités habituellement : réglementation des tetées et de l'alimentation, alcalins, poudres absorbantes ; aucune de ces médications ne réussissait, et il reconnut que l'acide chlorhydrique, tout en donnant les meilleurs résultats, était encore un remède infidèle.

Ayant constaté que les vomissements et les selles étaient généralement neutres ou légèrement alcalins, il eut l'idée de recourir à l'acide lactique qui lui rendit les plus grands services sous forme de solution à 2 p. 100. On administre une cuillerée à café, de demi en demi heure, jusqu'à 10 et 20 cuillerées à café par vingt-quatre heures.

La formule est la suivante :

Acide lactique............................... 2 grammes.
Eau 80   —
Sirop de sucre.............................. 20   —

Elle est acidule et prise sans la moindre répugnance par les enfants.

Les vomissements, s'ils existent, cessent très rapidement ; les garde-robes diminuent en même temps que leur coloration de verte devient jaunâtre. Puis elles deviennent normales, comme nombre et comme nature.

Ces résultats ne se maintiennent qu'à la condition de transporter rigoureusement hors de la salle où on soigne les malades et de plonger immédiatement tous les linges souillés par les matières vomies dans une solution de sublimé.

On se souvient enfin que, en 1887, à la Société des hôpitaux, M. Sevestre attirait l'attention sur certaines broncho-pneumonies survenant dans le cours de diarrhées infantiles putrides qu'il a observées assez souvent à l'hopice des Enfants-Assistés. Il a attribué avec raison, nous semble-t-il, les accidents broncho-pulmonaires à l'auto-intoxication résultant de la résorption de ptomaïnes dans l'intestin.

Se guidant sur cette interprétation pathogénique, il a mis en œuvre dans le traitement les antiseptiques ; la naphtaline, le calomel surtout, lui ont donné des résultats meilleurs que les opiacés et le bismuth.

En somme, il y a dans l'état actuel de nos connaissances sur le rôle pathogénique des micro-organismes et des ptomaïnes dans beaucoup de diarrhées infantiles des raisons très suffisantes pour légitimer l'emploi de la médication antiseptique de préférence aux autres moyens classiques.

AFFECTIONS ULCÉREUSES DE L'INTESTIN.

Fièvre typhoïde

Les affections intestinales dans lesquelles se produisent les ulcérations réclament au plus haut degré l'antisepsie, la fièvre typhoïde est au premier rang.

M. Bouchard fait remarquer que, dans la thérapeutique de celle-ci, le médecin doit se préoccuper grandement non seulement de l'infection générale, mais des effets locaux qu'elle détermine dans l'intestin.

« Les plus remarquables consistent en ulcérations et en gangrène de certaines parties de l'intestin, puis en putréfactions excessives qui s'y développent, se traduisant par le météorisme et une diarrhée fétide. Outre les processus fermentatifs anomaux que détermine la présence de l'organisme pathogène, il s'opère dans l'intestin des fermentations normales d'une intensité inusitée. » — Il faut compter peut-être aussi avec des infections secondaires résultant de la migration d'agents infectieux vulgaires de l'intestin, par la surface des plaies intestinales, jusque dans le sang et dans les tissus où leur pullulation est favorisée par le défaut de résistance de ceux-ci. Ce sont peut-être ces agents infectieux vulgaires ainsi émigrés qui causent certains abcès, la furonculose, les anthrax ; en dehors des eschares ordinaires et dans des parties du corps qui ne sont pas soumises à des pressions certaines gangrènes spontanées résultent peut-être de l'action des agents infectieux vulgaires sur des tissus où leur activité n'est plus combattue par l'activité circulatoire et nerveuse. — On observe parfois au cours de la fièvre typhoïde certaines infections surajoutées, telles que la parotidite. L'inflammation de la parotide est produite par des agents infectieux vulgaires qui s'y introduisent par les voies d'excrétion de la salive, comme cela se passe pour tant d'autres glandes, pour le rein quand il ne fonctionne plus et que la vessie est habitée (abcès miliaires, rein chirurgical). L'érysipèle est fréquent dans les périodes avancées de la fièvre typhoïde. On peut encore voir se produire la gangrène gazeuse dans certains cas, les eschares du décubitus sont le point de départ d'un emphysème qui s'étend au loin.

Nous avons tenu à citer cette remarquable analyse des multiples dangers que causent au typhique les agents septiques intérieurs et extérieurs afin de montrer quelle part considérable l'antisepsie sous toutes ses formes doit prendre à la thérapeutique de la fièvre typhoïde. Nous examinerons dans le chapitre consacré à l'antisepsie du milieu intérieur dans quelle mesure il est légitime d'espérer agir sur les bacilles typhogènes en circulation dans les humeurs ; mais dans celui-ci nous devons indiquer comment il y a lieu de réaliser l'antisepsie du tube digestif.

Nous avons indiqué, à propos des stomatites, la nécessité de nettoyer et d'asepsier la bouche des malades atteints de maladies fébriles ; nous rappellerons que c'est surtout dans la fièvre typhoïde que cette pratique est indispensable : enlever méticuleusement les fuliginosités des dents et des lèvres quand il s'en forme, irriguer fréquemment la langue, la face interne des joues, l'isthme du gosier, le pharynx avec une solution boriquée ou boratée tiède, sera le meilleur moyen de prévenir les infections surajoutées des premières voies digestives et respiratoires, tout comme les lavages fréquents des téguments, surtout au voisinage des orifices naturels, avec un vinaigre antiseptique préviendront les complications dues à certains germes infectieux qui s'introduisent par la peau.

Mais c'est surtout du côté de l'intestin que doivent porter nos efforts. Il y a bien longtemps que les médecins ont considéré comme une nécessité de combattre la putridité dans l'intestin des typhiques. Nous rappellerons avec Vallin que

Piorry recommandait de désinfecter les ulcérations intestinales ; Monneret conseillait le bismuth à haute dose ; Chalvet la poudre de charbon (mais en quantité tout à fait insuffisante) ; Serres se louait beaucoup du sulfure noir de mercure, dont le pouvoir antiseptique est incontestable. Avec Larroque, dont la méthode consistait à évacuer régulièrement par des purgatifs le contenu de l'intestin, avec Billard, Blachez, Hamernyck, Stick, Griesinger, Hallopeau s'est imposée de plus en plus l'utilité des lavements fréquents et abondants d'eau pure ou additionnée d'acide phénique, de créosote, de permanganate de potasse, d'acide salicylique, de chloral, d'hyposulfite de soude, etc. Dans la discussion qui eut lieu en 1880 à l'Académie sur le traitement de la fièvre typhoïde, l'importance de la désinfection intestinale a été proclamée par le plus grand nombre des orateurs (Féréol, M. Raynaud, N. G. de Mussy, Dujardin-Beaumetz).

Mais nul n'a mieux montré que M. Bouchard combien la réalisation de plus en plus exacte de l'antisepsie du tube digestif améliorait la situation des typhiques. Ses recherches sur cette question, qui datent de plus de douze ans, se divisent en deux périodes.

Dans la première, il a commencé par administrer le charbon pour neutraliser les produits toxiques. En donnant à ses typhiques 100 grammes de charbon (délayé dans la glycérine) par jour, par cuillerée à bouche de deux en deux heures, il obtenait des garde-robes liquides, noires, dépourvues de toute odeur fécale. Il prouvait expérimentalement que la toxicité des matières ainsi désodorisées et décolorées était diminuée des 4/5èmes. Il montrait que, grâce à cette désinfection, les malades n'avaient plus le teint terreux, mais un teint clair, blanc et rose, que le ballonnement intestinal diminuait, que la langue restait humide, que les eschares étaient extrêmement rares. Il citait une statistique de plus de 300 cas, d'où il ressortait que depuis la mise en pratique de cette désinfection la mortalité était tombée à 15 pour 100, au lieu de 20 à 25 pour 100.

Dans une seconde période, il s'est proposé de joindre à la désinfection l'antisepsie, c'est-à-dire de ne pas seulement neutraliser les poisons putrides formés, mais de prévenir même les fermentations microbiennes qui engendrent les produits toxiques. Au charbon, il associa l'iodoforme et la naphtaline, antiseptiques très peu solubles. Chaque jour le malade prenait un mélange de 100 grammes de poudre de charbon végétal, 1 gramme d'iodoforme, le tout assez finement pulvérisé pour représenter une surface de 60 mètres carrés et 5 grammes de naphtaline ; ces trois substances étaient mêlées à 200 grammes de glycérine (et à 50 grammes de peptone qui servaient de base à l'alimentation). Le tout formait un magma noir, semi-liquide, qu'on donnait à la dose d'une cuillerée toutes les deux heures dans un tiers de verre d'eau.

Tous les trois jours un purgatif salin (15 grammes de sulfate de magnésie) est administré méthodiquement ; matin et soir le gros intestin est déblayé régulièrement par un lavement froid de 500 grammes d'eau contenant 0 gr., 50 d'acide phénique.

Chez les enfants, on ne doit pas employer l'acide phénique qui peut causer un collapsus inquiétant. L'eau boriquée à 4 0/0, la liqueur de Labarraque nous ont donné de bons résultats.

S'avançant de plus en plus dans la voie de l'antisepsie vraie, qui peut tenir lieu de la désinfection, puisqu'elle prévient l'infection, M. Bouchard a fini par renoncer au charbon.

Il a donné simultanément la naphtaline et le salicylate de bismuth, la seconde de ces substances ayant pour utilité principale de servir à attester la réalisation de l'antisepsie.

Le dernier progrès apporté par M. Bouchard à sa méthode a consisté dans la substitution du naphtol B à la naphtaline, ainsi que nous l'avons dit plus haut. Les garde-robes des typhiques traités ainsi sont d'un vert foncé, ressemblant à une purée d'épinards ou d'oseille, sans aucune odeur fécale, sentant seulement une légère odeur de marée ou de benzine; leur toxicité est considérablement diminuée, ainsi que le prouve l'injection intra-veineuse de l'extrait de ces matières faite au lapin, et les microbes ne s'y trouvent qu'en très faible quantité.

Il est difficile de faire, dans l'abaissement considérable du taux de la mortalité que M. Bouchard doit à sa méthode, la part qui revient à l'antisepsie intestinale, puisque M. Bouchard a toujours employé concurremment une méthode de balnéation particulière, la quinine, le calomel et une diététique spéciale. Cependant il est probable que c'est à l'antisepsie intestinale qu'il y a lieu d'accorder le bénéfice de la disparition de plusieurs symptômes fâcheux, les plus caractéristiques de l'état typhique, sécheresse de la langue, fuliginosité des dents et des lèvres, stupeur, météorisme.

Bien que la fièvre typhoïde chez l'enfant, au-dessus de deux ans, soit infiniment moins grave que chez l'adulte et que, avec toute thérapeutique comme sans thérapeutique, la guérison soit la règle, les médecins qui ont été convaincus de l'importance de l'antisepsie intestinale se sont fait un devoir de l'appliquer à la thérapeutique infantile. C'est ce qu'a fait M. Legroux dans son service de l'hôpital Trousseau, c'est ce que nous avons fait nous-même, à la Clinique des maladies des enfants, avec l'autorisation de notre maître M. le professeur Grancher, sur les petits malades confiés à nos soins. Les résultats de la pratique de M. Legroux ont été exposés dans la thèse de M. J. Para (1) « M. Legroux formule :

Naphtol..........................
Salicylate de bismuth.............. } ââ 2 gr. 50 centigr.

diviser en 10 paquets. — Un paquet toutes les deux heures.

(1) *De l'antisepsie intestinale dans la fièvre typhoïde chez l'enfant.* — Paris, (15 décembre 1887).

Chaque paquet contient 25 centigrammes de chacune des deux poudres.

On peut faire prendre ces paquets soit dans du pain azyme, et ce mode convient de préférence aux enfants déjà âgés, capables d'avaler facilement un médicament qu'on leur présente, soit simplement dans un peu de lait sucré, en délayant bien dans une cuillerée à bouche ou un gobelet la petite quantité de poudre à faire prendre. On peut aussi masquer le léger goût du médicament, en le donnant à l'enfant dans une cuillerée de la potion de Todd... M. Legroux commence le traitement en administrant au malade le jour de son entrée 30 à 60 centigrammes de calomel, suivant l'âge, en deux ou trois prises.

M. Legroux n'associe pas toujours les deux médicaments. Il ne donne que le naphtol si la diarrhée est modérée, y adjoint le salicylate de bismuth, si les selles sont très abondantes ; si l'enfant a de la tendance à la constipation, au naphtol il associe le salicylate de magnésie et revient de temps à autre aux prises de calomel. « Les résultats avantageux de ce traitement sont immédiats, conclut M. Para. Ils portent sur l'intestin d'abord, sur l'état général ensuite.

« On peut les résumer en disant : diminution, désinfection des selles, diminution ou suppression du météorisme intestinal, amélioration de l'état buccal, atténuation des accidents nerveux, diminution de l'albuminurie, abréviation de la convalescence ; rareté des accidents dits critiques de la fièvre typhoïde, tels que phlegmon, furoncles, suppurations diverses, qui sont le plus souvent les résultats d'infections microbiennes secondaires et que l'asepsie de l'intestin prévient. »

A notre connaissance, M. de Beurmann, médecin des hôpitaux, et son interne M. Hillemand, convaincus l'un et l'autre de l'importance de l'antisepsie intestinale, l'ont appliquée à l'hôpital Trousseau en 1886 au cours d'une importante épidémie de fièvre typhoïde, et n'ont eu qu'à s'en louer,

Quant à nous, depuis le commencement de 1886, nous avons soumis tous nos typhiques à l'antisepsie intestinale, et sur soixante-douze cas, dont huit en ville, sur des sujets de dix-huit mois à trente ans, nous n'avons eu qu'un seul décès par perforation intestinale. Nous donnons la naphtaline associée au salicylate de bismuth et à la magnésie, en faisant varier les proportions de ces médicaments suivant que prédomine la putridité des selles, la diarrhée ou la tendance à la constipation.

Ces substances sont en suspension dans un julep gommeux, dont on donne au malade une cuillerée toutes les deux heures, c'est-à-dire dix fois par vingt-quatre heures (il faut avoir soin d'agiter chaque fois la bouteille). On administre en outre matin et soir un grand lavement d'eau boriquée à 4 0/0 ; toujours, au début du traitement, on donne 15 grammes de sulfate de soude et ce purgatif est réitéré en général tous les trois jours. Jamais la langue n'est sèche, la stupeur est exceptionnelle et le délire est très rare. Le ventre n'est guère météorisé et les garde-robes n'ont aucune odeur fécale. C'est-à-dire que j'ai constaté tous les avantages signalés par M. Bouchard et que j'avais appris à apprécier sur les malades de son service de Lariboisière quand j'avais l'honneur d'être son interne.

Je veille, bien entendu, à l'exécution rigoureuse de toutes les précautions hygiéniques classiques : lavages antiseptiques des fesses et des organes génitaux après chaque garde-robe, lavages de la cavité buccale, des fosses nasales, bon fonctionnement de la peau, alimentation réparatrice, mais liquide et de digestion facile, etc.

Je dois ajouter enfin que j'emploie aussi, dès que la température s'élève, le sulfate de quinine, comme M. Bouchard, mais à des doses plus élevées proportionnellement que celles qu'il a adoptées pour les adultes, me conformant ainsi à la méthode que M. Grancher a formulée dans ses leçons cliniques sur le traitement de la fièvre typhoïde des enfants, méthode que M. Joffroy employait déjà avec succès dans le même service de la clinique, pendant qu'il en était chargé à titre intérimaire. J'indiquerai les détails complémentaires, en revenant sur ce point à propos de l'antisepsie du milieu intérieur, convaincu que la quinine agit dans la fièvre typhoïde comme un antiseptique presque spécifique.

Entérites ulcéreuses diverses et infectieuses.

Nous avons donné dans la fièvre typhoïde l'exemple le plus frappant de ce que peut l'antisepsie pour la guérison des maladies dans lesquelles l'intestin est le siége d'un processus ulcéreux et de fermentations putrides excessives. Nous nous contenterons d'en citer d'autres où l'antisepsie intestinale sera employée avec moins d'avantages sans doute, parce qu'on ne pourra obtenir la guérison définitive, mais du moins obtiendra-t-on quelque amélioration et retardera-t-on l'évolution fatale.

Telle est la *diarrhée des tuberculeux* entretenue par les ulcérations bacillaires, la diarrhée des *urémiques*. Nous dirons tout à l'heure que dans l'urémie on obtient, en réalisant l'antisepsie intestinale, un grand bénéfice, celui de diminuer la source des poisons formés dans l'intestin, absorbés par le sang et que le rein n'élimine plus.

Nous ne dirons qu'un mot des résultats de l'antisepsie intestinale dans le *choléra*. M. Bouchard a montré qu'ils n'étaient pas meilleurs que ceux de toute autre thérapeutique, la cause des accidents étant vraisemblablement l'intoxication rapide de tout l'organisme par un poison soluble que fabriquent les bacilles virgules de Koch.

Je ne sais ce que pourrait donner l'antisepsie intestinale dans la *diarrhée de Cochinchine*. Nos confrères de la marine nous renseigneront bientôt sans doute sur ce point.

ANTISEPSIE DANS LES MALADIES DU GROS INTESTIN.

Nous passerons maintenant à l'énumération de plusieurs affections du gros intestin auxquelles l'antisepsie est applicable.

Ici nous sommes à même de réaliser l'antisepsie de surface d'une façon plus précise encore que dans les affections de l'intestin grêle. Grâce aux irrigations intestinales, nous pouvons faire la médication antiseptique topique et nous devons entrer dans quelques détails sur les ressources que celle-ci nous offre. Qu'il s'agisse d'une typhlite, d'une côlite ou d'une rectite, simple ou spécifique, catarrhale ou ulcéreuse, nous avons le plus grand parti à tirer de l'emploi des lavements, à la condition que nous saurons nous en servir.

L'art de prendre des lavements.

Lasègue a dit à propos du lavement : « C'est une médication pour laquelle je ne peux me défendre d'une profonde admiration : je veux plaider sa cause et le réhabiliter : tout son malheur provient de ce qu'il est comme une chose dont on se cache, dont on rougit par une fausse pudeur. Le lavement est un agent thérapeutique admirable, parce qu'avec lui on peut mettre en œuvre les médications les plus nombreuses et les plus variées. Suivant la quantité du liquide, sa qualité, son degré de propulsion, sa température, la durée de sa conservation par le rectum, le lavement a les propriétés médicatrices les plus différentes.

En faisant varier ces éléments et en les combinant de diverses manières, on peut remplir les indications les plus dissemblables : le lavement peut servir à l'absorption des médicaments et des aliments ; il peut servir à la dérivation ; il peut être employé à l'expulsion des matières fécales accumulées ; enfin, il est la médication topique par excellence de l'intestin dont il peut devenir un modificateur puissant. » (1)

Et Lasègue avait bien raison de chanter les louages du lavement ; je partage son enthousiasme.

Mais le lavement ne produit d'excellents effets... que si on *sait* le prendre. Or je prie mes confrères de faire une enquête auprès de leurs clients et de voir combien il y a de personnes qui sachent prendre un lavement. Ayant fait cette enquête, j'en suis demeuré très-surpris. Les trois quarts le prennent debout ou accroupis ; beaucoup avec une quantité de liquide insuffisante s'il s'agit d'un lavement détersif, ou trop considérable s'il s'agit d'un lavement médicamenteux destiné à être absorbé. La plupart des gens ouvrent trop le robinet de l'irrigateur ou poussent trop fort d'emblée le piston de la seringue : le jet de liquide, trop chaud ou froid, lancé avec trop de violence, provoque aussitôt des contractions expultrices du rectum et le lavement ne pénètre pas ou ressort presque immédiatement. Enfin, le lavement pris, il y a des gens qui ne savent pas le garder.

Il n'est donc pas superflu de rappeler à nos confrères qu'ils feront bien, quand ils prescrivent un lavement, d'expliquer au malade minutieusement comment il doit opérer, de préciser exactement la quantité du liquide, sa température.

Malheureusement dans beaucoup de familles on ne possède qu'un irrigateur de trop petite dimension, tandis qu'il serait le plus souvent utile d'avoir un irrigateur pouvant contenir un litre.

Si l'irrigateur est de moindre capacité, et qu'on veuille obtenir l'effet détersif, il faudra prescrire au patient de remplir l'irrigateur une et deux fois au besoin, et de s'injecter le contenu sans retirer la canule de l'anus. Il doit, bien entendu, avant de faire remonter la crémaillère, fermer le

(1) *Études médicales*, t. II, De la constipation.

robinet. Il n'y a pas de futiles recommandations en pareille matière.

On doit en général n'ouvrir qu'à moitié le robinet quand on commence à prendre le lavement, pour éviter, comme je l'ai dit, la surprise du rectum et sa réaction expultrice. Quand une partie du liquide a déjà pénétré et que l'ampoule rectale est pleine, il y a lieu, au contraire, d'ouvrir largement le robinet afin d'augmenter la pression et de faire pénétrer plus avant la masse liquide.

On ne doit jamais prendre un lavement debout ou accroupi, c'est aussi illogique que de boire la tête en bas. La posture la plus favorable est le décubitus rigoureusement horizontal, d'abord couché sur le dos, puis sur le côté droit.

Lasègue disait que la véritable position est celle qui permet la déclivité la plus grande, c'est-à-dire « la posture de l'homme voulant marcher à quatre pattes, la tête touchant presque le sol. »

Je me permets de critiquer cette énonciation, qui peut être juste théoriquement, mais qui me paraît peu pratique : il faudrait alors qu'un aide fît la manœuvre de l'irrigateur, pendant que le patient aurait bien assez à faire de maintenir sa canule en place et de se maintenir lui-même en équilibre dans une posture aussi peu familière à la majorité des bipèdes humains ; or, il est beaucoup de circonstances où on prend son lavement dans la solitude, soit par nécessité...., soit par goût. D'ailleurs si un vieux praticien peut tout dire, un jeune médecin aura de la peine à se faire prendre au sérieux par une dame, jeune ou vieille, s'il lui propose de se mettre à quatre pattes, la tête en bas, pour se faire administrer un lavement.

Encore est-il que, même dans l'attitude qu'il recommande, Lasègue ne pense pas que le liquide puisse aller au-delà de l'S iliaque. « La dilatation ampullaire du rectum, dit-il possède une capacité d'extension très considérable ; le demi-

litre chassé par l'irrigateur Eguisier ne va jamais au-delà...
La véritable barrière des apothicaires n'est pas la valvule
iléo-cœcale ; elle se trouve au commencement du côlon ascendant .»

J'opposerai à l'opinion de Lasègue sur le point où peut
pénétrer le lavement et l'attitude à conseiller au patient des
expériences concluantes de Marshall-Hall rapportées dans
la thèse de Colson « Sur le vivant, Hall a fait pénétrer
jusqu'à cinq pintes (4 litres 65) d'un liquide huileux, et la
percussion a permis dans ce cas de reconnaître la présence
de ce liquide dans toute l'étendue de l'intestin. Dans une
autre expérience, faite sur un jeune homme, qui fut placé
horizontalement sur le côté gauche, on fit pénétrer d'abord
trois pintes (2 l. 79) de liquide ; puis, comme l'injection ne
pouvait aller plus loin, on reconnut que le liquide avait
pénétré jusqu'à l'union des côlons transverse et descendant.
On plaça alors le sujet sur le côté droit ; on put constater,
par la percussion, que le liquide passait dans le côlon transverse et ascendant et l'on put faire alors pénétrer trois nouvelles pintes de liquide (2 l. 79). Enfin je m'appuie sur un
nombre imposant de cas où j'ai constaté, en faisant prendre
le lavement devant moi avec une quantité de liquide suffisante, que celui-ci dépasse certainement le côlon transverse.
Mais il n'y faut pas songer bien entendu avec le demi-litre
dont parle Lasègue ; il faut en général injecter chez l'adulte
un litre au moins et de la façon que j'ai dite.

Lasègue, n'admettant pas que le lavement pût dépasser
l'S iliaque, expliquait de la façon suivante que, malgré cette
faible pénétration, le lavement pût aider le gros intestin
tout entier à s'exonérer : «Pour montrer, dit-il, que l'action
du lavement s'étend bien au delà du point où le liquide
pénètre et que cette action est subordonnée à la qualité et à
la quantité, je rappellerai qu'un simple verre d'eau sucrée
administré par les voies inférieures dans le tube intestinal

peut donner lieu à des coliques vives qui se répandront
plus ou moins loin. »

Établissant ensuite un parallèle piquant, mais inexact à
ce qu'il me semble, entre la muqueuse intestinale et la
muqueuse bronchique, le spirituel vieux maître ajoute : « Il
est entré dans la mode, qui est une puissance thérapeutique
de premier ordre, de faire des inhalations bronchiques ; on
a imaginé un petit appareil destiné à envoyer une douce
vapeur d'air dans la bouche, avec l'espérance qu'elle pénétre-
rait dans les bronches. C'est là une illusion, elle n'y pénètre
pas plus que le lavement dans le gros intestin ; et cependant,
ces pulvérisations sont un très bon modificateur ; car elles
agissent à distance par propagation aux régions voisines de
leur action sur les points avec lesquels elles sont en contact.
Le lavement agit de même sur tout le gros intestin en ne
touchant que la portion rectale. » Il n'est pas légitime de
comparer les inhalations de vapeur aux injections de liquide,
et je persiste à croire, malgré Lasègue, que l'action du lavement évacuateur est subordonnée plus encore à la quantité
qu'à la qualité.

Je conseille donc à mes malades, quand je veux leur faire
prendre un lavement détersif, de se placer d'abord sur le
dos dans la position rigoureusement horizontale, sans oreiller ni traversin sous les épaules (on peut laisser l'oreiller
sous la nuque et l'occiput aux obèses qui sont incommodés
d'avoir la tête sur le même plan que le tronc) ; puis, quand
trois quarts de litre de liquide ont pénétré dans l'intestin,
ils se tournent doucement sur le côté droit en continuant
l'injection, et ils ont souvent alors eux-mêmes la sensation
du passage du liquide dans les parties transverse et ascen-
dante droite du côlon et jusque dans le cæcum. Le lavement
pris, le patient doit rester quelques minutes immobile, la canule demeurant dans l'anus, en contractant volontairement
son sphincter ; puis la canule est retirée doucement.

Quand le besoin d'expulsion n'est pas irrésistible, il est utile de faire doucement avec la paume de la main le massage de la région abdominale correspondant au côlon et au cæcum pour aider le liquide à s'insinuer dans les bosselures du côlon, à imbiber les masses fécales durcies et à les détacher peu à peu des parois intestinales auxquelles elles adhéraient. Ces frictions éveillent généralement aussi les contractions péristaltiques de l'intestin et le besoin d'évacuer le lavement, besoin auquel il est temps alors de laisser le malade donner satisfaction. — Le choix de la canule est important ; les meilleures, quand on veut bien irriguer le gros intestin, sont de longues canules demi-molles qu'on peut faire pénétrer assez haut, à la condition que l'ampoule ne soit pas complètement obstruée par une masse dure contre laquelle vient buter la canule. Dans ce cas, le doigt ou la curette doivent intervenir au préalable pour dégager les abords. Un procédé qui, parfois, vaut mieux que l'irrigateur Eguisier, c'est l'entéroclysme de Cantani ; on peut le simplifier beaucoup avec un tube en caoutchouc qui a la longueur, le calibre et la consistance du tube de Debove pour le lavage de l'estomac, qu'on introduit aussi haut que possible dans le rectum et qu'on met en communication avec un grand entonnoir dans lequel on verse au fur et à mesure autant de liquide qu'on veut ; on augmente la pression à son gré, suivant la hauteur à laquelle on élève l'entonnoir.

Cette digression n'est peut-être pas un hors-d'œuvre inutile. Je reviens aux lavements antiseptiques : il est une foule d'états morbides dans lesquels l'irrigation libérale du gros intestin avec des liquides antiseptiques rend les plus grands services, d'une part en neutralisant et en évacuant les nombreuses substances toxiques qui séjournent dans le gros intestin et sur lesquelles s'opère une résorption active, surtout si les matières sont demeurées liquides ou molles ; d'autre part en modifiant la muqueuse qui est souvent ulcérée. Le meilleur antiseptique en pareil cas est celui qui n'est pas toxique, et je donne la préférence au borate de soude, qui, additionné d'un peu de teinture de benjoin et quelquefois d'alcool camphré, combat l'effet irritant des garde-robes acides ou putrides sur la muqueuse.

Suivant les cas, la plupart des antiseptiques pourront être utilisés en lavements : acide borique, phénique, permanganate de potasse, hyposulfite de soude, hypochlorite de chaux, nitrate d'argent, iode, etc... Il ne faut pas perdre de vue ce point, que la muqueuse du gros intestin offre une surface d'absorption considérable, même recouverte de son épithélium, à plus forte raison desquamée et ulcérée. En employant un antiseptique en lavement, on aura donc égard à sa toxicité. Nous avons déjà, par exemple, dit que nous réprouvions absolument les lavements phéniqués chez les enfants, si exposés au collapsus par l'intoxication phénique.

Typhlite.

M. Bouchard a signalé et j'ai observé souvent une complication de la dilatation de l'estomac, c'est la typhlite.

La typhlite survenant chez les individus atteints de dilatation de l'estomac (typhlite des dilatés) présente quelques caractères spéciaux. Un sujet, qui se plaint depuis longtemps de phénomènes dyspeptiques avec prédominance de douleurs pendant la digestion intestinale, qui a des alternatives de constipation et de diarrhée, mais qui le plus souvent a des garde-robes rares et semi-liquides, en purée, très acides et habituellement fétides, éprouve à un certain moment une recrudescence de troubles digestifs, à l'occasion d'écarts plus accentués dans l'hygiène alimentaire (irrégularité des heures de repas avec sa conséquence, repas trop copieux et trop précipités par suite de l'appétit excessif qu'on a en se mettant à table). Il s'y joint aussi quelquefois une fatigue physique plus grande (marche forcée, ascension d'étages nombreux, station debout prolongée).

Un beau jour, de fortes douleurs abdominales éclatent, d'abord généralisées, puis limitées au trajet du côlon et enfin circonscrites au cœcum ou à l'angle typhlo-côlique. Le malade est obligé de s'aliter.

On constate dans la fosse iliaque droite un empâtement assez régulièrement cylindrique, qui peut ensuite s'étendre latéralement. Il n'est pas rare qu'on puisse provoquer des gargouillements au niveau du cœcum ; on sent qu'il n'y a pas obstruction absolue ; mais les parois intestinales manquent de souplesse ; elles sont le siége d'une sorte d'infiltration mollasse.

On peut penser que le mécanisme des accidents morbides est le suivant : érosions de la muqueuse intestinale dans le point déclive où elle se trouve le plus longtemps en contact avec les matières fécales acides, irritantes, riches en acides gras, en acide acétique, en résidus des fermentations putrides : puis lymphangite et infiltration inflammatoire des parois intestinales, qui déjà sont souvent flasques, peu contractiles, par suite de la débilité habituelle, congénitale ou acquise, de toute la musculeuse du tube digestif chez les personnes atteintes de dilatation de l'estomac.

La typhlite des dilatés n'est en général pas très longtemps douloureuse ; mais les phénomènes d'auto-intoxication par résorption du contenu putride de l'intestin y jouent un rôle important en produisant des troubles nerveux assez accentués, céphalée, insomnie, vertiges, accablement, etc.

Elle peut se compliquer de pérityphlite, peut-être par extension d'une lymphangite et d'une adéno-lymphite, commandées par les érosions qui peuvent exister dans l'intestin.

Sa durée n'a rien de fixe, elle est subordonnée au traitement, dans lequel l'antisepsie joue un rôle capital, à l'hygiène alimentaire et au repos.

Le traitement, que M. Bouchard nous a indiqué et que l'expérience nous a montré le meilleur, comprend :

1º Calmer la douleur. Si celle-ci est très aiguë au début, l'injection de morphine peut être nécessaire ; il suffit souvent d'une couche épaisse d'onguent napolitain belladoné, recouverte d'un grand cataplasme très chaud.

2º Déterger et rendre aseptique le gros intestin par de grandes irrigations intestinales faites deux fois par jour avec un litre au moins d'eau à 38º, à laquelle on ajoutera :

 Borate de soude. .... 5 grammes,

Et deux ou trois cuillerées à café du mélange suivant :

 Teinture de benjoin...................... } àà
 Alcool camphré........................ }

Les irrigations doivent être faites avec beaucoup de lenteur.

3º Le repos doit être absolu.

4º On usera peu des purgatifs et seulement des plus doux (magnésie dans de l'eau sucrée par exemple).

5º Comme régime alimentaire, le lait d'abord coupé d'eau alcaline, et en petites quantités à la fois, plus tard additionné de jaune d'œuf ; en somme, une alimentation laissant peu de résidus et donnant peu de prise aux fermentations intestinales, qu'on peut d'ailleurs réduire au minimum en instituant simultanément l'antisepsie du tube digestif par la voie gastrique.

Côlite. — Dysenterie.

Dans les diverses espèces de côlite on utilisera avec profit les irrigations intestinales antiseptiques.

Nous les employons avec succès dans les catarrhes aigus et chroniques du gros intestin, si fréquents chez les enfants vicieusement alimentés.

Quant à la dysenterie, bien que nous n'ayons qu'une faible expérience sur ce point, parce que cette affection se montre rarement dans nos pays sous ses formes les plus graves, nous pensons que les lésions de cette côlite ulcéreuse spécifique ne peuvent qu'être favorablement influencées par les irrigations antiseptiques.

Nous rappellerons que le calomel a été employé avec certains succès dans la dysenterie par les médecins anglais dans l'Inde. Marche en 1881 a essayé le bichlorure de mercure à très faibles doses. Delioux de Savignac recommandait les lavements de poudre de charbon, de liqueur de Labarraque ; M. Fernand Roux (1) préconise surtout les premiers en y ajoutant un peu de glycérine; peut-être, ajoute-t-il, pourrait-on également employer l'iodoforme. Il cite l'opinion de Dominicis qui vante l'injection dans le rectum d'huile, puis d'une solution chloralée et phéniquée.

« Bourdon a recommandé les lavements avec l'ipéca. On fait infuser 10 gr. de poudre dans 120 gr. d'eau ; on décante et on verse de nouveau la même quantité d'eau sur la poudre. La même opération est renouvelée une troisième fois. On mélange les trois infusions et on les donne en lavement en une seule fois. Les lavements d'ipéca ont été aussi vantés par Chouppe. Ils peuvent être utiles chez les enfants, mais je les considère comme bien inférieurs à la méthode brésilienne » (F. Roux).

Lemoine dit dans sa thèse sur l'Antisepsie médicale: « La dysenterie, dont les récentes recherches de Prior tendent à démontrer l'origine microbienne, sera certainement modifiée avantageusement par les antiseptiques, quand on les emploiera contre elle avec méthode. L'ipéca, qui dans certains cas est aussi efficace contre elle que la quinine dans la malaria, nous paraît agir surtout comme parisiticide ».

On a donné l'acide salicylique, la créosote (une goutte

(1) *Traité pratique des maladies des pays chauds*, G. Steinheil, 1887.

toutes les deux heures dans une potion gommeuse, Elmer), la naphtaline (Novikoff, 1886).

Dans la dysenterie chronique, les médicaments antiseptiques qui ont été essayés sont le mercure (pilules de Segond), l'essence de térébenthine (Fayrer, Ralfe). On a donné des lavements au nitrate d'argent (Stephen Mackensie, D. de Savignac), des lavements iodés (10 gr. de teinture d'iode et 1 gr. d'iodure de potassium pour 250 gr. d'eau, Delioux de Savignac), des lavements à l'acide tannique, au perchlorure de fer (Gallico), à l'alun, à l'acétate de plomb, etc.

Notre ami, le Dr Fouquet (du Caire), nous a remis une note sur l'emploi des lavements boriqués tièdes ou chauds qu'il a employés avec succès contre la dysenterie aiguë et chronique à l'aide d'une sonde à double courant, communiquant avec un réservoir qui contient 3 à 4 litres d'une solution saturée d'acide borique à la température de 30 à 32 degrés centigrades. — Le malade est couché sur le bord du lit de façon à ce que le liquide puisse facilement s'écouler dans un vase placé ad hoc. « Lorsque le ténesme est très intense, je fais l'injection beaucoup plus chaude, mais je n'ai jamais dépassé 42 degrés centigr. et dans tous les cas je la pousse très doucement. Cette injection doit être répétée au moins toutes les huit heures. Toutes les fois que j'ai eu recours à ce procédé, l'amélioration de l'état des malades a été immédiate, le plus souvent le ténesme a été diminué par le premier lavement et il a disparu au bout de trois ou quatre lavements. Les garde-robes deviennent moins fréquentes, la soif et la fièvre diminuent. — La guérison a toujours dans ces cas été rapide. Dans les cas de moyenne intensité elle est survenue du 4e au 6e jour. »

Rectite.

« Le rectum peut devenir le siége de résorption de produits septiques.

Renaut vient de publier à ce sujet un fait des plus intéressants (1). Il s'agit d'une syphilitique atteinte d'un syphilome rectal, qui avait amené un rétrécissement considérable de ce conduit et déterminé de nombreuses ulcérations à sa surface. Celles-ci servirent d'entrée à des germes septogènes et pyogènes, et la malade présenta alors tous les symptômes d'une infection générale à manifestations multiples sur les articulations, l'endocarde, les muscles et le rein, véritable pseudo-rhumatisme infectieux avec tendance à la suppuration.

La connaissance de l'origine de la maladie dicta le traitement. Il consista à désinfecter le rectum par des injections de liqueur de Van Swieten, en lavant largement la surface absorbante. Ce traitement antiseptique eut des effets merveilleux, la température tomba, et en trois jours toute trace de la maladie infectieuse avaient disparu ».

Dans les cas de complications inflammatoires des varices hémorrhoïdales, de fistules ano-rectales avec abcès, l'antisepsie du rectum devra toujours être l'objet des préoccupations du médecin.

(1) Des accidents parasyphilitiques, *Annales de Dermatologie*, 1885, in thèse de Lemoine.

ANTISEPSIE INTESTINALE DANS LES MALADIES QUI ENTRAVENT
LES FONCTIONS DU FOIE ET DES REINS ;
CONTRE LES ACCIDENTS ATAXO-ADYNAMIQUES DES FIÈVRES.

En dehors des maladies localisées au tube digestif ou qui ont leur point de départ en lui et dont nous avons parlé dans les pages précédentes, l'antisepsie intestinale pourra être encore employée avec avantage dans toutes les maladies où le fonctionnement imparfait des émonctoires expose l'organisme à l'auto-intoxication. Il ne s'agit pas seulement des maladies infectieuses portant leur action sur le foie ou les reins, mais de tous les cas où ces deux organes de protection cessent de fonctionner normalement, soit parce que leurs éléments présentent des altérations anatomiques, soit parce que leur fonction est simplement suspendue.

La fonction du rein est d'éliminer les poisons qui circulent dans le sang, et dont la rétention constitue un danger immédiat pour l'organisme. Parmi ces poisons il faut faire entrer en ligne de compte ceux qui, fabriqués dans l'intestin par les microbes, sont absorbés par les vaisseaux-porte. Ces poisons, d'ordinaire le foie les arrête, les détruit ou les neutralise en grande partie probablement à l'aide de sa fonction glycogénique (G.-H. Roger). Enfin ceux qui franchissent la barrière hépatique, s'éliminent par l'émonctoire rénal.

Mais, si le foie perd sa propriété d'arrêter ou de neutraliser les poisons, si le rein n'élimine plus qu'une trop petite partie des poisons charriés par le sang, il n'est pas indifférent que plus ou moins de poison soit fabriqué dans l'intestin par les microbes et pénètre dans la circulation générale.

Or le foie peut être altéré d'une façon plus ou moins durable par des lésions cellulaires primitives ou secondaires aux lésions de la trame conjonctive et des vaisseaux ; il suffit même qu'il y ait de la fièvre, de l'hyperthermie pour que la fonction glycogénique soit interrompue et corrélativement sa fonction de protection suspendue. Dans tous ces cas il est logique de diminuer autant que possible la source des poisons fabriqués dans l'intestin par les microbes.. L'antisepsie intestinale nous en donne le moyen.

Nous ferons donc l'antisepsie intestinale dans les maladies du foie, dans l'hépatite suppurée, dans les ictères et surtout l'ictère grave, dans les cirrhoses .

Nous la ferons dans les fièvres caractérisées par l'élévation considérable et durable de la température toutes les fois que pour une cause quelconque nous constaterons cet ensemble de symptômes dits ataxo-adynamiques, cortège banal de tant d'états morbides primitivement dissemblables, depuis le phlegmon diffus jusqu'à la fièvre typhoïde en passant par la pneumonie et l'infection puerpérale. Ces accidents ataxo-adynamiques, stupeur, sécheresse de la langue, fuliginosités, soubresauts tendineux, carphologie, à qui une thérapeutique symptomatique aussi banale qu'impuissante oppose, d'une façon incohérente et au jour le jour, alternativement les bromures, le chloral et l'opium ou l'alcool, l'éther, l'extrait de quinquina, — nous les enrayerons plus vite et plus sûrement, ou, ce qui est mieux encore, nous les préviendrons en instituant de bonne heure et en maintenant l'antisepsie intestinale.

Dans cet état morbide où le rein altéré par une néphrite primitive ou secondaire cesse d'éliminer en un temps donné une quantité de poison égale à celle que l'organisme a reçue ou fabriquée pendant le même temps, dans l'urémie, une des sources du poison est l'intestin avec ses produits toxiques engendrés par la vie microbienne. Ici encore nous utiliserons avec succès, à l'exemple de M. Bouchard, l'antisepsie intestinale.

L'antisepsie intestinale contre la furonculose.

Dans la séance du 12 janvier 1888 de la Société clinique, M. Bouchard a cité des cas où une éruption furonculeuse a été arrêtée par l'antisepsie intestinale. Déjà, dans des conversations particulières, il nous avait signalé l'utilité de cette médication, et quelques semaines auparavant nous avions eu l'occasion de l'appliquer avec succès.

Un de nos amis venait nous consulter pour un furoncle très volumineux du cou, dont le bourbillon commençait à s'éliminer ; deux ans auparavant, il avait eu une éruption de plus de cinquante furoncles qui avait, pendant près de trois mois, empoisonné son existence (le mot ne paraîtra pas trop fort à quiconque aura été obligé de vaquer à des occupations actives en portant sur son corps plusieurs furoncles en voie d'évolution) ; aussi l'apparition de ce premier furoncle, dans le voisinage duquel commençait à s'acuminer un second assez volumineux, mais encore dur, effrayait-elle beaucoup mon malade.

Je lui prescrivis à la fois une antisepsie locale rigoureuse et, comme il présentait des signes non douteux de troubles digestifs, l'antisepsie intestinale. Sur le furoncle en pleine suppuration et sur celui qui commençait à pointer, je fis appliquer en permanence une large rondelle d'emplâtre de Vigo cum mercurio, qui devait être changée deux fois par jour ; à chaque fois, toute la région était lavée avec une solution chaude de sublimé à 1 p. 1000.

Simultanément, le malade a pris chaque jour 1 gr. 50 de naphtol, de salicylate de bismuth et de magnésie, le tout administré en cinq cachets médicamenteux à intervalles égaux ; c'est-à-dire que, environ toutes les quatres heures, le temps du sommeil excepté, il avalait un cachet contenant :

Naphtol β.....................)
Salicylate de bismuth.......... } ââ 0 gr. 30 centigr.
Magnésie anglaise.............)

Huit jours après, mon malade revint. Le premier furoncle, naturellement, était cicatrisé; mais, à la grande surprise et à la grande joie de mon ami, qui, instruit par ses malheurs passés, avait prévu une nouvelle iliade de maux, aucun nouveau furoncle n'était apparu. En outre, ce qui me surprit, moi, davantage, le second furoncle, dont la suppuration m'avait paru inévitable, avait avorté et ne persistait plus qu'à l'état de noyau induré en voie de résolution, c'est-à-dire moins gros de moitié que huit jours auparavant.

Je fis continuer l'antisepsie intestinale et je restreignis l'antisepsie locale à des lavages deux fois par jour de tout le cou et des régions voisines avec une solution saturée d'acide borique (4 p. 100) chaude. Le traitement fut observé strictement pendant une autre semaine, puis cessé. Aucun furoncle nouveau ne s'était montré; on avait peine à retrouver, sous forme d'une insignifiante induration, la place de celui qui avait avorté.

Est-ce à l'antisepsie intestinale qu'en cette circonstance il est légitime d'attribuer l'arrêt de la poussée furonculeuse, ou bien à l'antisepsie locale? Je ne saurais le dire. Dans les cas cités par M. Bouchard, l'antisepsie locale n'avait pas été négligée non plus, bien qu'elle eût été faite moins rigoureusement; la démonstration n'est donc pas péremptoire.

La conviction absolue de l'efficacité de l'antisepsie intestinale découlerait sans doute de l'observation de cas où à elle seule elle arrêterait une éruption furonculeuse. Mais, si, ayant fait l'antisepsie intestinale, on voyait d'autres furoncles apparaître dans la même région que les premiers, il n'en résulterait pas la preuve de son inefficacité; car, une fois les microbes pyogènes cantonnés dans les glandes cutanées d'une région, ils peuvent, en se semant de proche en proche par inoculation locale, engendrer de nouveaux furoncles. Si, au contraire , l'antisepsie intestinale étant faite, ainsi que l'antisepsie locale, il ne survient plus aucun furoncle dans d'autres régions éloignées, on peut être en droit d'attribuer à la première le mérite d'avoir mis fin à l'infection supposée d'origine intestinale.

Bref, la question demeure encore obscure jusqu'à plus amples études. Pour moi, je suis absolument convaincu que le traitement de la furonculose requiert d'abord, de nécessité absolue, une antisepsie locale rigoureuse, telle que je l'ai formulée plus haut (emplâtre mercuriel occlusif et protecteur des parties voisines, lotions chaudes fréquentes au sublimé d'abord, à l'acide borique ensuite); secondement, j'incline à croire à l'utilité de l'antisepsie intestinale par le naphtol et le salicylate de bismuth à petites doses fréquemment répétées, suivant la méthode de mon maître. A l'avenir de juger l'importance respective des deux méthodes.

On nous demandera peut-être comment l'antisepsie intestinale peut contribuer à arrêter la furonculose. Le microbe pathogène ne vient pas de l'intestin, mais de l'extérieur. Les microcoques, qui s'introduisent dans les glandes cutanées et provoquent la réaction inflammatoire des parties voisines, vont ensuite contagionner d'autres glandes ; tel est le mécanisme de la reproduction des furoncles.

Mais la peau de tous les individus n'est pas également propice à cette pullulation des microbes furonculeux ; outre la glycémie et l'uricémie, qui sont des causes prédisposantes incontestées, l'intoxication chronique d'origine intestinale en est aussi une, et, en arrêtant la production des poisons putrides dans l'intestin, il n'est pas surprenant qu'on arrête dans certains cas une poussée furonculeuse, comme on y réussit chez un glycosurique en diminuant ou en supprimant sa glycémie par une hygiène appropriée et chez un goutteux en lui donnant du bicarbonate de soude.

CHAPITRE VI

ANTISEPSIE DES SÉREUSES.

SOMMAIRE. — Aperçu sur l'antisepsie des séreuses articulaires et péritonéale. — La pleurotomie antiseptique faite par le médecin. — L'antisepsie et les méningites.

La méthode antiseptique peut être appliquée au traitement de plusieurs manifestations morbides sur les séreuses. Celles-ci sont fréquemment atteintes par les maladies infectieuses. Tantôt il s'agit de maladies primitivement localisées sur elles, telles que la tuberculose locale; dans d'autres cas, les plus nombreux, l'agent infectieux frappe les séreuses secondairement au viscère sous-jacent ou consécutivement à l'infection générale du sang.

L'application de l'antisepsie au traitement des inflammations de certaines séreuses date de longtemps, bien que les chirurgiens d'autrefois ne se soient pas rendu compte de la façon dont leurs injections *modificatrices* dans les séreuses étaient utiles.

Boinet faisait de l'antisepsie sans le savoir quand il injectait de la teinture d'iode dans les articulations et les séreuses.

On peut répéter à propos de l'antisepsie des séreuses ce que M. Bouchard a dit de l'antisepsie du tube digestif. Sur ces vastes surfaces absorbantes, quand on veut faire de la médication topique, il faut employer des corps insolubles, et finement divisés. Car, si on emploie des corps solubles et toxiques, on risque d'empoisonner le patient. Il faut que les replis nombreux de la surface séreuse, les franges synoviales, s'il s'agit d'une articulation, les culs de-sac, s'il s'agit de la plèvre, reçoivent en tout point un peu de la substance antiseptique ; c'est seulement par ce contact intime que l'antisepsie sera réalisée.

Par divers artifices on peut espérer arriver à injecter dans les articulations un antiseptique insoluble, c'est-à-dire, très-peu soluble ; car en réalité il n'y a guère de corps absolument insolubles, mais il paraît jusqu'à ce jour difficile d'agir de même avec les séreuses pleurale et péritonéale.

Expérimentalement nous avons fait un certain nombre de tentatives pour injecter des antiseptiques très peu solubles dans la plèvre, notamment du naphtol. Nous n'avons pas jusqu'ici obtenu de résultat satisfaisant.

Quant à l'antisepsie du péritoine, elle est absolument du ressort du chirurgien, et elle sera exposée dans la deuxième partie de cet ouvrage, ainsi que le traitement antiseptique des affections articulaires.

La pleurotomie antiseptique faite par le médecin.

Lorsque le professeur Dolbeau fut atteint d'une pleurésie purulente (ceci nous a été conté par un de nos chefs), l'opportunité de la pleurotomie fut discutée par les collègues qui le soignaient. Il paraît que Nélaton, son maître, n'avait jamais eu l'occasion de pratiquer cette opération sur le vivant et qu'il aurait même répondu : « C'est une opération qu'on ne propose pas à un chirurgien. » L'opération fut accidentée et émouvante, ce ne fut pas sans trouble que le plus habile chirurgien de l'époque vit battre à un certain moment, sous le tranchant de son bistouri, le cœur d'un collègue qui était aussi son élève et son ami.

Voilà une anecdote assez topique pour caractériser l'état de l'opinion des chirurgiens, il y a quelque quinze ans, sur les indications de la pleurotomie.

Au contraire la pleurotomie est considérée aujourd'hui par presque tous les contemporains comme le vrai traitement curatif de la pleurésie purulente. Il importe donc que la manière de la pratiquer et surtout de soigner ensuite l'opéré devienne familière à tous nos confrères. Si la pleurotomie ne devait être faite que par les chirurgiens, il y aurait impertinence de notre part à insister sur les détails du *Manuel opératoire et des pansements ultérieurs*. Mais nous ne croyons pas que la pleurotomie, sauf dans les cas spéciaux où il sera indiqué de faire une résection costale, doive être réservée aux chirurgiens. Les médecins ne sont pas tous aussi inhabiles de leurs mains que de mauvaises langues voudraient le faire croire, la propreté antiseptique ne leur est pas inconnue, et nous maintenons énergiquement pour eux le droit de guérir seuls dans bon nombre de cas une pleurésie purulente qu'ils ont diagnostiquée.

Je concède, si l'on veut, que la division du travail est une des formes du progrès et que le porteur de stéthoscope agira courtoisement, dans les grandes villes, en invitant le porteur de bistouri à pleurotomiser son client.

Mais il est des circonstances où le médecin n'a pas de chirurgien dans son voisinage ; il en est d'autres où les ressources pécuniaires du client imposent l'économie ; or, il importe qu'en de pareils cas le médecin, s'il a diagnostiqué une pleurésie purulente, ne se laisse pas détourner de pratiquer l'empyème aussitôt que possible par la crainte d'encourir une trop lourde responsabilité.

M. Dujardin-Beaumetz déclare (1) que l'empyème est une opération médicale comme la trachéotomie. D'autres auteurs ont écrit au contraire que, depuis que la pleurotomie était

(1) Leçons de clinique thérapeutique. T. I.

devenue une opération courante, elle était du ressort de la chirurgie. Pourquoi ?

Est-ce parce qu'elle doit être antiseptique ?... Est-il donc impossible au médecin d'être antiseptique, c'est-à-dire d'une propreté méticuleuse ? — Est-ce parce que l'empyème est devenu plus fréquent ?... Mais, s'il est plus fréquent, les médecins seront plus familiarisés avec lui.

J'aurais plutôt compris que le médecin reculât devant une intervention qui l'effrayait, alors que l'empyème était rarement pratiqué. Je comprendrais presque qu'il envoyât quérir aujourd'hui un maître chirurgien pour faire une saignée, tant on en fait rarement ; mais qu'aurait dit Broussais et Bouillaud d'un de leurs élèves qui n'aurait pas saigné lui-même ?

Supposer résolu le diagnostic d'un épanchement purulent dans la plèvre, c'est sous-entendre presque toujours qu'une ponction aspiratrice a été faite ; car, hormis le cas d'une ulcération de la peau, suivie de la formation d'une fistule pleuro-cutanée, le diagnostic de la pleurésie purulente ne peut guère être posé rigoureusement sans ponction exploratrice. Il n'est pas en effet de symptôme pathognomonique : l'œdème de la paroi thoracique, dans lequel on avait eu jadis confiance, n'en mérite qu'une assez restreinte. Notre collègue et ami Barbe, inspiré par M. Dieulafoy, son maître, a montré que l'œdème simple de la paroi thoracique n'est pas pathognomonique de la pleurésie purulente (1), car il s'observe quelquefois dans les pleurésies séro-fibrineuses, où il paraît coïncider avec un épanchement abondant et indique l'urgence de la thoracentèse : l'œdème acuminé, avec tuméfaction fluctuante et réductible par la pression, indique seul la purulence de l'épanchement.

A défaut de signes pathognomoniques, il faut reconnaître

(1) De l'œdème de la paroi thoracique dans les pleurésies non purulentes. — G. Steinheil, éditeur, Paris, 1885.

que l'existence de certaines pleurésies purulentes s'impose par des signes qui frappent du premier coup l'œil du chirurgien lui-même. « Ce sont, dit M. de Saint-Germain, les frissons vespéraux, l'anorexie, les vomissements, l'hecticité. — De même, ajoute-t-il, que, quand je suis appelé pour un croup, je vois qu'il faut opérer quand je constate un tirage marqué ; quand je trouve les signes que je viens de nommer chez un enfant atteint de pleurésie, je fais sans hésiter l'empyème. » Mais si l'on attendait toujours, pour faire la pleurotomie, que l'hecticité fût confirmée, on ne s'éloignerait guère des habitudes anciennes. Le progrès consistant à faire la pleurotomie le plus tôt possible, le diagnostic repose en définitive sur la ponction, qui doit être faite soit dès qu'un épanchement pleural dépasse la quantité moyenne, suivant les préceptes posés par M. Dieulafoy, soit lorsque, avec les signes d'épanchement même médiocrement abondant, l'état général et les commémoratifs sont de nature à faire soupçonner la purulence de l'épanchement.

Bref, la ponction a révélé un épanchement purulent : il n'est pas indispensable de faire l'empyème *hic et nunc*, parce qu'on a vu des cas où, après l'évacuation d'un épanchement purulent, la plèvre avait spontanément cessé de sécréter du pus. Ces cas sont, il est vrai, exceptionnels ; aussi sera-t-il indiqué de faire la pleurotomie le plus tôt possible après qu'une première ponction aura été suivie de la réapparition des signes d'épanchement.

Quelques précautions sont à observer, quand on opère ailleurs qu'à l'hôpital, où un personnel exercé fait tous les préparatifs. Avoir soin de garnir le lit et les parties voisines du parquet d'alèzes et de toile cirée, comme de préparer des cuvettes en quantité suffisante, un seau au besoin ; car on est bien souvent surpris par la quantité inattendue, énorme de pus qui s'échappe d'une plèvre en inondant les alentours du malade. — Les instruments (bistouris, sonde cannelée

pinces hémostatiques, qu'il est indispensable d'avoir sous
la main pour le cas exceptionnel d'hémorragie artérielle,
ciseaux), les éponges (qui, si on en emploie, seront neuves,
auront été passées à l'eau bouillante, et placées jusqu'au
moment de l'opération dans une solution antiseptique). —
L'aisselle aura été rasée, toute la partie correspondante du
thorax savonnée, puis lavée avec la solution antiseptique,
et l'opérateur se sera lavé les mains avec cette solution.

La pulvérisation antiseptique (spray) est employée, quand
on le peut, pendant tout le cours de l'opération et des pansements, le pulvérisateur ne devant pas être à plus de deux
pieds de distance de la plaie. Mais quand les circonstances
obligent à s'en passer, il n'y a pas à le regretter trop, puisque certains auteurs le considèrent comme inutile.

Si le malade est très pusillanime, et que sa dyspnée ne
soit pas excessive au point de faire craindre une syncope, on
peut l'anesthésier : « On cesse de donner du chloroforme
dès que la plèvre est découverte, de façon que le malade
soit réveillé pour la fin de l'évacuation du pus » (Hache) (1).
D'ailleurs, l'opération est si vite faite qu'on pourra le plus
souvent se contenter de l'anesthésie locale par application
d'un mélange réfrigérant ou la pulvérisation d'éther.

M. Dujardin-Beaumetz, dans une conférence de thérapeutique faite à l'hôpital Cochin (2), considère que ces procédés
d'anesthésie locale ont l'inconvénient de déterminer des douleurs vives au moment de la réaction et de provoquer des
hémorrhagies en nappe, quelquefois fort difficiles à arrêter.
Il propose d'utiliser désormais la *cocaïne*, comme il l'a fait
dans un cas où l'incision a été par ce moyen absolument
indolore. « Avec une solution au cinquantième de chlorydrate
de cocaïne, je fais deux injections dans l'espace intercostal
que je vais inciser et sur la ligne tracée au crayon dermo-

(1) *Revue de Chirurgie*, 1884.
(2) *Sur la médication pleurale antiseptique.* (*Bulletin de thérap.*, 15 juin 1885.)

graphique, ligne que doit suivre mon bistouri, je fais une injection d'une seringue entière aux deux points extrêmes de cette ligne et j'ai soin d'étendre avec le doigt le liquide ainsi injecté dans le tissu cellulaire sous-cutané. J'attends cinq à six minutes, puis je procède à l'incision des tissus. »

M. Beaumetz rappelle à ce propos qu'en pratiquant une injection de morphine, lorsque l'incision de la plèvre est terminée et que le malade commence à tousser, on peut modérer les quintes si pénibles et si fatigantes qui suivent l'évacuation rapide de l'épanchement.

Si l'on est conduit à pratiquer l'empyème de nécessité au point où le pus vient faire saillie sous la peau amincie, on est dispensé de discuter le *choix de l'espace intercostal*, mais non de pratiquer une contre-ouverture en un point déclive de la plèvre.

Quand on pourra choisir le point ou on fera porter son incision, on se rappellera que les auteurs ont proposé successivement tous les espaces, du cinquième au onzième : cinquième ou sixième (J. Guérin), le septième ou le huitième en arrière de la ligne axillaire (Moutard-Martin, Peyrot, Homolle, Robert), huitième ou neuvième (Malgaigne).

« Le point théoriquement le meilleur, dit Wagner, est celui qui répond à la partie la plus déclive du thorax, tant dans la position assise que dans la position couchée. C'est le onzième espace tout près de la colonne vertébrale ; mais, en opérant à ce niveau, on est exposé à pénétrer dans la cavité abdominale, comme cela est même arrivé en opérant dans le septième espace, et le diaphragme peut, par ses mouvements, déranger ou comprimer le drain. »... Wagner, en faisant des recherches sur le cadavre, a trouvé qu'en soulevant de quelques pouces le siége du sujet, le point le plus déclive se trouvait, non plus au niveau du onzième espace, mais au niveau du *sixième* ou du *cinquième, tout contre le bord du grand dorsal.* C'est donc en ce point qu'il conseille de faire l'incision en tenant le malade, aussitôt après l'opération et pendant quelques jours, le siège élevé.

W. Von Muralt croit l'incision latérale plus commode tant au point de vue de l'opération que du pansement consécutif, à la condition que le malade reste constamment couché sur le côté.

« On est généralement d'accord pour conseiller d'attaquer le tiers moyen des espaces intercostaux, parce que, dans cette région, les vaisseaux sont abrités par la gouttière costale... L'opinion qui laisserait le chirurgien libre de choisir son espace, suivant son meilleur jugement, opinion à laquelle je me rattache entièrement, tend maintenant, et fort heureusement à prévaloir » (de Saint-Germain).

« L'espace intercostal une fois choisi, après avoir fait au point où l'on va inciser une nouvelle ponction exploratrice, on incise couche par couche dans la partie inférieure de l'espace ou sur la côte inférieure même, en relevant ensuite la lèvre supérieure de l'incision pour raser le bord supérieur de l'os (Peyrot) ; cette incision doit avoir une longueur de 6 à 7 centimètres ; la plèvre, une fois découverte et reconnue, on la ponctionne, puis on achève de l'ouvrir avec un bistouri boutonné autant que possible, dans une étendue un peu moins considérable que la peau, en ayant soin de précéder et de guider le bistouri avec un doigt introduit dans la plaie, ce qui permet d'éviter toute surprise et toute blessure des organes intrathoraciques plus ou moins déplacés par l'épanchement. L'ouverture de la plèvre doit être un peu plus élevée que celle de la peau, pour éviter l'infiltration du pus » (Hache).

Lorsque l'orifice résultant d'une ponction antérieure n'est pas encore entièrement obturé et laisse suinter quelques gouttes de sérosité purulente qui semblent inviter à pénétrer par ce point, on peut, à l'exemple de M. de Saint-Germain, introduire une sonde cannelée par cet orifice jusque dans la cavité pleurale. Glissant ensuite un bistouri boutonné dans la cannelure de la sonde, on pratique dans l'espace intercostal un débridement de 2 centimètres 1/2 environ de largeur. Alors le doigt indicateur introduit dans la plaie peut, au moyen d'une certaine divulsion, l'élargir assez pour que le flot de pus s'échappe. Cette *divulsion manuelle ou digitale* chasse toute crainte de blessure artérielle ou viscérale : elle n'est pas praticable, il est vrai, quand les diamètres du doigt et de l'espace sont disproportionnés.

Le pus s'écoule d'abord en bavant ou en jet, d'une façon régulière ; mais il faut être prévenu que, au bout de peu d'instants, le malade va tousser et, à la première secousse, le pus est brusquement projeté avec une telle force que l'opérateur est inévitablement inondé de pus, s'il ne s'efface pas rapidement ; s'il s'efface ainsi, il démasque en général un de ses aides sans défiance, qui est sali à sa place ; le mieux est donc de faire écran devant la plaie, aussitôt que le pus sort, avec une grosse éponge.

Il importe d'ailleurs que l'évacuation de la plèvre soit complète, « et il faut le faciliter quand l'écoulement commence à se ralentir, tant en dilatant la plaie qu'en imprimant au malade des mouvements variés. Quand c'est possible, Wagner conseille d'introduire le doigt dans la cavité pleurale pour se rendre compte de l'état de souplesse ou de rigidité de ses parois et de la présence ou de l'absence de fausses membranes » (Hache).

L'opération pratiquée, se pose la question de la conduite à tenir pour tarir au plus tôt la sécrétion de la plèvre et hâter la cicatrisation. Fera-t-on comme autrefois des lavages antiseptiques aussi fréquents que possible, quotidiens ou biquotidiens ? Ne fera-t-on que de rares lavages ? N'en fera-t-on qu'un seul ou même s'en abstiendra-t-on complètement ? Il s'agit de décider quelle est, parmi ces méthodes, celle qui offre le plus d'avantages.

Les lavages réitérés sont passibles des objections suivantes :

« D'une part, les injections, en distendant la cavité pleurale, déchirent incessamment les adhérences qui tendent à se former par accolement des deux feuillets, de sorte que chaque injection nouvelle détruit le travail réparateur qui s'était produit depuis la précédente.

« D'autre part, les injections irritent de plus en plus la plèvre qui suppure davantage, s'épaissit chaque jour et par conséquent éprouve beaucoup plus de difficultés pour revenir à son état normal. » (Le Couedic) (1).

Enfin, les injections réitérées, telles qu'on les pratiquait jusqu'à ces dernières années, ont à leur passif des accidents graves et même mortels.

« Chaque jour, dit M. Aubouin (2), on fait dans la cavité pleurale une ou plusieurs injections ; le malade supporte ces lavages sans inconvénient. Un mois, six semaines se passent, quelquefois davantage, et c'est même le cas le plus ordinaire. Tout à coup, sans que rien puisse faire prévoir le développement de pareils accidents, le malade qui est assis sur son lit et auquel on fait son lavage accoutumé, tombe à la renverse. Le visage est d'une pâleur mortelle, puis surviennent des *convulsions*, contractures, *véritable épilepsie pleurétique* à laquelle succède quelquefois *l'hémiplégie*..... Dans certains cas, très graves, le malade peut ne pas reprendre connaissance ; à un accès en succède un autre, les contractures persistent et l'on a pu voir l'opisthotonos. La respiration devient pressée, haletante, le pouls petit, fréquent ; au bout d'un temps qui varie de dix à quinze heures la mort vient terminer la scène. »

Il résulte des observations publiées par MM. Lépine (3)

(1) Thèse sur la pleurotomie. 1885.
(2) *De l'épilepsie et de l'hémiplégie pleurétiques* ; 1878.
(3) Lépine. Société médicale des hôpitaux. 1875 .

Landouzy (1), E. Weill (2), que « l'irration pleurale déterminée par les lavages antiseptiques, retentissant sur la moëlle et se réfléchissant sur les membres du même côté, peut produire d'abord de la parésie du membre supérieur, de l'atrophie, puis des phénomènes choréiformes, et, du côté du membre inférieur, des désordres qui se rapprochent davantage de l'ataxie ». Malgré la rareté de ces faits, il est bon d'être prévenu de leur existence.

La méthode radicalement contraire à celle des injections fréquentes, l'abstention absolue de tout lavage (*pleurotomie antiseptique sans lavage*), qui a été proposée en dernier lieu (Goschel, Koning), compte déjà quelques succès. (Caussidon, (3) Moizard (4).

Dans les cas simples où le contenu de la plèvre est du pus absolument fluide, sans odeur putride, sans fausses membranes flottantes, ni débris fibrineux, on pourrait donc, sans trop d'inquiétude, ne faire aucune injection et procéder immédiatement au pansement.

Cependant, « comme un seul lavage ne peut avoir aucun inconvénient et qu'il agit au contraire en complétant l'évacuation de la plèvre, il vaut mieux le pratiquer en n'employant alors, puisque leur action doit être toute mécanique, que des solutions antiseptiques à un titre juste suffisant pour qu'elles ne contiennent pas de germes infectieux (*pleurotomie antiseptique à un seul lavage*).

Mais, si le pus est putride, la plèvre anfractueuse, hérissée de dépôts fibrineux ou pseudo-membraneux, il faut faire une injection modificatrice avec une solution antiseptique forte, et le lavage doit être continué jusqu'à ce que le liquide ressorte absolument clair. — Les solutions doivent toujours

(1) Landouzy. *Paralysies dans les maladies aiguës.* (Th. d'agrég., 1880.),
(2) E. Weill. *Hémichorée pleurétique. (Rev. de méd.,* 1884.)
(3) *Alger médical,* 1884.
(4) Société clinique, 1885.

être tièdes. — On a employé l'eau bouillie pure et salée, les solutions d'acide borique à 4 p. 100, d'acide salicylique, d'acétate d'alumine à 5 p. 100, de chlorure de zinc de 1 à 5 et même 8 p. 100, de résorcine, d'acide phénique. Chez les enfants surtout, mais même aussi chez les adultes, il faut absolument renoncer aux solutions phéniquées qui ont donné lieu à des accidents d'intoxication mortels.

Le lavage terminé, on introduit dans la plaie, soit un drain long de 5 centimètres et gros comme le petit doigt, soit deux drains ou deux sondes molles en caoutchouc rouge assez grosses. Pour les empêcher de tomber dans la cavité pleurale ou de ressortir, on doit les fixer, soit en les traversant avec une longue aiguille fixée de chaque côté avec un fil de soie qui traverse la peau et dont les extrémités sont garnies d'ouate salicylée, soit plutôt en les traversant avec un fil long et résistant dont les deux chefs sont noués solidement autour du cou sur l'épaule opposée. — D'ailleurs, lorsqu'un drain s'est égaré dans la plèvre, il ne faut pas se hâter, comme on l'a fait quelquefois, de pratiquer une contre-ouverture pour aller à sa recherche ; pour l'obliger à ressortir, il suffira le plus souvent de faire une injection assez copieuse dans la plèvre et d'engager le malade à tousser fortement le drain se montrera bientôt près de la plaie et il sera facile de le saisir avec une pince.

Le pansement doit être surtout l'objet des soins les plus minutieux. Ce ne doit pas être seulement un pansement de Lister classique. « Nous insisterons, dit Guinard, sur ce fait qu'il faut, avant de placer les huit feuilles de gaze et le mac-intosh, garnir l'extrémité des drains avec de la gaze roulée en forme d'anneau et recouvrir toute la plaie avec beaucoup de gaze chiffonnée. Lorsque le mac-intosh est bien fixé par-dessus cette masse avec des bandes de gaze, depuis l'aisselle jusqu'au bas du tronc, on recouvre le tout avec de larges plaques d'ouate salicylée (ou de jute carbolique, Hache) qu'on

applique le long du tronc avec de la gutta-percha laminée.
Nous ne saurions trop recommander l'usage de la gutta-percha laminée, qui rend de grands services pour ces pansements, elle se moule très exactement sur les parties et donne
une occlusion absolument parfaite et sûre. »

*Les pansements ultérieurs devront tous être exécutés
avec les mêmes précautions* (c'est là une des conditions les
plus indispensables à la réussite) et sous le spray, s'il est
possible. Chaque fois, les drains seront retirés, lavés avec
soin et raccourcis d'un coup de ciseaux, si la cicatrisation de
la plèvre le nécessite.

Quant à la *fréquence des pansements*, les avis diffèrent un
peu. « En règle générale, dit Hache, ils doivent être renouvelés dès qu'ils sont traversés ; mais le premier ne doit jamais
rester plus de vingt-quatre heures, et le second plus de qua-
rante-huit heures, même s'ils ne présentent pas la moindre
tache, pour qu'on puisse s'assurer du fonctionnement régulier du drain qu'il n'est pas rare à cette période de voir obs-
trué par un flocon fibrineux ; au bout de huit jours, ils peuvent rester quatre à dix jours suivant l'abondance de la
sécrétion. » — C'est aussi la règle admise par Guinard.

M. Dumontpallier, qui, dans un cas, ne leva le premier
pansement que le septième jour, croit que la rareté des pansements est la condition la plus favorable à la guérison.

Le Couedic, au contraire, pense « qu'on doit renouveler le
pansement tous les jours, pendant les huit premiers jours, et
tous les deux jours au moins par la suite. »

Si la sécrétion reste encore purulente huit jours après la
pleurotomie (Wagner), à plus forte raison si à un moment
quelconque le pus se montre putride, il faut faire une nouvelle injection intra-pleurale modificatrice.

Le thermomètre est le meilleur indice des complications
qui peuvent survenir, rétention ou altération du pus ; si
tout va bien, le malade doit demeurer apyrétique.

Le terme le plus court pour la guérison est de quinze à vingt jours, il n'en est guère ainsi que chez l'enfant. Chez l'adulte, la cicatrisation n'est ordinairement complète qu'entre quatre et six semaines.

La guérison sera d'autant plus prompte que l'appétit sera revenu plus tôt ; si les digestions se font bien, il est indiqué de suralimenter le malade (avec de la poudre de viande, des jaunes d'œufs battus dans du lait).

Une des conditions indispensables à la guérison rapide après l'empyème est la possibilité pour la paroi thoracique de revenir au-devant du poumon, de se rétracter par l'affaissement des côtes sous l'action continue de la pression atmosphérique. Il faut, pour que cet affaissement s'opère, *que les côtes soient encore flexibles*, élastiques ; aussi l'empyème guérit-il d'autant plus vite que les sujets sont plus jeunes. Si d'autre part, malgré que les côtes aient encore conservé quelque élasticité, un obstacle intra-thoracique s'oppose à leur retrait, la guérison est lente aussi ; un *gros foie* réalise cet obstacle.

Si par conséquent la pleurotomie antiseptique précoce et à un seul lavage est une opération dont on ne saurait dire trop de bien, il faut s'attendre à la voir échouer dans certains cas. M. Dujardin-Beaumetz dit à ce propos :

« Lorsqu'on se reporte aux statistiques, on voit, par exemple dans celle fournie par Mlle Kraft, que sur 19 cas de pleurotomie chez l'adulte, dans 12 cas où la pleurotomie a été suivie de lavages répétés, il y a eu 2 morts ; dans les 7 cas traités par un seul lavage, il y a eu 7 guérisons. Aussi cette dame prétend-elle que l'opération de l'empyème par la pleurotomie précoce, complètement antiseptique et à un seul lavage, est une opération si peu grave qu'on peut avoir la prétention de guérir l'empyème presque toujours.

C'est là, je le crains bien, une exagération ; l'unique lavage, qui joue le rôle le plus important dans la pleurotomie, amène un résultat qui ne dépend nullement de la méthode employée, il résulte des circonstances inhérentes au malade et toutes les fois que le pus devient odorant, tous les partisans de la pleurotomie antiseptique recommandent de revenir aux lavages répétés de la plèvre avec des liquides antiseptiques, comme nous les pratiquions autrefois. Tout en reconnaissant que la pleurotomie précoce et antiseptique doit être toujours appliquée au début pour s'efforcer d'obtenir la réunion par première intention de l'abcès pleural, ce qui est un immense avantage, il faut bien admettre que, dans un grand nombre de cas, cette réunion ne pourra être obtenue, et qu'il nous faudra en venir aux lavages répétés de la plèvre. »

Un inconvénient dont il faut être prévenu est la possibilité d'une cicatrisation rapide de la plaie et des parties voisines de la plèvre, alors qu'un *clapier* reste formé à une certaine profondeur, dans un espace compris entre des aréoles néomenbraneuses. On est tout surpris de voir le malade repris de fièvre vespérale avec quelques frissons, bien que la plaie cutanée soit sur le point d'être envahie par les bourgeons charnus exubérants, et qu'il soit impossible de faire désormais pénétrer le drain. Si dans ce cas on explore dans diverses directions avec un stylet ou mieux une très fine bougie, on arrivera souvent à se faire jour jusqu'au clapier ; un peu de pus ou de sang s'écoule, et, si on laisse encore une sonde en communication avec la profondeur de ce diverticule, la fièvre ne reparaît plus.

A propos du manuel opératoire, nous n'avons pas cité le procédé de Konig, qui conseille de commencer par faire la *résection sous périostée* d'une côte sur une longueur de 2 centimètres environ et d'entrer dans le thorax à travers le périoste et la plèvre : « La résection immédiate d'une ou deux côtes est très facile, n'ajoute rien au traumatisme et paraît jouer un rôle important dans la guérison », dit M. Lucas-Championnière, qui, sans faire de lavages, a pu, grâce à cette résection, guérir en moins de six semaines une pleurésie purulente.

La résection sous périostée primaire a été conseillée encore par Kramer, Wagner, Arburthurt-Lane, particulièrement chez les enfants, à cause de la brièveté de l'espace intercostal chez eux ; mais il nous semble, comme à M. Le Couedic, que la résection n'a pas, dans les circonstances ordinaires, sa raison d'être immédiatement ; il sera temps d'y recourir, si, dans la suite, on s'aperçoit que des fausses membranes, des débris d'hydatides ou même des lambeaux sphacélés du poumon, comme cela s'est vu, viennent obstruer les drains et s'opposer à l'écoulement du pus.

D'ailleurs il s'agit là, cette fois, d'une vraie opération chirurgicale, et nous n'avons pas à en parler, puisque nous n'avons eu en vue que la description de l'empyème médical, de la pleurotomie telle que le médecin peut toujours la faire, seul, en toute sécurité de conscience.

Méningites.

Dirons-nous que les antiseptiques ont pu être appliqués au traitement des méningites ?

Pour ce qui est de la méningite tuberculeuse, dans les rarissimes cas de guérison qui ont été publiés, on avait employé soit le calomel à l'intérieur, soit les frictions mercurielles et l'iodure de potassium. Aussi a-t-on pu se demander à bon droit si ces cas n'étaient pas des exemples d'encéphalopathies syphilitiques.

Tout récemment MM. Warfwinge, Wilsson, Holt, Loden ont rapporté des faits dans lesquels des onctions pratiquées deux fois par jour sur le cuir chevelu préalablement rasé avec une pommade contenant 10 à 25 pour 100 d'iodoforme, ont été suivies de guérison chez des enfants qui paraissaient atteints de méningite tuberculeuse.

CHAPITRE VII

ANTISEPSIE GÉNÉRALE OU ANTISEPSIE DU MILIEU INTÉRIEUR.

§ 1.

Sommaire : Peut-on combattre les microbes dans le sang, la lymphe et les tissus ? — Objections des adversaires de l'antisepsie.

Substances inoffensives pour les cellules animales et toxiques pour les végétaux parasites. — Le pouvoir toxique et le pouvoir antiseptique ne sont pas parallèles. Exemples tirés de l'aniline, de l'acide phénique, des sels de mercure, des iodures. — Avantages que donne l'association de plusieurs antiseptiques.

L'antisepsie consiste moins à tuer les microbes qu'à les empêcher de se reproduire. Le changement de milieu peut rendre les espèces infécondes, aussi bien chez les microbes que chez les végétaux et les animaux.

Les médicaments dits spécifiques agissent très probablement comme antiseptiques : le mercure dans la syphilis, la quinine dans l'impaludisme, le salicylate de soude dans le rhumatisme.

Les médicaments antithermiques agissent comme antiseptiques : la quinine dans la fièvre typhoïde et une des formes d'infection puerpérale.

Puisque des maladies infectieuses sont causées par la pénétration dans l'organisme de végétaux inférieurs, peut-on espérer annihiler l'action de ceux-ci ?

Quand il s'agit d'infections de surface, le succès de la chirurgie antiseptique prouve qu'on peut triompher de ces micro-organismes, et quand il s'agit de maladies telles que la diphthérie qui restent pendant quelque temps des infections de surface, on peut tenter de détruire les agents infectieux avant qu'ils ne soient répandus dans l'organisme.

Lorsqu'on a affaire à des infections générales, la question se présente, il est vrai, sous un nouvel aspect; le problème est-il pourtant insoluble?

Les agents pathogènes des infections générales se trouvent les uns dans le sang (charbon, fièvre à rechutes), les autres surtout dans le système lymphatique (fièvre typhoïde), dans certains tissus. Pour avoir de l'action sur eux, les médicaments qu'on leur oppose doivent imprégner tout l'organisme, et la fin de non-recevoir qui a été objectée de prime abord à l'antisepsie a été résumée par un maître dans cette formule qui a fait fortune : « On vise le microbe, on atteint le malade. » En d'autres termes, disent les adversaires de l'antisepsie générale, en voulant tuer les agents infectieux, vous tuerez les cellules animales avec lesquels ils sont en contact.

Pourtant voici des arguments que peuvent faire valoir les défenseurs de l'antisepsie.

Outre qu'il y a des substances qui, indispensables à la vie de l'animal, tuent certains agents pathogènes (l'oxygène tue les microbes anaérobies), il y a des corps inoffensifs pour les cellules animales qui s'opposent au développement de certains végétaux (l'argent pour l'aspergillus, Raulin) ; par contre, certains végétaux vivent avec prédilection dans des milieux toxiques pour l'animal (solutions concentrées de quinine, d'arsenic, d'antimoine).

Il y a donc lieu d'étudier patiemment tous les médicaments dont nous disposons au double point de vue de leur influence sur l'organisme animal (pouvoir toxique) et sur les micro-organismes végétaux pathogènes (pouvoir antiseptique).

Quelques exemples prouveront que le pouvoir toxique et le pouvoir antiseptique ne marchent pas parallèlement.

L'aniline est cinq fois moins antiseptique que l'acide phénique et quatre fois plus toxique.

Ayant un même pouvoir toxique que l'acide phénique, les

sels de mercure sont dix fois plus antiseptiques. Parmi les sels de mercure, le biiodure est à poids égal plus antiseptique que le bichlorure, et il est moins toxique.

Les iodures de potassium et de sodium, qui sont modérément antiseptiques, puisqu'il faut 48 grammes du premier et 50 grammes du second pour empêcher un litre de bouillon de fermenter, diffèrent beaucoup comme toxicité, puisque l'iodure de sodium est quarante-quatre fois moins toxique pour l'animal que l'iodure de potassium (Bouchard) : ce qui, par parenthèse, doit engager les médecins à substituer presque toujours dans leurs prescriptions les sels de sodium aux sels de potassium.

M. Bouchard et M. Lépine ont fait remarquer qu'on pourrait avec avantage combiner plusieurs substances antiseptiques, car le pouvoir toxique du mélange n'augmente pas proportionnellement à son pouvoir antiseptique.

D'ailleurs, l'antisepsie ne se propose pas, comme on l'a dit, de tuer les microbes pathogènes au sein de l'organisme, mais seulement d'entraver leur multiplication. Il suffira souvent, pour permettre aux cellules animales de triompher dans leur lutte contre les microbes, de les empêcher d'être accablées sous le nombre sans cesse croissant de leurs ennemis.

Or, nous savons qu'on peut rendre inféconds même de grands végétaux en les changeant de milieu. M. Bouchard a cité l'exemple de ce palmier de Biskra qui, aux confins du désert, se couvre de fruits destinés à mûrir, et qui, transporté dans les serres du Muséum ou à Alger même, continue à vivre, mais ne donnera plus de fruits capables de le reproduire.

On sait même que l'organisme d'un animal de même espèce peut devenir impropre à la culture d'un microbe par simple changement d'habitat ; c'est ainsi que les moutons de la Beauce, transplantés en Algérie, sont devenus, dix-neuf fois sur vingt, réfractaires à l'inoculation de cultures charbonneuses qui tuent sans rémission leur frères demeurés en France.

Ainsi tombent toutes les objections théoriques opposées à l'antisepsie générale. Mais les faits sont là pour attester que, pratiquement, les médecins réalisent depuis longtemps l'antisepsie.

Il n'est plus possible de dire que le mercure guérit la syphilis par sa vertu antiplastique ; lui voit-on faire fondre des néoplasmes non syphilitiques ?

Comment la quinine agit-elle dans la fièvre paludéenne, sinon par son pouvoir antizymotique ?

De bons esprits pensent que le salicylate de soude ne jugule la fièvre rhumatismale que par une vertu du même ordre. Il est certain qu'il n'agit pas de la même façon sur les autres fièvres.

Pour revenir à la quinine, en dehors de la fièvre intermittente, elle n'abaisse la température efficacement que dans la fièvre typhoïde et une des formes de la fièvre puerpérale ; n'est-il pas naturel de croire que, dans ces cas, la quinine ne fait tomber la fièvre qu'en contrariant l'agent infectieux, cause de celle-ci ?

§ II.

Sommaire : Antisepsie du milieu intérieur dans la fièvre typhoïde. — Essais multiples de médicaments antiseptiques. — Acide phénique. Son pouvoir antithermique est le résultat d'une intoxication. — Le mercure : frictions, sulfure noir , calomel, bichlorure. — Supériorité de la quinine ; mode d'emploi de M. Bouchard pour l'adulte, de MM. Joffroy et Grancher chez les enfants. — Association de la quinine au calomel, au salicylate de soude, à l'acide salicylique. — La quinine agit dans la fièvre typhoïde à la manière d'un spécifique. Quinine dans la septicémie puerpérale, la pyohémie, l'endocardite septique. — Antisepsie générale dans les fièvres éruptives, la diphthérie, la

la tuberculose, le cancer, arsenic dans le lympho-sarcome et la sarcomatose cutanée.

Dans la fièvre typhoïde, que nous pouvons prendre pour
type des maladies infectieuses aiguës dans lesquelles il est
légitime de chercher à réaliser l'antisepsie du milieu intérieur, tous les médicaments qui ont été réputés tour à tour
spécifiques ou simplement reconnus utiles, sont des antiseptiques à des degrés divers : chlore, iode, sulfites et
hyposulfites, mercuriaux, térébenthine, créosote, acides phénique, thymique, benzoïque, salicyclique, borique, iodoforme, quinine, résorcine, kairine, antipyrine, thalline.

Parmi ces médicaments, trois nous arrêteront quelques
instants.

L'acide phénique a été donné à l'intérieur dans la fièvre
typhoïde soit comme antiseptique (Steiner, Pécholier, Tem-
pesti), soit comme antithermique (Desplats, Van Oye, Ma-
quard, Claudot).

L'action antithermique de l'acide phénique est indubitable. MM. Bouchard, Vulpian, Raynaud, Siredey, Raymond
en ont porté témoignage, mais ils ont signalé aussi les
dangers résultant des autres symptômes qui accompagnent
l'hypothermie, ralentissement du pouls et de la respiration,
sueurs profuses, coliques, diarrhée, complications pulmonaires, collapsus passager pour les doses faibles, mais
durable et mortel à hautes doses. M. Vulpian et M. Bouchard considèrent que, si l'acide phénique amène la chute de
la fièvre, c'est par une action physiologique sur les cellules
de l'organisme, poussée jusqu'à l'intoxication, plutôt que par
son effet sur les agents infectieux. La fièvre tombe, mais le
malade ne s'en trouve pas mieux.

Cependant, « l'acide phénique, dit M. Bouchard, agit aussi
sur les cellules végétales des organismes infectieux ». Les
faits suivants qu'il cite dans son dernier livre valent la

peine d'être reproduits comme exemples de l'arrêt plus ou moins durable imposé à l'infection par des agents antiseptiques à doses élevées.

« Chez deux malades de mon service, à deux minutes d'intervalle, un lavement de 48 grammes d'acide phénique cristallisé fut administré. L'erreur était du fait de personnes étrangères au service. Le premier malade poussait des cris pendant l'injection de la solution au second. L'infirmier, effrayé, court chercher l'interne de garde qui leur fait aussitôt une grande irrigation de 15 litres d'eau dans le gros intestin. Les malades étaient déjà dans le coma et y demeurèrent plusieurs heures, avec une température de 35°. L'un d'eux avait 40° avant l'accident, l'autre était convalescent ; le premier eut 41°, 8 le soir, en même temps que l'autre atteignait exactetement la même température ; celui qui avait 40° était apyrétique à 37° le lendemain et est resté guéri ; la maladie avait été jugulée, mais le malade avait failli l'être aussi.

« La chose est vraie également pour l'alcool ; je l'ai constaté chez une jeune femme qui avait contracté à Rome la fièvre typhoïde. On lui donnait des lavements d'acide phénique au 1/1000°. La religieuse, par erreur, lui administra un jour un lavement d'alcool à 80°. Elle était au neuvième jour de sa maladie, les premières taches rosées lenticulaires apparaissaient. Elle a eu de l'hypothermie, 35°, du délire, une cécité absolue. La température, une fois revenue à 37°, s'y maintint quatre jours. La maladie reprit son cours, les microbes sommeillaient seulement ; mais il leur avait fallu un certain temps pour ramener les accidents pyrétiques » (1).

Le mercure a été essayé depuis longtemps contre la fièvre typhoïde.

Le sulfure noir de mercure à la dose de 1 gr. à 1,50 com-

(1) *Leçons sur les auto-intoxications dans les maladies*, par M. Ch. Bouchard, recueillies par P. Le Gendre. Paris, 1887.

biné aux frictions mercurielles a été employé systématiquement par Serres et Becquerel.

Le calomel a été beaucoup employé en Allemagne et en
Suisse. Wunderlich, dès 1850, avait obtenu par ce moyen une
diminution de la durée de l'affection ; il a donné même des
tracés de fièvres typhoïdes, coupées par le calomel.

En Suisse, Liebermeister donne le calomel dans le
cours de la première semaine ; il prescrit trois ou quatre
doses de 0 gr. 50 par vingt-quatre heures et quelquefois deux
autres doses le lendemain. Le calomel lui paraît diminuer la
mortalité et abréger la durée de la maladie.

Sur 377 malades traités sans calomel, il a eu 69 décès ; soit
18 pour 100. Sur 223 traités avec le calomel, il n'y a eu que
26 morts ; soit 11,7 pour 100. Si on élimine les cas de mort
survenus dans les premiers jours du traitement, c'est-à-dire,
avant que la saturation ait été obtenue, le résultat est encore
plus brillant ; on n'a plus que 8,8 décès pour 100.

Pour juger de l'influence de ce médicament sur la durée
de la maladie, Liebermeister a comparé deux séries de 50
malades, traités les uns sans calomel et les autres avec calomel. Dans quatre cas, appartenant à la première série, la
fièvre tomba dès le onzième jour, tandis que ce résultat fut
obtenu neuf fois dans la seconde série. Bien qu'ils ne soient
pas démonstratifs, ces chiffres plaident cependant en faveur
du calomel (1).

M. Salet (de Saint-Germain) a préconisé une méthode qui
consiste à administrer 1 centigramme de calomel toutes les
heures jusqu'à l'apparition de la salivation. A ce moment la
maladie tournerait court en quelque sorte. L'auteur de cette
méthode a rapporté un nombre important de faits favorables.

M. Bouchard l'a essayée, il y a quelques années, et voici
quels résultats il a constatés. Il a donné à 32 malades atteints

(1) De la médication abortive, par M. de Beurmann (Thèse d'agrégation, 1886.)

de fièvre typhoïde 40 centigrammes de calomel chaque jour par doses de 2 centigrammes d'heure en heure, jusqu'à production de la salivation. Celle-ci s'est montrée presque toujours au bout de cinq à sept jours.

Tous les malades qui ont eu la salivation ont guéri. La durée moyenne de la maladie a été de 21 jours, chiffre modéré, 25 jours étant le chiffre habituel. La mortalité a été faible : 2 sur 32, soit 6 p. 100. Le nombre total des cas est trop faible pour permettre des conclusions définitives. Il convient de relever cependant que les malades qui sont morts sont ceux qui avaient pris le moins de mercure et dont on n'avait pu imprégner l'organisme de ce médicament. Mais M. Bouchard n'a pas cru devoir continuer ces tentatives, parce qu'il a constaté que le traitement hydrargyrique intensif était suivi d'une convalescence longue, d'une débilité et d'une anémie profondes. Il lui a semblé que certains accidents étaient plus fréquents, épistaxis, quelques hémorrhagies intestinales, selles dysentériques, sanguinolentes et glaireuses. Chez d'autres malades il a constaté des accidents tardifs, tels qu'une pneumonie et une endocardite végétante.

M. Bouchard a donc renoncé à la méthode mercurielle exclusive. Mais il a pensé à l'utiliser sous une forme atténuée, en l'associant à d'autres moyens thérapeutiques (antisepsie intestinale, bains tièdes progressivement refroidis, quinine, diététique spéciale).

M. Bouchard emploie le calomel au début seulement de la maladie, c'est-à-dire jusqu'au commencement du deuxième septénaire.

Il administre chaque jour 40 centigrammes de calomel en 20 pilules, prises d'heure en heure, pendant 4 jours consécutifs, sans jamais chercher ni obtenir la salivation. Il a paru que généralement la courbe thermique s'en trouvait modifiée, que parfois, dès le deuxième jour, il y avait déjà diminution de la fièvre.

27

M. Sachajin, (1) qui a essayé le calomel dans un certain nombre d'affections, déclare que dans la fièvre typhoïde le météorisme abdominal, la dyspnée, la céphalalgie, l'insomnie sont les symptômes le plus améliorés par le calomel. Mais on doit s'en abstenir dans les cas de diarrhée profuse et d'adynamie profonde.

M. Greiffenberger (2) a préconisé le traitement suivant : Solution de bichlorure de mercure, 4 à 5 centigr. dans 180 grammes de véhicule avec 20 gr. de sirop ou d'eau de menthe comme correctif. Toutes les heures ou toutes les deux heures, une cuillerée à soupe de cette potion. Sous l'influence de cette médication, dit l'auteur, la température commence à baisser dès le 2e jour; du 3e au 6e, elle est redescendue à la normale ou au-dessous. Dans les cas légers, traités dès le début, il suffit de 5 à 8 centigr. de sublimé, c'est-à-dire de 3 à 4 jours de traitement pour obtenir ce résultat; dans les cas plus intenses, il en faut jusqu'à 15 centigr. pris en l'espace de 8 à 9 jours. Ce n'est pas seulement la disparition de la fièvre qu'on obtient, mais la rétrocession des autres symptômes.

Mais pour nous comme pour nos maîtres, MM. Bouchard et Grancher, aucun médicament antithermique ne peut rivaliser avec la quinine dans le traitement de la fièvre typhoïde, et c'est pour cette raison surtout qu'à notre avis on est en droit d'attribuer à la quinine une action antiseptique générale dans la dothiénentérie.

M. Bouchard emploie la quinine de la façon suivante. Quand la température rectale est à 40° le matin ou à 41° le soir, il prescrit pendant les deux premiers septénaires 2 grammes de sulfate de quinine, 1 gr. 50 pendant le troisième, 1 gramme pendant le quatrième. Ces doses sont administrées à la fin de la journée par fractions de 50 centigrammes de demi-

(1) Zeitschrift für klin. Med., 1886.
(2) Berlin. klin. Woch., 1886.

heure en demi-heure. Mais on laisse un intervalle de trois jours entre chaque administration de quinine.

Dans la pratique de M. Grancher, la quinine joue le rôle principal et est administrée d'une façon analogue, bien qu'avec certaines différences.

D'après lui, le point capital du traitement chez l'enfant est *l'emploi systématique de la quinine à doses massives*, déjà institué à la Clinique des Enfants malades par M. Joffroy quand il était chargé du cours.

Lorsque le thermomètre marque 39°, 5, 40° et au delà, on donne, suivant l'âge de l'enfant, de 0,50 à 2 grammes de quinine. Les doses les plus habituelles sont 1 gramme et 1 gr. 50 à partir de 5 ans, 0,75 centigrammes à 1 gramme de 3 à 4 ans.

La dose est administrée vers 5 ou 6 heures du soir, par fractions de 0,50 de demi-heure en demi-heure, de façon que les effets bienfaisants se fassent sentir pendant la nuit. Or, il est remarquable que le bien-être obtenu par les doses élevées de quinine procure aux enfants le sommeil, si rare dans la fièvre typhoïde.

Le lendemain, l'enfant s'éveille avec une amélioration toujours très marquée, quelquefois si considérable qu'elle émerveille l'entourage. Bien des fois, ayant vu la veille à la visite un enfant plongé dans une stupeur presque comateuse, nous avons retrouvé le lendemain, après l'administration de 1 gr. 50 de quinine, le même enfant assis sur son lit et jouant, éveillé, et causeur.

On constate presque invariablement une défervescence thermique de 1° à 3° suivant qu'on a administré 1 gr., 1 gr. 50 ou 2 grammes de quinine. Malgré cette chûte si brusque et si considérable de la température, jamais on n'observe aucun signe de collapsus.

Ces effets de transformation sont vraiment si surprenants et si incontestables chez l'enfant que M. Grancher a coutume de dire que la quinine agit en pareil cas à la manière d'un spécifique; et, quand on songe au fait récemment signalé par Chantemesse et Widal, l'entrave apportée par le sulfate de quinine au développement des cultures du bacille typhogène, on est moins disposé à s'étonner de cette action spécifique. (1)

Il convient de citer aussi parmi les partisans de la quinine comme antizymasique (lisez antiseptique) dans la fièvre typhoïde M. G. Pécholier (de Montpellier) qui tout récemment encore écrivait : « En m'appuyant sur d'innombrables expériences d'autrui et sur les miennes propres, j'ai démontré que la quinine, qui attaque directement la fermentation paludéenne, la fermentation suettique et probablement quelques autres fermentations pathologiques, attaque puissamment aussi la fermentation typhoïde. Une fièvre typhoïde combattue dès son début par une dose suffisante de quinine renouvelée tous les jours, s'atténue immanquablement. Sa durée est inférieure au moins d'un gros tiers à la durée normale, et les complications graves ne se montrent pas ou avortent » (Bull. médical, 12 fév. 88).

Quant à nous, nous sommes absolument convaincu maintenant de l'efficacité du sulfate de quinine dans la fièvre typhoïde ; chez l'enfant, il nous semble qu'avec ce médicament, l'antisepsie intestinale et les bains tièdes, on peut presque répondre de la guérison et chez l'adulte on aura les plus beaux résultats.

D'autres médecins ont employé la quinine associée à d'autres antiseptiques : Liebermeister (calomel et quinine), notre maître M. Hallopeau (d'abord calomel, puis salicylate de soude et quinine alternativement), Sorel (quinine et salicylate de soude en même temps); M. Jaccoud (bromhydrate de quinine et acide salicylique.)

(1) Nous saisissons cette occasion de remercier notre ami M. Chantemesse, médecin des hôpitaux, des leçons qu'il nous a données dans cet excellent cours pratique de bactériologie qu'il a organisé dans le laboratoire de M. Cornil et qu'il professe avec tant de succès. P. L. G.

Nous avons dit précédemment que la quinine présentait encore une certaine efficacité dans une des formes de la *septicémie puerpérale* ; elle a été de tout temps administrée aux malades atteints de *pyohémie,* et il nous a paru qu'elle n'avait pas été sans utilité dans un cas *d'endocardite septique* terminé par la guérison qu'il nous a été donné d'observer.

En dehors des maladies précédentes nous n'avons aucune raison de penser que la quinine ait donné des résultats de quelque valeur comme antiseptique général.

L'acide salicylique, en dehors de la fièvre rhumatismale, n'a pas d'affectation bien nette. On l'a employé dans l'endocardite infectieuse, l'infection ourlienne.

Parmi les maladies infectieuses aiguës, les *fièvres érupti-ves* ne paraissent guère être influencées par les antiseptiques généraux ; nous n'avons pas connaissance de résultats avantageux obtenus par les antiseptiques généraux dans le traitement de la rougeole ni de la scarlatine.

La médication de la variole par l'éther et l'opium, qui a été préconisée par M. Ducastel et quelques autres médecins, agirait-elle comme antiseptique ? Rien n'autorise à le dire.

Nous avons montré à propos de la *diphthérie,* combien il y avait peu de fonds à faire sur l'emploi des antiseptiques généraux dans son traitement.

A propos de la tuberculose nous avons exposé quelques arguments en faveur de l'action de la créosote comme antiseptique général.

Parmi les maladies chroniques que les recherches les plus récentes (Rappin, Scheurlen) et les analogies cliniques induiraient à ranger parmi les infections, le *cancer*, ou du moins quelqu'une des néoplasies rangées sous cette étiquette sera peut-être un jour justiciable d'un antiseptique général. Jusqu'ici nous ne pouvons enregistrer que quelques exceptionnels succès obtenus dans le traitement des lympho-sar-

cômes et de la sarcomatose cutanée par l'arsenic administré
à haute dose (Kœbner).

§ III.

Revenons à la révision générale des moyens dont nous
disposons jusqu'à ce jour pour neutraliser ou tenter de
neutraliser dans l'intimité de l'organisme, dans le milieu
intérieur les microbes qui viennnent s'y introduire.

L'idéal à réaliser dans l'avenir au point de vue de l'antisepsie du milieu intérieur, ce sera sans doute la prophylaxie des maladies infectieuses par la création de l'*immunité*
de l'organisme humain contre elles.

Si, comme l'a dit M. Grancher (1), « la destruction, hors de
l'organisme, des germes, causes des maladies virulentes,
est la formule par excellence de l'hygiène sociale, d'autre
part, la stérilisation du terrain, c'est-à-dire la vaccina-

(1) La microbiologie dans ses rapports avec l'hygiène et la thérapeutique. (Société
de médecine publique et d'hygiène professionnelle, 1888).

tion, réalise la thérapeutique la plus physiologique et la plus rationnelle. Cette immunité de l'organisme humain contre un virus virulent, et même mortel, peut s'obtenir, tantôt par l'inoculation préventive d'une maladie antagoniste — la vaccination Jennérienne en est un exemple, —, tantôt par l'inoculation d'une maladie bénigne due au virus atténué, comme il arrive pour le charbon ; — tantôt par l'accoutumance progressive, et sans aucun symptôme de maladie, à des doses croissantes de virus (ou à un virus de plus en plus virulent), comme pour la rage.

« Ainsi l'immunité peut être conférée par des procédés fort différents ; et ces inoculations préventives que M. Pasteur a trouvées contre le charbon et contre la rage, sont, dans l'ordre scientifique, pour tous les savants, même pour ceux qui contestent encore leur utilité pratique, des découvertes dont la portée dépasse de beaucoup celle de Jenner.

« Mais ce n'est pas tout. M. Pasteur avait entrevu que l'immunité pourrait être conférée par une substance vaccinale, non vivante, non virulente, purement chimique, élaborée par le microbe pathogène dans son milieu de culture. MM. Roux et Chamberland viennent de montrer que le germe de la septicémie, qui tue les cobayes en quelques heures, fabrique dans le milieu de sa culture, une substance soluble et vaccinale (1). Il suffit d'injecter, à doses massives, cette substance dans le péritoine des cobayes pour les rendre réfractaires à la septicémie la plus virulente. »

En ces quelques lignes M. Grancher a exposé les princi-

(1) A ce sujet M. Chauveau a revendiqué (Ac. des Sciences, 6 février 1888) sa part dans les démonstrations expérimentales qui prouvent que l'immunité doit être attribuée à une substance soluble laissée dans le corps par la culture du microbe pathogène. Il a montré en 1879 et 1880 que dans les maladies virulentes le microbe pathogène fabrique un poison soluble, cause principale de la mort des sujets malades, et que les agneaux nés de mères inoculées du sang de rate devenaient tous réfractaires à l'action du virus charbonneux ; or cette immunité est le résultat de la matière soluble que le fœtus puise par osmose dans le sein de la mère, sans qu'un bacille de la mère pénètre dans le sang du fœtus.

pales méthodes sur lesquelles repose la prophylaxie antiseptique des maladies générales. Il ne saurait entrer dans le plan de notre livre d'exposer en détail chacune de ces méthodes.

De la vaccination Jennérienne nous ne saurions rien dire qui ne se trouve dans tous les traités de pathologie et de petite chirurgie.

La fabrication des autres *vaccins*, qu'il vaut mieux appeler des *virus atténués*, réclamant des connaissances techniques bien longues à acquérir et un outillage très compliqué, doit rester jusqu'à nouvel ordre l'apanage d'un petit nombre d'éminents spécialistes. On sait que l'atténuation des virus peut être obtenue par des procédés très variés, élévation ou abaissement de température, action de l'oxygène, des rayons lumineux, de l'électricité peut-être.

Parmi ces moyens, que l'expérimentation nous montre capables d'entraver la vie des microbes, il en est que l'on a pu appliquer à la clinique, et à l'aide desquels on réalise peut-être indirectement l'antisepsie intérieure, en modifiant de telle sorte l'organisme qu'il devienne un mauvais milieu de culture pour tels ou tels agents pathogènes, lorsqu'ils y ont pénétré.

On peut citer, comme exemple de *l'atténuation de la virulence des agents septiques par l'élévation de la température* du milieu organique, l'ingénieuse thérapeutique qu'a inaugurée M. Aubert (de Lyon) en guérissant des chancres mous et des bubons chancreux par le chauffage, par l'action assez prolongée d'une température de 42° à 45°.

Le succès remarquable obtenu dans le traitement abortif ou curatif de certaines inflammations (prostatite, métrite) par l'eau très chaude, est dû peut être à l'entrave que le chauffage apporte au développement des microbes pyogènes, autant qu'à l'action vaso-constrictive exercée sur la région congestionnée ou enflammée.

On a plus souvent employé la *réfrigération dans le traitement des maladies infectieuses*. Si, comme il est probable, la fièvre dans ces maladies est sous l'indépendance directe de l'infection, c'est-à-dire de la pullulation des microbes, il est légitime d'admettre que les procédés de réfrigération à l'aide desquels on réussit à faire tomber la température, doivent en partie leur action antithermique à leur action antiseptique. Il faut cependant tenir grandement compte aussi de la modification imprimée par voie réflexe à l'innervation centrale.

C'est dans le traitement de la fièvre typhoïde que la réfrigération a donné les plus beaux résultats.

La réfrigération peut être brusque ou lente.

Au premier cas répondent la balnéation froide dans l'eau à 18 ou 20°, dite méthode de Brand, qui a donné et donne encore lieu à de vives controverses, les lotions et affusions froides, l'enveloppement dans le drap mouillé.

Comme moyen d'obtenir la réfrigération lente, nous citerons la méthode des bains tièdes prolongés, à laquelle nous préférons celle des bains tièdes progressivement refroidis et multipliés, telle surtout que l'a instituée M. Bouchard.

Enfin on peut se proposer de combattre l'action nocive des microbes en circulation dans le milieu intérieur en introduisant dans celui-ci des substances antiseptiques.

Nous croyons avoir suffisamment réfuté, au commencement de ce chapitre, les critiques dirigées contre les médecins qui espèrent réaliser l'antisepsie du milieu intérieur. Nous avons au moins montré, à ce qu'il nous semble, que dans certaines maladies à évolution relativement lente certaines substances chimiques isolées ou associées peuvent, lorsqu'elles ont imprégné nos humeurs ou nos tissus, faire cesser les accidents morbides causés par l'action nocive des microbes sur nos éléments anatomiques (mercure et iodures dans la syphilis, quinine dans la malaria).

Il est une objection à laquelle on pourrait nous reprocher

de n'avoir pas répondu et que M. Vulpian exposait en ces termes : « L'idéal du traitement serait d'introduire dans le sang une quantité suffisante d'un agent antiseptique capable de détruire les produits septiques qui l'ont envahi, de modifier l'état des éléments anatomiques et des milieux liquides de l'organisme affecté par l'influence virulente ; peut être atteindra-t-on un jour cet idéal, mais aujourd'hui nous en sommes encore éloignés. L'organisme est comme le tonneau des Danaïdes. Les ingesta ne font que le traverser, c'est un lieu de passage où les substances introduites par toutes les voies d'absorption s'échappent bientôt par tous les émonctoires et où, sous peine de destruction, l'élimination des agents médicamenteux employés doit contrebalancer leur ingestion. »

Sans doute la difficulté est réelle d'imprégner l'organisme d'un antiseptique, mais on peut y réussir cependant sans causer d'accidents toxiques, puisque l'exemple de la syphilis enrayée par le mercure et celui de l'intoxication palustre arrêtée par la quinine sont là pour l'attester. En ce qui concerne les maladies aiguës, l'action de la quinine dans la fièvre typhoïde, maladie sûrement microbienne, et du salicylate de soude contre la polyarthrite rhumatismale aiguë, que bien des raisons conduisent à considérer comme une maladie infectieuse, permettent de dire que l'imprégnation rapide de l'organisme par un médicament antiseptique est possible et efficace.

Il n'est pas nécessaire d'ailleurs que le milieu intérieur contienne en grand excès le médicament pour que les microbes pathogènes cessent de pulluler. Il suffit souvent qu'il en contienne d'une façon continue pendant un certain temps une petite quantité.

C'est dans la connaissance de la rapidité avec laquelle tel ou tel médicament s'élimine et dans le choix de la voie d'introduction que résident les principales données du problème à résoudre.

L'action de chacun des antiseptiques dont dispose la matière médicale, étudiée expérimentalement in vitro sur chacun
des microbes pathogènes isolés et cultivés, est encore un élément du problème.

Pour couper court à la difficulté dont parlait M. Vulpian,
l'idée vient naturellement que le meilleur moyen de soustraire rapidement l'organisme à l'influence virulente est d'introduire directement dans la circulation par injection intra-
veineuse le médicament antiseptique.

C'est en effet une ressource qu'on a tentée, même chez
l'homme, dans certains cas exceptionnels où la rapidité de
l'infection est extrême et la mort imminente. Nous avons cité
les cas d'injections intra-veineuses de chloral faites par M. Oré
dans le tétanos et un cas où M. Bouchard injecta une solution de bi-iodure de mercure et d'iode dans les veines d'un
rabique.

Ce qui avait enhardi M. Bouchard à essayer dans un cas dé-
sespéré l'injection intra-veineuse antiseptique chez l'homme,
c'est qu'il avait fait dans le laboratoire une étude approfondie
de l'injection intra-veineuse chez les animaux. Voici comment il relate ses essais expérimentaux d'antisepsie générale.

« Dans mes essais d'antisepsie générale, je devais m'adresser
aux substances capables d'entraver la vie des agents infectieux,
de rendre moins intense l'activité des microbes. Je devais
adopter l'injection intraveineuse de ces substances ; car l'absorption est si lente par la voie sous-cutanée ou intestinale, et
l'élimination par les émonctoires si rapide, que l'agent antiseptique n'aurait pas le temps d'imprégner tout l'organisme.
— Dans tout ce que je dis, notez-le bien, il n'y a rien qui
doive être appliqué actuellement à la thérapeutique de
l'homme ; mais je suis en droit de rechercher par l'expérimentation sur l'animal la solution de problèmes qui intéressent
à un si haut degré l'avenir de la médecine. — Pour tenter

l'antisepsie générale par la voie intra-veineuse, il fallait s'attaquer d'abord aux maladies dans lesquelles le microbe habite le sang exclusivement. On m'objectera peut-être que les agents pathogènes des maladies infectieuses de l'homme n'habitent pas, en général, le sang ; ce serait oublier la fièvre récurrente, le charbon, la pustule maligne. Mais, pour ne parler que des maladies infectieuses des animaux, si contre la septicémie de Charrin mes essais ont été nuls, contre le charbon bactéridien j'ai obtenu quelques résultats encourageants.

« Pour mes essais, j'ai choisi le bi-iodure de mercure, le plus antiseptique, mais non le plus toxique des sels de mercure ; l'équivalent thérapeutique de l'iodure de mercure est 0 gr. 002. Au delà de cette dose on provoque une albuminurie longtemps persistante. Cette dose est dissoute, à l'aide d'une égale quantité d'iodure de sodium, dans 5 à 12 centimètres cubes d'eau.

« Or voici le bilan des essais d'antisepsie générale que j'ai entrepris avec l'iode et le mercure.

« La majorité des animaux atteints du charbon bactéridien auxquels j'ai pratiqué les injections de bi-iodure de mercure, a succombé. Toutefois, quand on a pratiqué l'inoculation des bactéries non plus sous la peau, mais dans le sang, dans les veines, la survie a été plus longue de plusieurs heures, d'un jour même ; en outre, quand les animaux sont morts, on ne trouvait plus de bactéries dans leur sang, ni dans les cultures de leurs organes, et les inoculations faites avec leur sang étaient négatives. Pourquoi mouraient-ils donc ? Sans doute parce qu'ils n'avaient pu supporter le double assaut de la maladie expérimentale et de la médication, mais ils n'avaient plus actuellement le charbon.

« Enfin, après une série d'insuccès, un animal a guéri, et cet animal, réinoculé 12 jours après, n'a pas contracté le charbon. C'est là un fait unique, sans doute, mais je puis dire qu'il est plein de promesses, et ce seul fait permet de croire que l'antisepsie générale n'est pas un vain rêve, une chimère thérapeutique. »

Mais les injections intra-veineuses sont d'une application très difficile chez l'homme. Sans doute les injections du sérum artificiel dans le choléra, dont M. Hayem a formulé avec précision la composition et le manuel opératoire, et que nous avons faites assez souvent nous-même pendant l'épidémie cholérique de 1884, ne donnent que rarement lieu à des accidents. Mais, si la composition du liquide injecté était plus complexe que celle de l'eau salée que nous injections aux cholériques, on pourrait souvent craindre la formation de thromboses et d'embolies. Il faut, pour exécuter les injections intra-veineuses, un outillage relativement compliqué et des précautions minutieuses ; elles ne sauraient donc jusqu'à nouvel ordre entrer dans la pratique courante. D'ailleurs elles ne seraient nécessaires que pour des cas exceptionnels d'infections suraigues.

On peut introduire l'agent antiseptique avec une certitude et une rapidité suffisantes dans la majorité des maladies microbiennes, en adoptant suivant les cas, comme voies d'absorption, le tube digestif, la muqueuse pulmonaire, le tissu cellulaire ou la peau, en les utilisant toutes successivement ou simultanément.

L'inconvénient de ces voies d'introduction est qu'on ne sait jamais qu'approximativement les modifications que le passage à travers la surface absorbante ou à travers le foie, pourra faire subir à la composition chimique de l'antiseptique avant son arrivée dans le sang; on ignore aussi quelle quantité de l'antisepsie sera perdue, détruite ou retenue.

Nous savons cependant d'une manière assez positive le temps que certains antiseptiques mettent à s'éliminer après qu'ils ont été absorbés.

Nous savons, pour beaucoup d'alcaloïdes et pour quelques corps minéraux absorbés dans le tube digestif, que le foie les emmagasine d'abord, pour les livrer peu à peu ultérieurement à la circulation générale.

Nous savons qu'on peut guérir des accidents syphilitiques avec un petit nombre d'injections hypodermiques de sels de mercure insolubles (oxyde jaune ou calomel), qui, solubilisés par leur transformation graduelle en bichlorure au contact des chlorures des plasmas, pénètrent lentement et d'une façon continue dans le sang et dans tous les tissus pour y neutraliser les agents infectieux.

Quand nous possèderons des notions du même genre sur un plus grand nombre de médicaments, nous verrons s'élargir beaucoup le champ d'action jusqu'ici restreint de l'antisepsie du milieu intérieur.

On a d'abord cherché des antiseptiques applicables à la totalité des affections parasitaires. Certains médecins ont voulu employer systématiquement tel ou tel médicament réputé antiseptique.

Sans parler des prétentions déjà lointaines et dénuées de fondement expérimental de Raspail à faire du camphre un germicide universel, un préservatif et une panacée contre toutes les maladies supposées de cause parasitaire, il faut reconnaître que plusieurs médecins se sont engoués sans raison suffisante de l'acide phénique, parasiticide médiocre, sinon à fortes doses, d'un maniement difficile pour l'usage interne, et d'une toxicité élevée.

Le mercure, beaucoup plus énergique comme antiseptique, ce qui permet de l'employer à doses plus faibles, et par conséquent moins dangereux pour l'organisme humain, a fait naître ensuite des espérances qui ne se sont pas réalisées. En dehors de la syphilis, où son action est si incontestable, il n'a donné que des résultats douteux dans la fièvre typhoïde et la diphthérie, nuls dans les autres infections.

L'iode, l'arsenic, l'acide salicylique n'ont pas répondu davantage à ce qu'avaient pu faire espérer quelques observations hâtives.

Désormais nous ne pouvons donc plus nous leurrer de l'espoir de posséder un seul antiseptique applicable à toutes les maladies infectieuses, et il ne semble pas que les recherches ultérieures doivent être poussées dans le sens de la découverte d'un antiseptique universel.

C'est au contraire dans le but de préciser pour chaque maladie infectieuse le meilleur antiseptique que nous devons essayer méthodiquement et patiemment tous les agents de la matière médicale, en procédant successivement par les voies du laboratoire et de la clinique, pour chaque microbe isolé et cultivé, ou pour chaque maladie infectieuse dont le microbe n'est pas encore connu.

Les obstacles à vaincre sont innombrables sans doute ; l'impossibilité de communiquer à l'animal la plupart des maladies infectieuses de l'homme a surtout arrêté jusqu'ici les expérimentateurs. Mais, d'après quelques précieuses conquêtes déjà réalisées dans cet ordre de faits depuis le peu de temps que cette voie est ouverte, n'est-il pas légitime d'espérer que les efforts patients de tant d'investigateurs à l'œuvre dans les deux mondes, aboutiront dans l'avenir à des résultats plus grands ?

Arrêtons ici cette revue rapide sur l'antisepsie générale.

Si nous n'avons pas résolu les problèmes complexes qu'elle soulève, nous avons indiqué du moins de notre mieux la manière dont la question se pose. Sans rien exagérer, nous pouvons affirmer que nous n'assistons qu'à son aurore, mais qu'elle se lève réellement à l'horizon médical et que ceux qui se consacrent à son étude ne poursuivent pas, comme le disent leurs adversaires, une chimère au milieu des ténèbres.

Il est déjà consolant pour l'humanité que l'application de

la doctrine des germes à la prophylaxie et à la thérapeutique ait eu pour conséquence incontestable de rendre à beaucoup de médecins, que les trop lentes acquisitions de l'empirisme avaient jetés dans le scepticisme et l'indifférence thérapeutique, la foi dans l'avenir et le courage au travail.

FIN DE L'ANTISEPSIE MÉDICALE.

APPENDICE

**Prophylaxie des cas intérieurs de contagion
dans les hôpitaux.**

*Parallèle entre le système de l'isolement et l'antisepsie
rigoureuse dans les salles.*

Jusqu'à ce jour les médecins ont été à peu près unanimes
à réclamer l'isolement des malades atteints d'affections contagieuses. Et pourtant, si on excepte les services de varioleux,
les tentatives faites pour réaliser cet isolement, entreprises
seulement dans les hôpitaux d'enfants pour la diphthérie et
la rougeole, ont été si imparfaites que les résultats obtenus
sont déplorables. D'une part, les cas intérieurs n'ont pas
diminué sensiblement. D'autre part, la mortalité a été de
plus en plus grande parmi les malades atteints de diphthérie
ou de rougeole et agglomérés.

Pour la rougeole, M. Grancher a fait connaître dans une
clinique en 1887 des résultats statistiques significatifs à cet
égard, en ce qui concerne du moins l'hôpital des Enfants
Malades. L'organisation du service d'isolement, dans les conditions actuelles, n'a diminué ni le nombre des cas intérieurs
de rougeole, ni la mortalité totale de l'hôpital du fait de cette
maladie.

En effet, si on relève les chiffres officiels depuis 1882, on
voit qu'ils sont les suivants:

28

Années.	Entrées pour rougeole.	Décès.	Mortalité.
1882	205	98	34 0/0
1883	218	50	27 —
1884	436	191	43 —
1885	361	119	33 —
1886	406	197	48 —

Ainsi, le pourcentage de la mortalité n'a jamais été aussi élevé que depuis l'époque où fonctionne le système d'isolement actuel (fin 1885).

Ce résultat n'est paradoxal qu'en apparence, et ne surprend pas ceux qui connaissent les conditions d'hygiène déplorables dans lesquelles fonctionne le service d'isolement des rubéoleux, dans des salles à plafonds bas, où manquent l'air et la lumière.

Si l'on voulait réaliser un isolement efficace, il y aurait bien des indications à remplir. Il faudrait d'abord éviter les erreurs de diagnostic qui ont pour résultat d'introduire dans les salles pour bronchites simples des enfants en incubation de rougeole ; il faudrait que, dès l'entrée de la salle d'attente, un interne fît un premier triage rapide et envoyât dans des chambres d'expectation les admis suspects.

Les salles dites d'isolement devraient être séparées des autres corps de bâtiments par une cour ou du moins un vrai rideau d'arbres. Il faudrait qu'elles fussent largement éclairées d'un côté par de larges baies exposées à l'est ou à l'ouest, et destinées à être ouvertes presque constamment pendant le jour, tandis que du côté opposé, où seraient placés les lits, il n'y aurait que des châssis de ventilation. L'exposition au midi ou au nord a pour inconvénient d'être torride ou glaciale, suivant les saisons, et d'obliger à tenir les fenêtres fermées la plupart du temps.

Il est indispensable aussi que les salles soient chauffées par des circulations d'eau chaude ou d'air chaud pour permettre d'y maintenir une température suffisante, tout en ouvrant fréquemment les fenêtres. Mais il semble impossible d'obtenir ces modifications dans nos hôpitaux d'enfants actuels ; il faudrait jeter bas tous les bâtiments.

On ne pourra jamais exiger que le service hospitalier et le service médical soient reclus dans les salles d'isolement ; mais il faudrait imposer à chacune des personnes qui en font partie une désinfection complète et rigoureuse à la sortie : lavages minutieux non seulement des mains, mais du visage, changement de vêtements, qui devraient, aussitôt quittés, passer par l'étuve à vapeur sous pression.

Il y aurait lieu aussi de protester contre l'usage de confier les services d'isolement (rougeole ou diphthérie) pendant deux mois aux divers médecins à tour de rôle ; ce laps de temps est aussi insuffisant pour les essais thérapeutiques que pour les recherches scientifiques et ne fait que favoriser la diffusion des germes contagieux dans le reste de l'hôpital, puisque pendant ces deux mois le médecin chargé des services d'isolement continue à faire son propre service avec les mêmes élèves.

Plusieurs projets de réformes ont été proposés au Conseil municipal de Paris en vue de diminuer la contagion dans les hôpitaux d'enfants. Tous ont eu pour objectif la création de pavillons d'isolement de plus en plus nombreux pour séparer dans un même hôpital toutes les maladies contagieuses, ou même la création d'un grand nombre de petits hôpitaux affectés chacun à une maladie spéciale. Le plus étudié de ces projets a été celui de M. le Dr Chantemps.

Mais il est légitime de se demander si c'est bien dans cette voie que l'on doit poursuivre la solution du problème de la prophylaxie. Sans parler des frais considérables qu'entrainera la construction de ces pavillons ou de ces hôpitaux, il y aura de véritables entraves à l'étude et à l'enseignement par suite de cet éparpillement des maladies diverses. Serait-il impossible d'arriver à traiter dans l'intérieur même

des services les maladies contagieuses en organisant l'antisepsie rigoureuse du malade lui-même?

Les recherches bactériologiques tendant à faire admettre
de plus en plus la transmission des maladies contagieuses
par le contact immédiat plutôt que par l'air, la principale
préoccupation doit être de désinfecter rigoureusement le malade, tout ce qui sort de lui (déjections, expectoration, etc.)
et tout ce qu'il peut toucher (literie, rideaux, etc.).

Si l'on pouvait obtenir que toutes les personnes qui ont
touché un malade atteint de maladie contagieuse se désinfectent soigneusement avant d'en toucher d'autres, en obser-
vant les précautions minutieuses que nous avons énumérées
(pages 118 et seq), peut-être deviendrait-il indifférent de conserver les maladies infectieuses au milieu des autres malades.

Que faudrait-il pour réaliser ces conditions? —Un personnel médical et hospitalier dévoué et intelligent, des moyens de
désinfection en abondance et sous la main, des étuves à vapeur sous pression dans chaque hôpital, un matériel de literie en double pour permettre de transporter dans l'étuve les
lits contaminés, des parquets et des murs faciles à laver,
des vêtements de rechange pour tous les élèves qui pénètrent
dans le service.

Nous pensons qu'une tentative de ce genre, ayant pour
objectif de réaliser l'antisepsie du malade, pourrait donner
d'excellents résultats. Nous croyons d'ailleurs savoir que
M. le professeur Grancher, qui a si bien montré les faibles
résultats obtenus par le système des services d'isolement,
dans les conditions défectueuses où il existe actuellement
pour la rougeole à l'hôpital des Enfants Malades, a pris l'ini-
tiative d'une tentative de ce genre et qu'il a saisi l'Administration de l'Assistance publique d'une demande qui ne peut
manquer d'être favorablement accueillie.

Durée de l'isolement à la suite des maladies contagieuses.

La section d'hygiène de l'Académie de médecine a, sur le rapport de M. A. Ollivier, a voté les règles suivantes applicables aux établissements d'enseignement (écoles, collèges).

1° Les élèves atteints de la varicelle, de la variole, de la scarlatine, de la rougeole, des oreillons, de la diphthérie ou de la coqueluche, seront strictement isolés de leurs camarades ;

2° La durée de l'isolement sera comptée à partir du début de la maladie (premier jour de l'invasion) ; elle sera de quarante jours pour la variole, la scarlatine et la diphthérie, de vingt-cinq jours pour la varicelle, la rougeole et les oreillons. En ce qui concerne la coqueluche, dont la durée est extrêmement variable, on ne devra autoriser la rentrée que trente jours après la disparition absolue des quintes caractéristiques ;

3° L'isolement cessera seulement lorsque le convalescent aura pris deux ou trois bains savonneux et aura été soumis à autant de frictions générales portant même sur le cuir chevelu ;

4° Les vêtements que l'élève avait au moment où il est tombé malade devront être passés dans une étuve à vapeur sous pression ou soumis à des fumigations sulfureuses, puis bien nettoyés ;

5° La chambre qui avait été occupée par le malade devra être bien aérée. Les parois et les meubles seront rigoureusement désinfectés ; les objets de literies seront passés dans l'étuve à vapeur sous pression ; enfin les matelas préalablement défaits seront soumis au même traitement ;

6° Dans aucun cas, l'élève qui aura été atteint, au dehors d'un établissement d'instruction publique, de l'une des maladies contagieuses énumérées dans ce rapport ne pourra être réintégré que muni d'un certificat de médecin constatant la nature de la maladie et les délais écoulés, et attestant que cet élève a satisfait aux prescriptions ci-dessus énoncées. Enfin, la réception de l'élève restera toujours subordonnée à un examen du médecin de l'établissement.

Action de quelques antiseptiques et de la chaleur sur le bacille de la tuberculose.

M. A. Yersin a publié le résultat d'intéressantes recherches poursuivies sur ce sujet à l'Institut Pasteur. Le tableau suivant les résume :

« Les proportions indiquées dans la seconde colonne le sont en millièmes en volumes pour les liquides, en millièmes en poids pour les solides. La colonne A donne les durées de contact du microbe et de l'antiseptique pour lesquelles *tous* les microbes ne sont pas tués ; la colonne B les durées d'action suffisantes pour tuer tous les germes.

ANTISEPTIQUES	MILLIÈMES	A	B
Acide phénique............	50	—	3 secondes
id.	10	—	1 minute
Alcool absolu	1000	—	5 minutes
Ether iodoformé...........	10	—	5 id.
Ether.................	1000	5 minutes	10 id.
Bichlorure de mercure.....	1	5 id.	10 id.
Thymol	3	2 heures	2 heures
Eau saturée de créosote.....	—	1 id.	—
id. de naphtol β......	—	1 id.	—
Acide salicylique...........	2,5	1 id.	6 heures
id. borique	40	12 id.	—

M. Hyersin a déterminé aussi la température à laquelle sont tués les bacilles de la tuberculose. Il résulte de ses expériences que les bacilles de la tuberculose résistent pendant dix minutes à une température de 60°, et que la résistance des spores à la chaleur ne paraît pas supérieure à celle des bacilles eux-mêmes. Mais les bacilles sporulés aussi bien que les bacilles sans spores, chauffés à 70° pendant dix minutes, ont été tués.

Immunité contre le virus de la fièvre typhoïde conférée par des substances solubles.

MM. Chantemesse et Widal viennent de faire des expériences qui démontrent pour la fièvre typhoïde la possibilité, déjà indiquée par quelques expérimentateurs pour d'autres maladies, de donner l'immunité à une espèce animale très sensible à un virus au moyen des substances solubles sécrétées par ce virus. Une dose de culture typhique qui tue invariablement des souris saines, ne tue pas dans la grande majorité des cas les souris qui ont absorbé préventivement des produits solubles non vivants élaborés par le bacille typhique. Celles-ci ont acquis l'immunité.

Ce fait vient confirmer la théorie de l'immunité telle que permettaient de la concevoir les expériences de M. Chauveau à propos du charbon, de M. Charrin au sujet de la maladie pyocyanique (octobre 1887, *Ac. des Sc.*), de MM. Roux et Chamberland relativement à la septicémie.

De quelques antiseptiques nouveaux.

Tribromophénol.

Ce corps est le résultat de l'action du brome sur l'acide phénique. Il est cristallisé en aiguilles blanches, fusibles à 95° et donnant en se refroidissant une masse cristalline facile à pulvériser. Très soluble dans l'alcool, l'éther, le chloroforme, peu soluble dans la glycérine, l'alcool étendu et l'eau, il se dissout dans la proportion de 2 gr. 5 à 3 gr. 5 par litre dans les solutions de gélatine nutritive. M. F. Grimm, (Deutsche med. Wochensch) dit que le tribromophénol, dissous dans la proportion de 3 grammes par litre, empêche le développement des bactéries de la putréfaction dans la gélatine nutritive ; il la retarde seulement dans les liquides animaux, où il est presque insoluble ; il peut stériliser cependant l'urine à la dose de 0 gr. 1 par litre.

L'odeur du tribromophénol est faible, mais désagréable , sa saveur mordante et persistante ; mais il n'exerce aucun effet caustique sur les muqueuses et la peau. Il agit comme un désinfectant énergique, dans les processus purulents et gangréneux. M. Grimm a pu en absorber 1 gramme par jour, en plusieurs doses, sans éprouver autre chose qu'un peu de malaise. Ce corps, étant insoluble dans les liquides acides de l'estomac et soluble au contraire dans le milieu alcalin de l'intestin, pourrait servir peut-être pour l'antisepsie intestinale. *(Ann. de l'Institut Pasteur*, février 1888.)

Acide oxynaphtoïque.

Ce corps essayé par Lübbert (Fortsch. der Med. 1888.) résulte de l'union d'une molécule d'acide carbonique à l'α. Naphtol. C'est un corps cristallisé, non combustible, fusible à 186°. Il ne se dissout dans l'eau que dans la proportion de 1 : 30000, et cette solubilité diminue environ de moitié dans l'eau acide, mais augmente dans les solutions alcalines et en présence de sels à réaction alcaline, comme le borax ou le phosphate de soude, avec lequel on peut avoir des solutions à 4 0/0.

La solution à 1 : 30000 d'acide dans l'eau se montre à peu près incapable de tuer des cellules microbiques en pleine évolution. Avec les solutions à 4 0/0 obtenues à l'aide du phosphate de soude, deux ou trois heures de contact peuvent détruire le staphylococcus pyogenes aureus ou des bacilles charbonneux sans spores. Les spores ne sont tuées qu'après 6 jours de contact. (*Ann. de l'Inst. Pasteur*, 1888).

Combinaisons des phénols mono-atomiques avec le mercure et le calomel.

M. G. Pouchet a étudié les propriétés thérapeutiques de ces composés qu'il appelle : *mercure-phénol-calomel, mercure-naphtol-calomel, phényl-chlorure mercurique, naphtyl-chlorure mercurique*; il pense qu'on pourrait les employer en injections intra-musculaires dans le traitement de la syphilis au lieu du calomel et de l'oxyde jaune par la méthode de Scarenzio, ou les appliquer à d'autres indications antiseptiques. M. Pouchet s'est assuré qu'on pouvait en injecter aux animaux des quantités massives sans accidents d'intoxication.

Il semble que la combinaison du mercure avec les radicaux phénoliques atténue beaucoup la toxicité du métal, qui n'est mis en liberté que lentement par suite de réactions secondaires et constituerait ainsi une réserve d'agent antiseptique sans action nuisible pour l'organisme.

M. Pouchet a signalé notamment la solution de phényl-chlorure mercurique et de naphtyl-chlorure mercurique dans l'éther comme applicable au traitement antiseptique des abcès froids par injections interstitielles. (*Académie de médecine*, 7 février 1888).

Dr Paul Legendre.

TABLE DES MATIÈRES

PREMIÈRE PARTIE

NOTIONS PRÉLIMINAIRES

CHAPITRE PREMIER

Aperçu sur les microbes et leur rôle dans la production des maladies.

CHAPITRE II

Des antiseptiques en général.

DEUXIÈME PARTIE

ANTISEPSIE MÉDICALE

CHAPITRE PREMIER

Antisepsie du tégument externe

CHAPITRE II

Antisepsie de la bouche et du pharynx.

CHAPITRE III

Antisepsie des voies aériennes.

CHAPITRE IV

Antisepsie de l'appareil respiratoire

CHAPITRE V

Antisepsie du tube digestif.

CHAPITRE VI

Antisepsie des séreuses.

CHAPITRE VII

Antisepsie du milieu intérieur.

APPENDICE

Prophylaxie des cas intérieurs de contagion dans les hôpitaux.

De quelques antiseptiques nouveaux

Imp. G. Saint-Aubin, Saint-Dizier (Haute-Marne), 30, passage Verdeau, Paris.

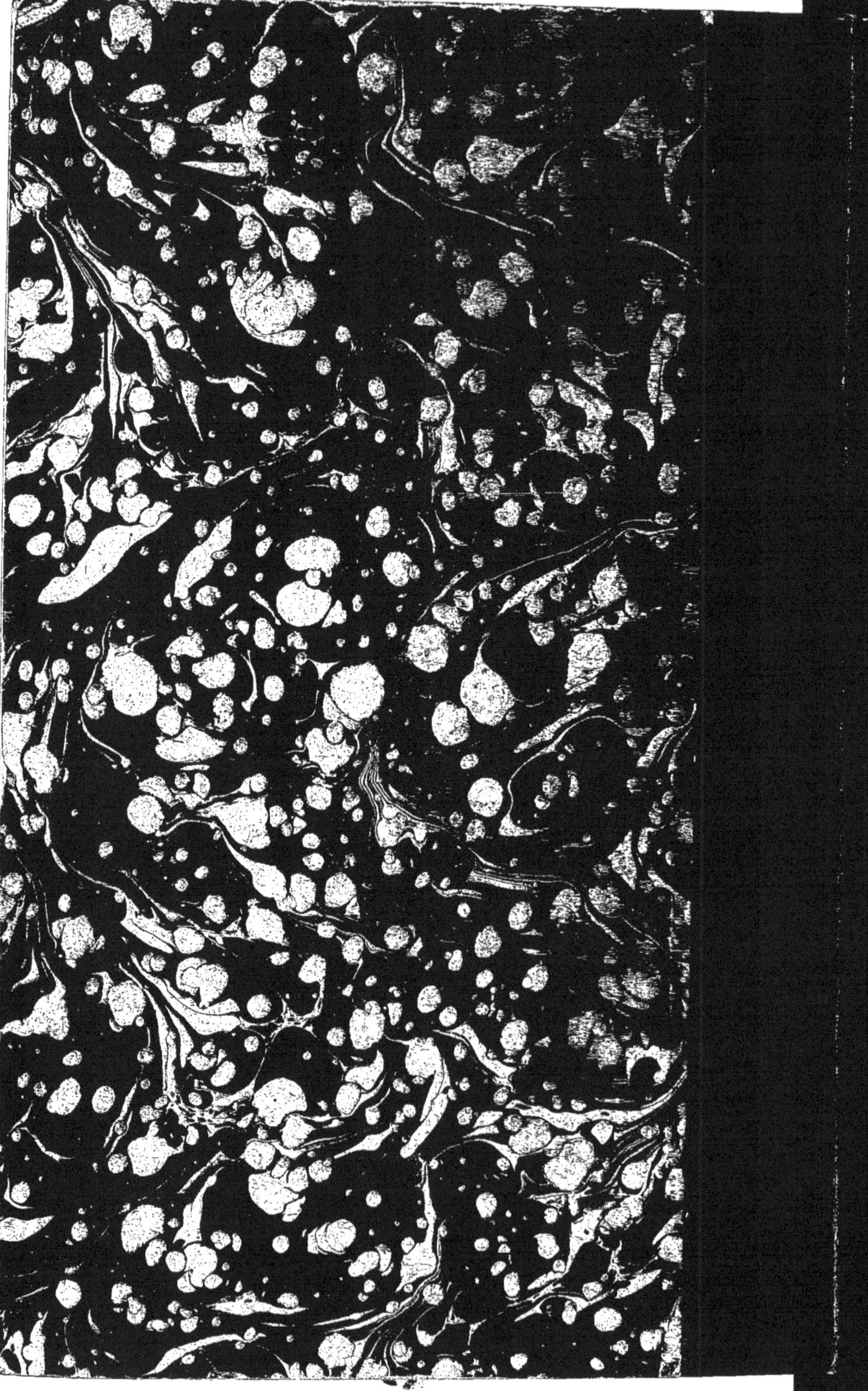